Aus dem Programm Huber: Psychologie Praxis

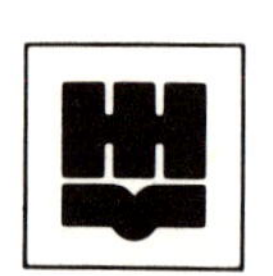

Edward B. Blanchard
Frank Andrasik

Bewältigung chronischer Kopfschmerzen

Diagnose und Psychotherapie

Aus dem Englischen übersetzt von Margit Gramer

Verlag Hans Huber
Bern Stuttgart Toronto

Die englische Originalausgabe dieses Buches ist erschienen bei Pergamon Press unter dem Titel *Management of Chronic Headaches. A Psychological Approach.*

CIP-Titelaufnahme der Deutschen Bibliothek

Blanchard, Edward B.:
Bewältigung chronischer Kopfschmerzen: Diagnose und Psychotherapie / Edward B.Blanchard; Frank Andrasik. Aus dem Engl. übers. von Margit Gramer. - 1. Aufl. - Bern; Stuttgart; Toronto: Huber, 1991.
(Psychologie-Praxis)
Einheitssacht.: Management of chronic headaches ⟨dt.⟩
ISBN 3-456-81946-3
NE: Andrasik, Frank

1. Auflage 1991

Satz: Satzatelier Paul Stegmann, Bern
Druck: Lang Druck AG, Bern-Liebefeld
Printed in Switzerland

Für Chris und Thelma
E.B.B.

Für Frank und Pearl, die in mir die Wertschätzung von harter Arbeit, Verpflichtung und Hingabe geweckt haben;
Für Kay Deaux, die mich ermutigte, eine Laufbahn in Psychologie zu verfolgen, für Francis S. Bellezza, der mich in experimenteller Methodologie unterwies und diese schätzen lehrte, sowie für John R. McNamara und Kenneth A. Holroyd, die mein Interesse an klinischer Verhaltenstherapie, Verhaltensmedizin und Kopfschmerz im besonderen stimuliert und unterstützt haben; und für Sarah, Meghan und Kelly, dafür daß es sie gibt.
F.A.

Zu den Autoren

Dr. Edward B. Blanchard absolvierte zuerst eine Ausbildung als Chemotechniker und arbeitete für Exxon in deren Raffinerie in Baton Rouge. Er studierte Psychologie an der University of Georgia (M. A., 1966) und der Stanford University (Ph. D., 1969). Bevor er nach SUNY-Albany kam, 1977, war er Mitglied der Fakultäten der University of Georgia, University of Mississippi Medical Center, University of Tennessee Center for the Health Sciences.

Dr. Blanchard hat sich seit 1969 mit Biofeedback und seiner klinischen Anwendung befaßt und begann seine Forschungsarbeit zum Kopfschmerz 1976 in Memphis. Er war im Vorstand der Biofeedback Society of America und ist Präsident der Division of Health Psychology (1984–1985) der APA. Er war Mitherausgeber von *Behavior Therapy* (1977–1979), des *Journal of Consulting and Clinical Psychology* (1979–1984) und wurde 1985 Mitherausgeber der Zeitschrift *Biofeedback and Self-Regulation.*

Frank Andrasik erwarb sein Doktorat in Psychologie an der University of Ohio, 1979. Er ist zur Zeit Associate Professor für Psychologie und Associate Director des Center for Stress and Anxiety Disorders der University of New York in Albany, sowie Research Associate Professor am Department of Neurology des Albany Medical College. Seine Lehr- und Forschungsinteressen konzentrieren sich vor allem auf die Bewältigung von Schmerz und Streß bei Kindern und Erwachsenen. Er ist Mitherausgeber von *Behavior Therapy* und Mitglied des Herausgeberrates einer Reihe anderer Zeitschriften. Er ist zur Zeit Inhaber eines Forschungsförderungspreises von NIH zur Untersuchung psychologischer Behandlungsansätze bei kindlichen Kopfschmerzen. Neben seiner Forschungs- und Lehrtätigkeit führt er auch eine Privatpraxis, die auf Diagnose und Therapie von Streßerkrankungen spezialisiert ist.

Inhaltsverzeichnis

Vorwort

Dieses Buch entstand aus unserer gemeinsamen Arbeit zum Kopfschmerz an der State University of New York in Albany. Das SUNYA-Kopfschmerzprojekt wurde im Sommer 1979 mit Hilfe einer Subvention des National Institute of Neurological and Communicative Disorders and Stroke (NS-15235) gestartet. Seit Beginn haben wir ungefähr 350 Patienten mit chronischen Kopfschmerzen untersucht und 250 davon mit standardisiserten Protokollen behandelt. Die Behandlungen wurden eigentlich von dreizehn verschiedenen Therapeuten, alles Doktoranden der Klinischen Psychologie in Albany, durchgeführt. Die Daten zu Diagnose, Therapie und Follow-up-Untersuchung dieser Patienten stellen die hauptsächliche Datenbasis dieses Buches dar. Unsere Stichprobe umfaßte ungefähr 125 Spannungskopfschmerzpatienten, 95 Migränefälle, 105 mit kombiniertem Kopfschmerz sowie 15 Patienten mit Clusterkopfschmerz. Ihr Alter schwankte zwischen 18 und 68 Jahren. Ungefähr drei Viertel waren Frauen; das Durchschnittsalter betrug 38 Jahre.

Vor Beginn unserer gemeinsamen Arbeit in Albany 1979 hatte sich jeder von uns schon seit 1975 an anderen Institutionen mit Kopfschmerz befaßt, sowohl auf Forschungsebene als auch in Form klinischer Behandlungen. Diese Arbeit ergänzte sich, da sich Andrasik vor allem auf Muskelkontraktions- und Spannungskopfschmerz konzentrierte, während der Schwerpunkt der Arbeit von Blanchard bei Migräne lag.

Dr. Andrasik begann als graduierter Student der University of Ohio in Zusammenarbeit mit Kenneth A. Holroyd Forschungsarbeiten zur Diagnose und Therapie von Spannungskopfschmerz durchzuführen. Diese umfaßten vier separate kontrollierte Gruppenuntersuchungen zur kognitiven Therapie von Kopfschmerzen und den Prozessen, die der Biofeedbacktherapie zugrunde liegen. Zu zwei dieser frühen Studien wurden auch Langzeit Follow-up-Daten publiziert.

Blanchard führte, während er am Department of Psychiatry des Centers for the Health Sciences der University of Tennessee in Memphis arbeitete, eine kleine kontrollierte Untersuchung zum Vergleich von Temperaturbiofeedback und progressiver Entspannung bei Migränepatienten durch; zu dieser Arbeit liegen ebenfalls publizierte Ergebnisse einer nach einem Jahr durchgeführten Follow-up-Untersuchung vor.

Darüberhinaus leitete Blanchard am Department of Psychiatry des Centers for the Health Sciences der University of Tennessee auch eine kleine klinische Biofeedbackpraxis. Seit Beginn 1981 führt Andrasik eine klinische Privatpraxis, die sich primär mit der Behandlung streßbezogener Störungen durch Biofeedback und behaviorale Verfahren befaßt.

Das zentrale Anliegen dieses Buches besteht in einer detaillierten Präsentation der von uns empirisch validierten diagnostischen Verfahren. In vielen Fällen werden die Validierungsergebnisse angeführt. Schließlich haben wir noch eine Reihe «klinischer Hinweise» eingefügt, die auf unserer Erfahrung beruhen, für die eine kontrollierte Evaluation aber noch aussteht.

Danksagungen

Wir möchten uns bei vielen, die am Zustandekommen dieses Buches und der ihm zugrundeliegenden Forschungsarbeit beteiligt gewesen sind, bedanken. An erster Stelle möchten wir dem National Institute of Neurological and Communicative Disorders and Stroke danken, das mit seiner Subvention (NS-15235) unsere Forschung an Erwachsenen unterstützt hat. Außerdem hat das NINCDS durch die Subventionen NS-16891 und NS-00818 (ein Forschungsförderungspreis an Dr. Andrasik) unsere Arbeit zum Kopfschmerz bei Kindern unterstützt.

Wir möchten auch den Sekretärinnen danken, die verschiedene Teile dieses Manuskriptes bearbeitet haben, Ms. Sandra S. Agosto, Ms. Mary Ann Cole, Ms. Sue L. Trudeau, und besonders Ms. Bonnie S. Conklin, die die Hauptlast getragen hat.

Schließlich möchten wir uns noch bei den graduierten Forschungsassistenten für ihre tüchtige Mitarbeit als Diagnostiker und Therapeuten bedanken: Lynn Abels, Tim A. Ahles, Kenneth A. Appelbaum, John G. Arena, Virginia Attanasio, Dudley D. Blake, Edmung J. Burke, Donald D. Evans, Joel Hillhouse, Susan E. Jurish, Elise Kabela, Meredith S. McCarran, Patti E. Meyers, Debra F. Neff, Thomas P. Pallmeyer, Steven J. Teders und Stephen J. Quinn.

1. Kapitel

Natur und Bedeutung des Problems chronischer Kopfschmerzen[1]

Im Jahre 1962 fand in den Vereinigten Staaten in der «Welt des Kopfschmerzes» ein bedeutsames Ereignis statt – ein aus hervorragenden Neurologen zusammengesetztes Ad-Hoc-Komitee zur Klassifikation des Kopfschmerzes erstellte im Auftrag des *National Institute of Neurological Diseases and Blindness* eine standardisierte Nomenklatur zum Kopfschmerz. Der Bericht dieser Expertenkommission im *Journal of the American Medical Association* bildet seither die Grundlage für die Diagnose chronischer Kopfschmerzen.

Das Ad-Hoc-Komitee unterteilte den Kopfschmerzkomplex in einzelne Typen, zu deren Differenzierung eine Kombination von phänomenologischen und ätiologischen Kriterien herangezogen wurde. Die Nomenklatur umfaßte insgesamt 15 verschiedene Kopfschmerzkategorien. Der Großteil chronischer Kopfschmerzen fällt in vier dieser 15 Kategorien. Mit ihnen befaßt sich dieses Buch.

Im folgenden sind diese vier Kopfschmerztypen sowie ihre Definition durch das Ad-Hoc-Komitee angeführt.

1. *Gefäßbedingter (vaskulärer) Kopfschmerz vom Migränetyp.* Wiederkehrende Kopfschmerzattacken von unterschiedlicher Intensität, Häufigkeit und Dauer. Die Anfälle beginnen im allgemeinen halbseitig und sind mit Appetitlosigkeit, manchmal auch Übelkeit und Erbrechen verbunden. Einigen Anfällen gehen auffallende Veränderungen der Sensorik, Motorik und Stimmung voraus oder begleiten sie. Die Anfälle treten oft familiär gehäuft auf.

Empirische Belege sprechen für die Annahme, daß eine Erweiterung kranieller Blutgefäße (Vasodilatation) maßgeblich an der Schmerzphase beteiligt ist, ohne daß jedoch permanente Veränderungen in den betroffenen Gefäßen auftreten. Es folgen nun einzelne Kopfschmerzvarianten, die einige aber nicht notwendigerweise alle der genannten Merkmale aufweisen:

a) «Klassische» Migräne. Vaskulärer Kopfschmerz mit klar definierten, vorübergehenden visuellen und anderen sensorischen und/oder motorischen Frühsymptomen.[2]

[1] Zum Schmerz allgemein vergleiche auch: A. Broome & H. Jellicoe, Mit dem Schmerz leben. Anleitung zur Selbsthilfe. Verlag Hans Huber, Bern 1989.

[2] Der Schmerzphase um Tage oder Stunden vorausgehende und sie ankündigende Symptome, meist in Form von allgemeiner Reizüberempfindlichkeit, emotionaler Labilität und Mattigkeit.

b) «Gewöhnliche» Migräne. Vaskulärer Kopfschmerz ohne auffallende Frühsymptome. Er tritt seltener halbseitig auf als a) und c). Synonyme Bezeichnungen sind: «atypische Migräne» oder «Ich-fühle-mich-nicht-wohl»-Kopfschmerz. Es gibt Hinweise, daß dieser Kopfschmerztyp durch eine Reihe von Umweltbedingungen, berufliche Faktoren, die Menstruation und andere Variablen beeinflußt wird. Auf diese Beziehung weisen Bezeichnungen wie «Sommer»-, «Montags»-, «Wochenends»-, «Entspannungs»-, «Prämenstruations»- und «Menstruations»-Kopfschmerz.

c) «Cluster»-Kopfschmerz. Vaskulärer Kopfschmerz, der bevorzugt halbseitig und an derselben Seite auftritt. Er ist mit Gesichtsrötung, lokalem Schwitzen, Augentränen und Nasenfluß verbunden. Die Anfälle sind meist von kurzer Dauer und treten gebündelt auf. Dazwischen liegen lange kopfschmerzfreie Phasen. Damit identisch oder verwandt sind: Erythroprosopalgie (Bing); Nasoziliarneuralgie oder migränoide Neuralgie (Harris); Erythromelalgie des Kopfes oder Histaminkopfschmerz (Horton); und petrosale Neuralgie (Gardner et al.).

2. *Muskelkontraktionskopfschmerz.* Gefühle von Druck, Spannung oder Ziehen, die in Intensität, Häufigkeit und Dauer - manchmal halten die Schmerzen sehr lange an - stark variieren. Sie sind meist im Hinterhauptsbereich lokalisiert. Die Schmerzen stehen in Zusammenhang mit einer anhaltenden Kontraktion der Skelettmuskulatur, wobei permanente strukturelle organische Veränderungen nicht zu beobachten sind. Meist tritt diese Muskelkontraktion als Bestandteil einer habituellen individuellen Streßreaktion auf. Die mehrdeutigen und weniger zufriedenstellenden Bezeichnungen «Spannungskopfschmerz», «psychogener» Kopfschmerz und «nervöser» Kopfschmerz beziehen sich größtenteils auf diese Gruppe.

3. *Kombinierter Kopfschmerz (vaskulärer kombiniert mit Muskelkontraktionskopfschmerz).* Merkmale von vaskulären Kopfschmerzen des Migränetyps und Muskelkontraktionskopfschmerzen treten nebeneinander in einer Attacke auf.

4. *Kopfschmerzen halluzinatorischer, konversionsneurotischer oder hypochondrischer Art.* Bei diesem Kopfschmerztyp stehen Wahnbildungen oder konversionsneurotische Verarbeitungen im Vordergrund. Eine organische Grundlage für den Schmerz fehlt. Damit eng verwandt sind organisch kaum begründbare hypochondrische Reaktionen. Sie werden auch als «psychogene» Kopfschmerzen bezeichnet.

Bei den zuvor erwähnten klinischen Zustandsbildern handelt es sich um jene, die häufig mit wiederkehrenden und stark behindernden Kopfschmerzen einhergehen.

Diese Kategorien wurden später von einem internationalen Expertenteam (*World Federation of Neurology's Research Group on Migraine and Headache,* 1969) bestätigt.

Ein Großteil der therapeutischen und diagnostischen Studien zum Kopfschmerz, sowohl von psychologischer als auch biomedizinischer Seite, orientierte sich am

Klassifikationsschema des Ad-Hoc-Komitees oder einer leicht modifizierten Variante desselben. Als wesentliche Ausnahme von dieser Gepflogenheit gilt die Tendenz psychologischer Studien, den Begriff *Spannungskopfschmerz* als mehr oder weniger synonym mit der Klassifikation Muskelkontraktionskopfschmerz zu verwenden. Folglich finden sich in Arbeiten zum sogenannten Spannungskopfschmerz, für den spezifische Ein- und/oder Ausschlußkriterien angeführt werden, größtenteils phänomenologische und zeitliche Charakteristika der Definition des Ad-Hoc-Komitees für Muskelkontraktionskopfschmerz. Bezeichnenderweise fehlen in diesen Arbeiten zum Spannungskopfschmerz Messungen, die aufzeigen, daß der Schmerz durch «anhaltende Kontraktionen der Muskulatur des Gesichts und der Kopfhaut» verursacht wird. Entsprechend dieser, mittlerweile zur Konvention gewordenen, psychologischen Vorgehensweise werden wir die Begriffe Spannungs- und Muskelkontraktionskopfschmerz als austauschbar betrachten.

Trotz der vorherrschenden Ansicht, Patienten mit chronischen Kopfschmerzen könnten nach dem Klassifikationssystem des Ad-Hoc-Komitees einzelnen Kategorien zugeordnet werden, ist ein alternatives Modell vorgeschlagen worden.

Nach diesem Modell ist es sowohl ökonomischer als auch fachlich richtiger anzunehmen, daß es sich bei den verschiedenen Kopfschmerzformen um ein Kontinuum mit eher quantitativen als qualitativen Übergängen handelt. Es gibt demnach keine diskreten Kopfschmerzkategorien wie Migräne und Spannungskopfschmerz, sondern chronischen Kopfschmerz, der sich mit unterschiedlicher Intensität und Häufigkeit manifestiert.

Dieser Standpunkt wurde erstmals von Ziegler et al. (Ziegler, Hassanein & Hassanein, 1972) vertreten, Donald Bakal gilt jedoch als sein lautstärkster Befürworter. Bakal et al. haben auch eine Reihe von Studien publiziert, deren Ergebnisse mit diesem Modell übereinstimmen. Am eindeutigsten wird diese Sichtweise des Kopfschmerzkomplexes in Bakals neuestem Buch (1982) vertreten:

> In diesem Buch wird vorgeschlagen, daß die ganzheitliche Natur chronischer Kopfschmerzen am besten von einem psychobiologischen Blickwinkel aus verstanden werden kann. Kernstück dieses Zuganges ist die Annahme, daß die häufigsten Formen chronischer Kopfschmerzen, nämlich Muskelkontraktionsschmerz und Migräne, ziemlich ähnlichen Kontrollmechanismen unterliegen ... Der Irrtum bestünde in der Annahme, daß inter- und intraindividuelle Unterschiede in der Symptombildung unterschiedliche Kopfschmerztypen indizieren, die auch nach unterschiedlichen Therapien verlangen. Darüberhinaus dürften eine Reihe von Symptomähnlichkeiten zwischen Patienten stärkere Implikationen für das Verständnis von Ätiologie und Therapie chronischer Kopfschmerzen haben als Symptomunterschiede (Bakal, 1982, pp.ix–x).

Bakal versucht durch empirische Daten aufzuzeigen, daß es eine Reihe von Symptomüberlappungen unter Patienten mit chronischen Kopfschmerzen gibt, die nach den Richtlinien des Ad-Hoc-Komitees als Migräne, Muskelkontraktions- oder kombinierter Kopfschmerz zu klassifizieren wären (Bakal & Kaganov, 1977) und führt weitere mit seinem Modell übereinstimmende Ergebnisse an (Bakal & Kaganov, 1979; Kaganov, Bakal & Dunn, 1981). Ein Angelpunkt seines Modells chronischer Kopfschmerzen (und einer, der unser heutiges Denken beeinflußt hat) ist jener, daß die chronische Erfahrung von Kopfschmerz für den Patienten als solcher einen Stressor darstellt, der die Kopfschmerzbeschwerden verstärkt und sie aufrechterhalten hilft. So kommt der chronische Schmerz zum totalen psychischen und physischen Streß, mit dem der Patient zurechtkommen muß, hinzu. Chronische Kopfschmerzen machen den Patienten empfänglicher oder anfälliger für neue Kopfschmerzen.

Bakals «Einzelkopfschmerz»- oder «Intensitäts»-Modell ist zwar provokativ und mag auch heuristischen Wert haben, unsere eigenen Erfahrungen und Forschungsergebnisse zwingen uns jedoch, es abzulehnen. Wie in späteren Kapiteln diskutiert werden wird, weisen bestimmte Therapien bei unterschiedlichen Kopfschmerzgruppen unterschiedliche Erfolgswahrscheinlichkeiten auf (Blanchard et al., 1982c). Wir beobachten auch, daß unterschiedliche Variablen den Therapieerfolg bei den einzelnen Kopfschmerzgruppen vorhersagen. Außerdem können bessere Vorhersagen getroffen werden, wenn die Patienten nach Kopfschmerztyp eingeteilt und nicht gemeinsam betrachtet werden (Blanchard et al., 1982c; Blanchard et al., 1983b). Vom Standpunkt des *klinischen Nutzens* halten wir daher differentielle Diagnosen für wertvoll.

Epidemiologie des Kopfschmerzes

Kopfschmerz ist ein weitverbreitetes Phänomen. In diesem Abschnitt werden wir einen Teil der verfügbaren Information über seine Verbreitung in einzelnen Bevölkerungsgruppen zusammenfassen. Ein Großteil der Information ist einer ausgezeichneten Überblicksarbeit von Leviton (1978) entnommen.

Kopfschmerz in der Allgemeinbevölkerung

Um herauszufinden, wie verbreitet Kopfschmerz tatsächlich ist, müssen für die Gesamtbevölkerung repräsentative Stichproben befragt werden. Die beste Arbeit auf diesem Gebiet ist jene von Waters (1970, 1974), der verschiedene repräsentative Umfragen in Wales durchführte. Darin gaben 60–73% der Männer und 77–80% der Frauen an, im Jahr vor der Befragung an Kopfschmerzen gelitten zu haben. Eine detaillierte in Interviewform durchgeführte Befragung von Waters ergab, daß 31% der Männer und 44% der Frauen zumindest einen schweren Kopfschmerzanfall im vergangenen Jahr gehabt hatten und daß 48% der Männer und 65% der Frauen einen oder mehrere Anfälle pro Monat hatten. Waters Angaben weisen also auf ein recht weit verbreitetes Problem, das größtenteils unbehandelt bleibt.

Vergleichbare Umfrageergebnisse aus den Vereinigten Staaten enthüllten, daß 13,7% der Männer und 27,8% der Frauen entweder «alle paar Tage» von Kopfschmerzen geplagt wurden oder Kopfschmerzen hatten, «die ihnen ziemlich zu schaffen machten» (Dupuy et al., 1977). Eine weitere von Leviton (1978) zitierte Untersuchung (Markush et al., 1975) fand, daß 67% der Frauen ein- oder mehrmals pro Monat unter Kopfschmerzen litten und, daß 15,5% Kopfschmerzen hatten, die «schwer genug waren den normalen Tagesablauf zu beeinträchtigen». Wenn man sich also fragt, welcher Prozentsatz der Allgemeinbevölkerung ein potentielles Kopfschmerzproblem aufweist, reduziert sich der Prozentsatz auf 15–30% bei den Frauen und 7,5–15% bei den Männern. Das ist natürlich immer noch ein großes Reservoir an unbehandelten Kopfschmerzen.

Kopfschmerz in einer Collegepopulation

Andrasik, Holroyd, und Abell (1979) erhoben an einer Stichprobe von 1161 Studenten (654 weibliche und 507 männliche) detaillierte Angaben über Kopfschmerzen. Indem sie zur Identifizierung «echter» Kopfschmerzprobleme sowohl auf Häufigkeits- als auch Intensitätsangaben zurückgriffen, fanden Andrasik et al. (1979), daß 13,1% der männlichen und 25,4% der weiblichen Studenten zumindest drei oder vier Kopfschmerzanfälle pro Woche hatten. Darüberhinaus stuften 13% der Männer und 15,2% der Frauen ihre Kopfschmerzen als «sehr schmerzhaft» oder «höchst schmerzhaft» ein. Demzufolge stellt Kopfschmerz in der abgegrenzten Stichprobe von Universitätsstudenten (junge Erwachsene von überdurchschnittlicher Intelligenz und sozioökonomischem Status) ein ziemlich großes Problem dar.

Kopfschmerz in der allgemeinärztlichen Praxis

Leviton (1978) faßte eine Reihe von Umfragen, die sich auf Kopfschmerz als Beschwerdebild in der allgemeinmedizinischen Klinik oder Praxis beziehen, zusammen. Obwohl die Prozentsätze von 1–8% reichen, scheinen im Durchschnitt 6–7% der Patienten, die ärztliche Hilfe beim Allgemeinmediziner suchen, mit Kopfschmerzbeschwerden zu kommen. Wenn man an all die Gebrechen denkt, mit denen Menschen zum Arzt kommen, wird deutlich, daß Kopfschmerzen ein nicht unbedeutendes Gesundheitsproblem darstellen. Obwohl es im Vergleich zu kardiovaskulären Erkrankungen oder Krebs weniger dramatisch ist, fällt es doch kostenmäßig ins Gewicht.

Philips (1977a) befragte Patienten in einer großen allgemeinärztlichen Praxis in London und fand, daß 74,3% der Männer und 88,6% der Frauen angaben, innerhalb der letzten sechs Monate Kopfschmerzen gehabt zu haben. Darüberhinaus hatten 12,4% der Männer und 19,3% der Frauen schwere Kopfschmerzen des Migränetyps.

Kopfschmerz scheint ein weitverbreitetes Symptom zu sein, das 10–30% der Bevölkerung in einer so schweren Form betrifft, daß ihr Leben beeinträchtigt ist. Darüberhinaus machen Kopfschmerzbeschwerden einen beträchtlichen Teil der Arztbesuche aus. Schließlich zeigen unsere eigenen Daten von einer zugegebenermaßen nicht repräsentativen Stichprobe, daß sie ein chronisches Problem darstellen, welches oft in der Pubertät beginnt und 20 oder mehr Jahre anhält.

Mit chronischen Kopfschmerzen verbundene medizinische Kosten

Zusätzlich zum Schmerz und zur Beeinträchtigung der beruflichen Leistungsfähigkeit und der Verrichtung von Haushaltsaufgaben kann chronischer Kopfschmerz beträchtliche Arztkosten verursachen. Wir erhoben an einer Stichprobe von 45 Patienten unseres Kopfschmerzzentrums retrospektive Daten über die Kosten, die das Kopfschmerzproblem in den letzten zwei Jahren, bevor wir aufgesucht wurden, verursacht hat. Es sollte angeführt werden, daß diese Patienten im Durchschnitt über 15 Jahre an chronischen Kopfschmerzen gelitten hatten; dies sind also nicht Kosten für ein relativ «neues» Problem. (Die Daten wurden 1981 erhoben und repräsentieren den Dollarstand von 1981. Sie mögen ihren eigenen Inflationskorrekturfaktor anwenden.) Wir fanden heraus, daß unsere Patienten im Durchschnitt 955 $ für die Zweijahresperiode, bevor sie zu uns kamen, ausgegeben hatten mit einer Schwankungsbreite von 50–5600 $.

2. Kapitel

Durchführung einer Kopfschmerzanamnese und Erstellung einer Diagnose

Im Einvernehmen mit den meisten führenden medizinischen Autoritäten auf dem Gebiet des Kopfschmerzes (z. B. Diamond & Dalessio, 1978; Lance, 1978) glauben wir fest an die Wichtigkeit einer gründlichen Erhebung der Krankheitsvorgeschichte. Die Anamnese stellt die primäre Basis für eine Differentialdiagnose dar, und die Diagnose in Verbindung mit der Anamnese und anderen Daten bildet die Grundlage für eine optimale Therapieplanung.

Wie wir bereits im ersten Kapitel erwähnt haben, unterstützen wir die Theorie der differentiellen Diagnose, d.h. wir entscheiden, welcher größeren Kategorie von Kopfschmerzen der einzelne Patient angehört. Diese Meinung basiert auf eigenen Daten und Erfahrungen: Wir beobachten, daß Patienten aus verschiedenen Kopfschmerzkategorien als Gruppe in unterschiedlichem Ausmaß auf verschiedene Therapien ansprechen und daß die Ansprechbarkeit auf Therapie durch unterschiedliche Informationen vorhergesagt werden kann. So kann z. B. aufgrund unserer Ergebnisse (siehe Kap. 6) gesagt werden, daß ein Patient, der eher Spannungskopfschmerz als kombinierten Spannungs-Migränekopfschmerz hat, mit mehr als doppelt so großer Wahrscheinlichkeit (54% gegenüber 22%) positiv auf Entspannungstraining allein anspricht. Um ein weiteres Beispiel zu nennen: Wir wissen auch, daß ein Patient mit Spannungskopfschmerz mit einem Score von 8 oder höher im Beck Depression Inventory (BDI) eine eins zu vier Chance hat, gut auf Entspannungstraining anzusprechen. BDI-Werte tragen jedoch bei Migränepatienten nichts zur Vorhersage des Therapieerfolges bei.

Nach unseren Erfahrungen eignet sich ein halbstandardisiertes Interview am besten zur Erfassung der gesamten Krankheitsgeschichte. Wir meinen, daß man nur in dieser Form sichergehen kann, jedem Patienten jede Frage zu stellen.

Die Effizienz dieses allgemeinen Zuganges ist bei psychiatrischen Diagnosen eindrucksvoll bewiesen worden. Vor Mitte der siebziger Jahre war man allgemein der Ansicht, daß psychiatrische Diagnosen auf der Basis klinischer Interviews wenig zuverlässig seien, einzig die grobe Klassifikation fand eine gewisse Anerkennung. Mit der Einführung spezifischer Ein- und Ausschlußkriterien (wie jener von Feigher et al., 1972) oder der *Research Diagnostic Criteria* (Spitzer, Endicott & Robins, 1978) und der Verwendung strukturierter Interviewschemata, wie des *Schedule for Affective Disorders and Schizophrenia* (SADS), die einen zwangen, alle angeführten Fragen zu stellen, verbesserte sich die Reliabilität psychiatrischer Diagnosen beträchtlich.

Wir haben den Verdacht, daß die frühere niedrige Reliabilität zum Teil dadurch verursacht worden ist, daß sich bei den Klinikern vorzeitig diagnostische Ahnungen und Eindrücke auf der Basis von Eingangsinformationen gebildet haben; er oder sie verfolgte dann die frühen Eindrücke und stellte nur noch Fragen, die zur Stützung dieser spezifischen Diagnose dienten, und, was am wichtigsten ist, er oder sie stellte niemals Fragen, die sich auf andere Störungen bezogen.

Ein strukturierter Interviewleitfaden verhindert diese durch Unterlassung entstehenden Irrtümer, indem jedem Patienten alle Fragen gestellt werden. Natürlich muß ein gewisser Freiraum bestehen bleiben, um Antworten weiterverfolgen und genauer eingrenzen zu können, mit dem Ziel, die idiosynkratische Phänomenologie jedes einzelnen Patienten adäquat zu erfassen.

Wir treten daher entschieden für die Verwendung halbstrukturierter Interviewleitfäden zur Erfassung der Krankengeschichte bei Kopfschmerzpatienten ein. Auf den nächsten Seiten findet sich eine Kopie des Anamneseleitfadens, den wir in Albany in den letzten fünf Jahren verwendet haben (Tab. 2.1).

Tabelle 2.1: Kopfschmerzanamnese

1. Haben Sie mehr als eine Art von Kopfschmerz? ____________
   (Falls ja, gehen Sie zuerst weiter zu Frage 5 und erheben Sie eine genaue Beschreibung jeder Art von Kopfschmerz. Erheben Sie dann die Vorgeschichte jeder einzelnen Art separat.)
2. Wann sind die Kopfschmerzen für Sie zum ersten Mal zu einem Problem geworden? ____________
   ____
   (Versuchen Sie sicherzugehen, das chronologische Alter zu erfassen; ebenso das Alter, in dem die Patienten zum ersten Mal medizinische Hilfe für ihre Kopfschmerzen gesucht haben.)
   a) War das erste Auftreten der Kopfschmerzen mit irgendeinem physischen (Krankheit, Verletzung, usw.) oder psychosozialen Ereignis verbunden? (Falls ja, erheben Sie Einzelheiten.) ____________
   ____
   b) Hatten Sie vorher schon Kopfschmerzen? (Falls ja, erheben Sie Einzelheiten.) ____________
   ____
3. Wie hat sich die Entwicklung Ihrer Kopfschmerzen gestaltet? ____________
   ____
   a) Gab es Phasen, in denen die Kopfschmerzen häufiger oder weniger häufig aufgetreten sind? (Falls ja, erheben Sie Einzelheiten.) ____________
   ____
   b) Was ist zu diesen Zeiten auf physischer oder psychischer Ebene vorgefallen? ____________
   ____
   c) Gab es fast kopfschmerzfreie Monate oder Jahre? (Erheben Sie Einzelheiten.) ____________
   ____
   d) Welcher Art von Therapie(n) oder diagnostischen Methoden haben Sie sich wegen Ihrer Kopfschmerzen unterzogen? (Medikamente, andere Therapien, neurologische Untersuchungen, EEG, Scanner, Röntgen usw.) ____________
   e) Welche Diagnose haben Ärzte über Ihre Kopfschmerzen abgegeben? ____________
   ____
4. Mit welcher Frequenz sind Ihre Kopfschmerzen zuletzt (im vergangenen Jahr) aufgetreten? ____________
   ____

5. Beschreiben Sie mir Ihre Kopfschmerzen genau. ______

   a) Wo an Ihrem Kopf scheinen sie zu beginnen? ______

   b) Wie entwickeln oder verändern sie sich über die Zeit? ______

      Kopfgebiet ______
      zeitlicher Verlauf ______
      Regelmäßigkeit (sieht der Ablauf immer gleich aus?) ______
      Beschreibung des Schmerzes an sich (dumpfer Schmerz, Hämmern, Brennen usw.) ______

      Phänomenologie (Empfindungen, Wahrnehmungen, Gedanken, Selbstbezichtigungen) ______

   c) Wie lange dauern sie an? ______
   d) Wodurch können sie gestoppt werden? ______
   e) Was hilft die Schmerzen zu lindern? ______
   f) Welche Dinge verschlimmern sie? (besonders Husten oder muskuläre Anstrengung) ______

   g) Was geschieht während der Kopfschmerzen? (Übelkeit, Erbrechen, Lichtempfindlichkeit, Schwindel, verschwommenes Blickfeld, Augentränen, herunterhängende Augenlider, andere physische oder psychische Symptome) ______

   h) Sind die Kopfschmerzen in irgendeiner Form mit Ihrem Menstruationszyklus verbunden? (für weibliche Patienten) ______
   i) Beginnen sie zu einer bestimmten Tageszeit? ______
   j) Wie sieht ihr zeitlicher Verlauf während des Tages aus? ______

   k) Gibt es Warnzeichen, die den Beginn der Kopfschmerzen ankündigen? (visuelle Störungen oder andere Dinge) ______
   l) Welche Vorkommnisse (psychischer oder psychosozialer Natur) lösen den Kopfschmerz aus? (Vorkommnisse, die unmittelbar zuvor oder gleichzeitig auftreten) ______

   m) Was denken Sie, wenn Ihnen bewußt wird, daß eine Kopfschmerzattacke beginnt? ______

6. Konsequenzen von Kopfschmerzen oder Klagen über Schmerzen.
   a) Was tun Sie, wenn Sie Kopfschmerzen haben? (Aspirin einnehmen, ins Bett gehen, usw.) ______

   b) Veranlassen Sie Ihre Kopfschmerzen jemals sich niederzulegen? (Erfragen Sie Einzelheiten) ______

   c) Veranlassen Sie Ihre Kopfschmerzen jemals, Ihren Arbeitsplatz (Schule) zu verlassen, oder nicht zur Arbeit (Schule) zu gehen? (Erfragen Sie Einzelheiten einschließlich der Anzahl der Tage pro Jahr.) ______
   d) Veranlassen Sie Ihre Kopfschmerzen jemals, Ihr Arbeitstempo zu reduzieren oder weniger effizient zu arbeiten? (Erfragen Sie Einzelheiten.) ______

   e) Müssen Sie jemals wegen Ihrer Kopfschmerzen auf Aktivitäten (Ausgehen, Parties, Sex) verzichten? (Erfragen Sie Einzelheiten.) ______

   f) Wissen die Mitglieder Ihrer Familie (Eltern, Ehepartner, Kinder), wann Sie Kopfschmerzen haben? ______
      Woran erkennen sie es? ______

Tabelle 2.1: Kopfschmerzanamnese (Fortsetzung)

g) Was machen Ihre Eltern (Ehepartner, Kinder, wichtige andere Personen), wenn Sie Kopfschmerzen haben? ____
   1. Drücken sie ihr Mitgefühl aus? ____
   2. Bieten sie Hilfe an? ____
   3. Erledigen sie Dinge für Sie oder helfen sie Ihnen in irgendeiner Form? ____

h) Unternehmen Sie etwas, um die Kopfschmerzen zu verhindern? ____

i) Haben Ihre Kopfschmerzen jemals in bedeutsamer Weise irgendeinen Aspekt Ihres Lebens beeinträchtigt? (Erfragen Sie Einzelheiten.) ____

7. Einige Kopfschmerzarten treten gehäuft in Familien auf. Die folgenden Fragen beziehen sich auf Kopfschmerzen in Ihrer Familie.
   a) Hatte irgendein Elternteil Probleme mit Kopfschmerzen? ____
      1. Falls ja, haben Sie jemals erfahren, welche Art von Kopfschmerzen er/sie hatte? ____
      2. Falls ja, hatte er/sie jemals so starke Kopfschmerzen, daß er/sie sich ins Bett legen mußte? ____
      3. Gibt es noch etwas über die Kopfschmerzen Ihrer Eltern zu berichten? ____
   b) Hatte einer Ihrer Großeltern ein Kopfschmerzproblem? ____
      1. Falls ja, was wissen Sie darüber? ____
   c) Hatte einer Ihrer Onkeln oder Tanten jemals Kopfschmerzen? ____
      1. Beschreiben Sie das Verwandschaftsverhältnis (mütterlicherseits, väterlicherseits, durch Heirat) und andere Informationen ____
   d) Haben Sie Geschwister? ____ Hat eines von ihnen ein Kopfschmerzproblem? ____
      1. Falls ja, was wissen Sie über seine/ihre Kopfschmerzen? ____
   e) Falls der Patient Kinder hat, hat irgendeines Ihrer Kinder (Enkelkinder) Kopfschmerzen? ____
      1. Wann haben diese begonnen? ____
      2. Kennen Sie die Diagnose? ____
      3. Würden Sie bitte diese Kopfschmerzen beschreiben? ____
   f) Falls der Patient verheiratet ist, hat Ihr Ehepartner Kopfschmerzen? ____
      1. Falls ja, welche Art von Kopfschmerzen? ____

8. Nun benötige ich noch einige Informationen über Ihre gegenwärtigen Lebensumstände.
   a) Falls Sie verheiratet sind, wie würden Sie Ihre Ehe beschreiben? ____
   b) Kommen Sie gut miteinander aus? ____
   c) Gibt es irgendwelche Probleme? ____
      1. Falls ja, erzählen Sie Einzelheiten. ____
   d) Wie sind Ihre sexuellen Beziehungen? ____
      Gibt es Probleme? ____
   e) Haben Sie Schwierigkeiten mit Ihren Schwiegereltern? ____
   f) Haben Sie Schwierigkeiten mit Ihren Eltern? ____
   g) Gibt es Probleme mit den Kindern? (falls der Patient Kinder hat, ehelich oder unehelich) ____

9. (Falls der Patient nicht verheiratet ist.) Haben Sie zur Zeit irgendeine Beziehung? ______
   a) Kommen Sie gut miteinander aus? ______
   b) Gibt es irgendwelche Schwierigkeiten? ______
      1. Falls ja, erzählen Sie bitte Einzelheiten. ______
   c) Ist Ihre Beziehung auch sexueller Natur? ______
      1. Falls ja, gibt es irgendwelche Probleme auf diesem Gebiet? ______
   d) Haben Sie Schwierigkeiten mit Ihren Eltern? ______

10. Haben Sie einige nähere Freunde? ______
    Wieviele wirklich nahe Freunde? ______
    Gab es irgendwelche Probleme in diesen Freundschaften? ______

11. Wie geht es Ihnen bei Ihrer Arbeit (in der Schule)? ______
    a) Gibt es Probleme? ______
       1. Insbesondere mit Vorgesetzten (oder Lehrern)? ______
       2. Falls ja, wie gehen Sie mit diesen Problemen um? ______
    b) Fühlen Sie sich bei der Arbeit (in der Schule) unter Druck gesetzt? ______
       1. Könnte das mit Ihren Kopfschmerzen zusammenhängen? Wie? ______

12. Die kommenden Fragen klingen vielleicht etwas seltsam, sind aber wichtig für mich.
    a) Welches Datum haben wir heute? ______ Welchen Wochentag? ______
    b) Können Sie sich an meinen Namen erinnern? ______
    c) Ich werde Ihnen nun einige Zahlen vorsprechen, hören Sie bitte genau zu und wiederholen Sie sie mir dann (sprechen sie eine Zahl pro Sekunde vor und wiederholen sie keine): (i) 5-8-2; (ii) 6-9-4; (iii) 6-4-3-9; (iv) 7-2-8-6; (v) 4-2-7-3-1; (vi) 7-5-8-3-6.
    d) Wie heißt der gegenwärtige Präsident der Vereinigten Staaten? ______
    e) Wie heißt der Außenminister des Landes, in dem Sie leben? ______
    f) Hatten Sie jemals irgendwelche seltsamen Erlebnisse? ______
    g) Haben Sie jemals Dinge gehört, die andere Menschen nicht hören konnten, oder etwas gehört, wenn niemand da war? ______
    h) Haben Sie jemals Dinge gesehen, die andere Menschen nicht sehen konnten? ______
    i) Glauben Sie, daß Sie außergewöhnliche Fähigkeiten besitzen? ______
    j) Haben Sie jemals das Gefühl gehabt, die anderen hätten es auf Sie abgesehen? ______
    k) Sind Sie jemals sehr deprimiert gewesen? ______
       1. Falls ja, sind Sie jetzt deprimiert? ______
       2. Falls ja, erfragen sie Näheres ______
    l) Sind Sie jemals richtig aufgekratzt gewesen, voller Energie, mit minimalem Schlafbedürfnis? ______
    m) Hatten Sie jemals ein Alkoholproblem? ______ oder mit anderen Drogen? ______

13. Sind Sie jemals wegen geistiger oder emotionaler Probleme in psychiatrischer oder psychologischer Behandlung gewesen? ______
    a) (Falls ja, erfragen sie kurz Einzelheiten inklusive des derzeitigen Therapiestatus) ______

14. Hatten Sie jemals schwere Krankheiten oder Operationen? ______

Tabelle 2.1: Kopfschmerzanamnese (Fortsetzung)

15. Hatten Sie jemals Probleme mit
    a) ihren Augen? ______
    Falls ja, standen Kopfschmerzen in irgendeiner Form damit in Verbindung? ______
    (Erfragen sie Einzelheiten.) ______
    b) ihren Ohren? ______
    Falls ja, standen Kopfschmerzen in irgendeiner Form damit in Verbindung? ______
    (Erfragen sie Einzelheiten.) ______
    c) ihrem Hals? ______
    Falls ja, standen Kopfschmerzen in irgendeiner Form damit in Verbindung? ______
    (Erfragen sie Einzelheiten.) ______
    d) Allergien? ______
    Falls ja, standen Kopfschmerzen in irgendeiner Form damit in Verbindung? ______
    (Erfragen sie Einzelheiten.) ______

16. Nehmen Sie zur Zeit Medikamente gegen Ihre Kopfschmerzen? (Falls ja, erfragen Sie den Markennamen, die Dosierung und wie gut sie helfen.) ______

17. Nehmen Sie regelmäßig irgendwelche anderen ärztlich verschriebenen Medikamente? ______

Wie sie in Tabelle 2.1 feststellen werden, ist der Leitfaden in Form einer Verhaltensanalyse des Problems konzipiert. So beginnen wir mit der Vorgeschichte: Wir fragen, wann die Kopfschmerzen zum ersten Mal aufgetreten sind, und ob das erste Auftreten mit bedeutungsvollen physischen oder psychosozialen Ereignissen einhergegangen ist. Wir fragen weiter, ob es Verschlimmerungen oder Besserungen gegeben hat und, wenn ja, welche Ereignisse damit in Verbindung gestanden haben könnten.

Danach erarbeiten wir eine ausführliche phänomenologische Beschreibung des gegenwärtigen Kopfschmerzproblems. Falls der Patient meint, er habe mehr als eine Art von Kopfschmerz, werden separate Beschreibungen für jede Art verlangt. Diese Form der Befragung ist natürlich äußerst wichtig für die Diagnose eines kombinierten Migräne- und Muskelkontraktionskopfschmerzes. Auch werden Patienten oft «zwei Arten von Kopfschmerz» erwähnen, bei denen der Unterschied vor allem quantitativer Natur ist, d.h. milde und schwere Kopfschmerzen mit derselben phänomenologischen Basis.

Bei der Erarbeitung der phänomenologischen Beschreibung behalten wir die behaviorale Orientierung bei, indem wir nach Warnzeichen und unmittelbar damit verbundenen Ereignissen, einschließlich Gedanken, die mit der Kopfschmerzauslösung verbunden zu sein scheinen, fragen. Danach gehen wir zu einer Beschreibung der Kopfschmerzkonsequenzen über, besonders, ob es mögliche «Sekundärgewinne» oder Verstärker aus der Umwelt für die Kopfschmerzbeschwerden gibt. Dann versuchen wir zu erfahren, ob irgendeiner der Verwandten des Patienten ein Kopfschmerzproblem gehabt hat.

Im Anschluß daran verlegen wir den Schwerpunkt auf andere mögliche Problemgebiete im Leben des Patienten. Ein kleiner Anteil unserer Patienten scheint die Kopfschmerzen nur als «Eintrittskarte» zu benutzen, um Hilfe für eine Reihe psychosozialer Probleme zu suchen. Sind diese Probleme vorherrschend oder sehr schwerwiegend, verweisen wir die Patienten weiter (z.B. Depressionen mit suizidalen Einstellungen).

In diesem Punkt unterscheidet sich unser forschungsorientiertes Vorgehen von der gewöhnlichen klinischen Praxis. Da der Großteil unserer Arbeit forschungsorientiert war, gingen wir nach einem vorher festgelegten Schema vor und befassten uns nicht in größerem Ausmaß mit den anderen vom Patienten erwähnten Proble-

Tabelle 2.2: Spezifische diagnostische Einschlußkriterien für das SUNYA-Kopfschmerzprojekt

Migräne

Zumindest ein Kopfschmerzanfall pro Monat in Kombination mit drei der folgenden Symptome:

a) der Kopfschmerz setzt gewöhnlich halbseitig ein,
b) der Kopfschmerz ist meist von Übelkeit und Erbrechen begleitet,
c) der Kopfschmerz wird als hämmernd und pulsierend beschrieben,
d) Lichtempfindlichkeit während des Anfalles,
e) bei einem oder mehreren Verwandten ersten Grades wurde Migräne diagnostiziert,
f) Bestätigung der Diagnose durch einen anderen Arzt, und
g) dem Kopfschmerz gehen visuelle Veränderungen, vorübergehende Lähmungserscheinungen oder merkliche Sprachprobleme voraus.

Spannungs- oder Muskelkontraktionskopfschmerz

Zumindest drei Kopfschmerzanfälle pro Woche in Kombination mit zwei der folgenden Symptome:

a) der Kopfschmerz tritt meist zweiseitig auf und beginnt im Hinterhauptsbereich oder hinteren Nackenbereich,
b) der Schmerz wird meist als Spannungsgefühl oder Druck auf den Kopf beschrieben und/oder wie eine «Kappe» oder ein «Band» um den Kopf,
c) der Kopfschmerz wird gewöhnlich als fortgesetzter «dumpfer Schmerz» bezeichnet, und
d) Bestätigung der Diagnose durch einen unabhängigen Arzt.

Kombinierter Migräne- und Spannungskopfschmerz

Die beiden folgenden Kriterien sind erfüllt:

a) der Patient erklärt klar, daß er/sie an zwei verschiedenen Typen von Kopfschmerz leidet,
b) der Patient erfüllt Kriterien für Migräne und Muskelkontraktionskopfschmerz.

Clusterkopfschmerz

Wird bei Patienten diagnostiziert, die den Kriterien für Migräne entsprechen und die beiden folgenden Symptome aufweisen:

a) die Kopfschmerzen treten in Anfällen auf, die mehrere Wochen dauern und von drei- oder mehrmonatigen kopfschmerzfreien Phasen unterbrochen sind, und
b) während einer Anfallsphase dauern die Kopfschmerzen nur kurz (weniger als zwei Stunden) und treten zumindest einmal jeden zweiten Tag auf.

men. Unter normalen klinischen Bedingungen würden wir uns mit allen psychosozialen Problemen befassen, die der Patient präsentiert und für die er Hilfe sucht. Dieser Punkt wird im Kapitel 14 näher behandelt, in dem wir die Therapie des «ganzen Patienten» diskutieren werden.

Der nächste größere Abschnitt der Kopfschmerzanamnese befaßt sich mit einer kürzeren Untersuchung der geistigen Gesundheit des Patienten. Wir schließen routinemäßig Personen aus, die klare Anzeichen für ein hirnorganisches Psychosyndrom, Schizophrenie, bipolare affektive Störungen und depressive Episoden nach den Kriterien des DSM-III *(American Psychiatric Association,* 1978) aufweisen.

Den Schlußteil der Anamnese bildet eine oberflächliche Untersuchung des physischen Gesundheitszustandes. Da wir Psychologen sind, und dieses Buch primär für nichtmedizinische Therapeuten geschrieben ist, haben wir uns nicht weit in ein Gebiet hineingewagt, für das es uns an Qualifikationen fehlt.

Die diagnostischen Kriterien, nach denen wir uns in unserer klinischen Arbeit orientiert haben, sind in Tabelle 2.2 angeführt. Wie ersichtlich ist, spiegeln sie recht genau die Kriterien des *Ad-Hoc-Komitees* (siehe Kap. 1).

Der Kopfschmerzfragebogen

Ein weiteres wertvolles Instrument zur Eingangsdiagnose von Kopfschmerzpatienten ist der Kopfschmerzfragebogen. Dieser 20 Items umfassende Fragebogen wurde in Mississippi von Dr. Gene Abel und Dr. Len Epstein in den frühen Siebzigern entwickelt. Seither ist er in Albany revidiert und verfeinert worden. Die Form, die wir zur Zeit einsetzen, ist in Tabelle 2.3 angeführt, zusammen mit den Normierungsdaten der Antworthäufigkeiten von Patienten mit unterschiedlichen Kopfschmerzdiagnosen.

Eine genauere Betrachtung der Information in Tabelle 2.3 führt zu zwei Schlußfolgerungen:

a) es gibt sicherlich typische Antworttrends oder -tendenzen bei Patienten mit Migräne oder Spannungskopfschmerz, aber auch einen beträchtlichen Teil an Symptomüberlappung, und

b) demzufolge ist klar, daß man bei Migräne, Spannungskopfschmerz und kombiniertem Kopfschmerz nicht von krankheitsspezifischen Symptomen sprechen kann. Die zweite Schlußfolgerung bedeutet, daß man eine detaillierte Kopfschmerzanamnese erheben, alle Aussagen gewichten und zu einem klinischen Urteil verdichten muß.

Der Kopfschmerzfragebogen kann als Ausgangspunkt für eine Kopfschmerzanamnese genommen werden, indem der Interviewer die einzelnen Fragen stellt und den Antworten Skalenwerte zuordnet. Er könnte auch als Grundlage bei einem telephonischen Screening dienen.

Tabelle 2.3: Kopfschmerzfragebogen mit Normen

Item	Anzahl der Beantworter	Prozentuale Antworthäufigkeit der einzelnen Kopfschmerztypen				
		immer	gewöhnlich	manchmal	selten	nie
1. Ich erwache mit Kopfschmerzen.						
Spannungskopfschmerz	(118)	18,8	29,1	36,8	12,0	3,4
Migräne	(72)	5,6	27,8	55,6	8,3	2,8
Kombinierter Kopfschmerz	(83)	7,2	30,1	44,6	14,5	3,6
Clusterkopfschmerz	(13)	7,7	15,4	53,8	23,1	0,0
2. Mein Kopfschmerz endet innerhalb von 24 Stunden.						
Spannungskopfschmerz	(117)	14,5	34,2	19,7	14,5	17,1
Migräne	(72)	12,5	44,4	22,2	12,5	8,3
Kombinierter Kopfschmerz	(83)	9,6	44,6	36,1	6,0	3,6
Clusterkopfschmerz	(13)	76,9	15,4	7,7	0.0	0,0
3. Ich leide unter plötzlichen Kopfschmerzattacken.						
Spannungskopfschmerz	(116)	9,5	16,4	38,8	22,4	12,9
Migräne	(71)	7,0	32,4	28,2	21,1	11,3
Kombinierter Kopfschmerz	(84)	3,6	22,6	54,8	14,3	4,8
Clusterkopfschmerz	(13)	53,8	15,4	30,8	0,0	0,0
4. Mein Kopfschmerz ist am Ende eines Arbeitstages heftiger.						
Spannungskopfschmerz	(117)	10,3	33,3	41,0	10,3	5,1
Migräne	(70)	15,7	30,0	32,9	11,4	10,0
Kombinierter Kopfschmerz	(81)	16,0	32,1	34,6	14,8	2,5
Clusterkopfschmerz	(13)	0,0	15,4	15,4	30,8	38,5
5. Mein Kopfschmerz ist hämmernd oder pulsierend.						
Spannungskopfschmerz	(117)	11,1	13,7	34,2	27,4	13,7
Migräne	(71)	29,6	26,8	18,3	12,7	12,7
Kombinierter Kopfschmerz	(84)	16,7	26,2	44,0	8,3	4,8
Clusterkopfschmerz	(13)	23,1	15,4	7,7	15,4	38,5

Tabelle 2.3: Kopfschmerzfragebogen mit Normen (Fortsetzung)

Item	Anzahl der Beantworter	Prozentuale Antworthäufigkeit der einzelnen Kopfschmerztypen				
		immer	gewöhnlich	manchmal	selten	nie
6. Mein Kopfschmerz kann als Gefühl der Spannung oder des äußeren Drucks auf meinen Kopf bezeichnet werden (band- oder kappenähnlich).						
Spannungskopfschmerz	(118)	25,4	29,7	22,9	15,3	6,8
Migräne	(71)	18,3	19,7	23,9	11,3	26,8
Kombinierter Kopfschmerz	(84)	7,1	32,1	32,1	19,0	9,5
Clusterkopfschmerz	(13)	0,0	15,4	15,4	7,7	61,5
7. Mein Kopfschmerz beginnt halbseitig.						
Spannungskopfschmerz	(107)	13,1	16,8	38,3	12,1	19,6
Migräne	(72)	56,9	20,8	11,1	6,9	4,2
Kombinierter Kopfschmerz	(83)	30,1	21,7	31,3	8,4	8,4
Clusterkopfschmerz	(4)	78,6	0,0	14,3	0,0	7,1
8. Mein Kopfschmerz beginnt im Nacken, bei den Schultern oder am Hinterkopf.						
Spannungskopfschmerz	(117)	10,3	23,9	26,5	20,5	18,8
Migräne	(72)	13,9	15,3	19,4	19,4	31,9
Kombinierter Kopfschmerz	(84)	13,1	27,4	31,0	15,5	13,1
Clusterkopfschmerz	(12)	0,0	8,3	8,3	8,3	75,0
9. Mein Kopfschmerz ist mit visuellen Veränderungen verbunden, z.B. Sterne sehen, dunkle Flecke, doppelt sehen und/oder Lichtunverträglichkeit.						
Spannungskopfschmerz	(118)	2,5	4,2	13,6	23,7	55,9
Migräne	(71)	23,9	22,5	15,5	11,3	26,8
Kombinierter Kopfschmerz	(84)	13,1	22,6	15,5	21,4	27,4
Clusterkopfschmerz	(13)	38,5	7,7	15,4	15,4	23,1
10. Meine Kopfschmerzen sind mit Übelkeit oder Erbrechen verbunden.						
Spannungskopfschmerz	(118)	0,8	5,9	17,8	29,7	45,8
Migräne	(72)	20,8	30,6	26,4	15,3	6,9
Kombinierter Kopfschmerz	(84)	10,7	11,9	45,2	21,4	10,7
Clusterkopfschmerz	(13)	15,4	7,7	15,4	7,7	53,8

11. Mein Kopfschmerz wird schlimmer, wenn ich mich anstrenge, huste oder Gegenstände aufhebe.						
Spannungskopfschmerz	(118)	11,0	18,6	24,6	22,9	22,9
Migräne	(71)	29,6	28,2	19,7	8,5	14,1
Kombinierter Kopfschmerz	(83)	27,7	28,9	21,7	13,3	8,4
Clusterkopfschmerz	(13)	15,4	15,4	7,7	7,7	53,8
12. Mein Kopfschmerz wird besser, wenn ich meine Nackenmuskeln entspannen kann.						
Spannungskopfschmerz	(113)	6,2	24,8	41,6	17,7	9,7
Migräne	(68)	2,9	14,7	30,9	23,5	27,9
Kombinierter Kopfschmerz	(82)	3,7	19,5	51,2	19,5	6,1
Clusterkopfschmerz	(12)	0,0	8,3	33,3	16,7	41,7
13. Aspirin, Anacin, Bufferin, Excedrin, Alka Seltzer und ähnliche Drogen erleichtern meinen Kopfschmerz.						
Spannungskopfschmerz	(118)	3,4	16,1	30,5	21,2	28,8
Migräne	(72)	2,8	2,8	23,6	34,7	36,1
Kombinierter Kopfschmerz	(84)	2,4	4,8	34,5	28,6	29,8
Clusterkopfschmerz	(13)	7,7	0,0	15,4	46,2	30,8
14. Ich habe Medikamente verschrieben bekommen, die eine volle Entwicklung der Attacke verhindern sollen.						
Spannungskopfschmerz	(115)	16,5	11,3	25,2	9,6	37,4
Migräne	(71)	33,8	25,4	8,5	8,5	23,9
Kombinierter Kopfschmerz	(84)	25,0	20,2	14,3	10,7	29,8
Clusterkopfschmerz	(13)	30,8	23,1	23,1	7,7	15,4
15. Mein Kopfschmerz beginnt in Entspannungsphasen.						
Spannungskopfschmerz	(116)	0,9	7,8	50,9	24,1	16,4
Migräne	(72)	0,0	18,1	63,9	12,5	5,6
Kombinierter Kopfschmerz	(84)	0,0	4,8	54,8	28,6	11,9
Clusterkopfschmerz	(12)	0,0	33,3	58,3	0,0	8,3
16. Mein Kopfschmerz beginnt in Streßphasen.						
Spannungskopfschmerz	(113)	10,6	34,5	44,2	7,1	3,5
Migräne	(67)	3,0	14,9	58,2	19,4	4,5
Kombinierter Kopfschmerz	(82)	6,1	37,8	51,2	2,4	2,4
Clusterkopfschmerz	(13)	7,7	15,4	61,5	7,7	7,7

Tabelle 2.3: Kopfschmerzfragebogen mit Normen (Fortsetzung)

Item	Anzahl der Beantworter	Prozentuale Antworthäufigkeit der einzelnen Kopfschmerztypen				
		immer	gewöhnlich	manchmal	selten	nie
17. Mein Kopfschmerz ist andauernd oder fast immer da.						
Spannungskopfschmerz	(50)	30,0	30,0	20,0	14,0	6,0
Migräne	(34)	17,6	17,6	17,6	26,5	20,6
Kombinierter Kopfschmerz	(53)	11,3	30,2	39,6	11,3	7,5
18. Mein Kopfschmerz ist so heftig, daß ich dann nichts tun kann.						
Spannungskopfschmerz	(52)	1,9	13,5	42,3	34,6	7,7
Migräne	(34)	14,7	44,1	35,3	5,9	0,0
Kombinierter Kopfschmerz	(52)	13,5	17,3	53,8	15,4	0,0
19. Während eines Kopfschmerzanfalles ist das Gebiet um meine Schläfen angeschwollen, weich und schmerzhaft.						
Spannungskopfschmerz	(51)	5,9	7,8	31,4	19,6	35,3
Migräne	(34)	11,8	32,4	17,6	20,6	17,6
Kombinierter Kopfschmerz	(53)	11,3	17,0	30,2	11,3	30,2
20. Mein Kopfschmerz ist beim Aufwachen da, verschwindet aber 30–60 Minuten nach dem Aufstehen.						
Spannungskopfschmerz	(51)	5,9	2,0	27,5	29,4	35,3
Migräne	(34)	2,9	5,9	0,0	44,1	47,1
Kombinierter Kopfschmerz	(53)	0,0	1,9	35,8	37,7	24,5

Statistische Diagnose mit dem Kopfschmerzfragebogen. Wir (Arena, Blanchard, Andrasik & Dudek, 1982) haben versucht, die Güte einer Diagnose auf Basis einer Kombination von Items aus dem Kopfschmerzfragebogen mittels multivariater statistischer Verfahren zu ermitteln. Wir versuchten herauszufinden, wieweit man mit einem Selbstbeurteilungsverfahren, das etwa fünf Minuten der Zeit des Klienten in Anspruch nimmt (und das computerisiert vorgegeben werden könnte, um die etwas mühsame Multiplikation der Itemgewichte zu vermeiden und damit innerhalb von Sekunden zu einer Diagnose zu kommen), zu einer ähnlichen Diagnose kommt, wie mit einem 60–90 Minuten dauernden Interview auf Basis des Kopfschmerzanamneseschemas.

In Tabelle 2.4 sind die Stichprobengrößen der einzelnen Kopfschmerzkategorien und der Prozentsatz der durch die multivariate Prozedur richtig klassifizierten Patienten angeführt.

Wie ersichtlich ist, führt diese computerisierte Abkürzung zwar zu statistisch signifikanten ($p < .01$), aber nicht sehr exakten Werten. Nur 68% der Patienten wurden richtig klassifiziert.

Tabelle 2.4: Diagnostische Genauigkeit des Kopfschmerzfragebogens

	Kopfschmerzkategorien			
	Migräne	Kombinierter Kopfschmerz	Spannungs-Kopfschmerz	Cluster-Kopfschmerz
Größe der Substichprobe	26	26	51	11
Prozentsatz der durch den Fragebogen richtig klassifizierten Probanden der Substichprobe	53,8	65,4	76,5	72,7

Die Reliabilität von Kopfschmerzdiagnosen

Bedenkt man die divergierenden Informationen über Diagnosen, die bis jetzt präsentiert worden sind, die Bedeutung, die wir und andere (z. B. Diamond & Dalessio, 1978) einer exakten differentiellen Diagnose beimessen, und das hohe Ausmaß an Symptomüberlappung unter den einzelnen Kopfschmerzkategorien in Tabelle 2.3, beginnt man an der Zuverlässigkeit von Kopfschmerzdiagnosen zu zweifeln. Interessanterweise ist dieser grundlegenden Frage bis in die achtziger Jahre kaum Beachtung geschenkt worden. In der therapeutischen Literatur gibt es einzelne verstreute Angaben zur Übereinstimmung bei Diagnosen (z. B. Williamson et al., 1984 berichten von 60–70% Übereinstimmung), aber kaum eine kontrollierte Studie zu diesem Problem.

Wir haben die Reliabilität unserer eigenen Diagnosen mit dem Kopfschmerz-Anamneseschema überprüft (Blanchard, O'Keefe, Neff, Jurish & Andrasik,

1981c). Bei den meisten Patienten unserer Klinik wurden zwei voneinander unabhängige Diagnosen erstellt. Eine Diagnose erfolgte durch einen unserer studentischen Therapeuten, der das Kopfschmerz-Anamneseschema als Datenbasis benutzte und einen der Autoren konsultierte, falls er Zweifel hatte. Die zweite Diagnose wurde von einem anerkannten Neurologen erstellt, der alle Teilnehmer untersuchte.[1]

Wir verglichen dann die Diagnosen der ersten 65 untersuchten Patienten. In Fällen von Uneinigkeit wurde diese durch gemeinsame Besprechungen des Neurologen mit dem Psychologen zu lösen versucht. Die Übereinstimmung bei den Diagnosen variierte von 61,5% für kombinierten Kopfschmerz und Spannungskopfschmerz bis zu 100% bei Clusterkopfschmerz und betrug im Durchschnitt 86,4%.

Die durchschnittliche Übereinstimmung ist nach Cohens (1960) Kappa Statistik ($k=.799$, $p<.001$) höchst signifikant und liegt um 18% höher als die Klassifikation durch den Kopfschmerzfragebogen (86,4% gegen 68,4% beim Fragebogen).

Im Anschluß daran untersuchten wir, warum die beiden Diagnostiker nicht übereinstimmten. Bei den neun Fällen mit anfänglicher Uneinigkeit konnten drei Punkte identifiziert werden:

1. Sieben der Unstimmigkeiten betrafen eine Diagnose von kombiniertem Migräne-Spannungskopfschmerz. Wenn diese Störung vermutet wird, sollte man besondere Vorsicht walten lassen. Man sollte darauf achten, daß der Patient tatsächlich zwei Arten von Kopfschmerz identifiziert, die sowohl in Phänomenologie als auch im Schweregrad differieren. Ein Patient, der häufig an milden bis mittleren Spannungskopfschmerzen leidet, mag einen gelegentlichen schweren Kopfschmerz mit denselben grundlegenden Symptomen berichten. Das ist wahrscheinlich ein schwerer Spannungskopfschmerz. Man sollte ebenso darauf achten, daß die spezifischen Kriterien sowohl für Migräne als auch für Spannungskopfschmerz zutreffen.

2. Bei acht der neun Unstimmigkeiten gab der Patient den beiden Diagnostikern entweder unterschiedliche oder mehrdeutige Informationen. Manche Patienten erzählen nicht dieselbe Geschichte bei zwei Diagnostikern. Man sollte in dieser Hinsicht wachsam sein. Schließlich konnte noch festgestellt werden, daß Patienten, die schon in psychiatrischer Behandlung gewesen waren, eher dazu tendierten ($p=.08$), differierende oder mehrdeutige Informationen zu liefern.

[1] Die Autoren sind den mitarbeitenden Neurologen Dr. Kevin D. Barron und Dr. Lawrence D. Rodichok, beide von der Abteilung für Neurologie des Albany Medical College, für ihre fortgesetzte Unterstützung zu Dank verpflichtet.

Die Bedeutung der Zusammenarbeit mit Medizinern

Ein Punkt, den wir als Psychologen sehr unterstreichen wollen, ist jener der Zusammenarbeit und Kommunikation mit den Ärzten, die Patienten mit Kopfschmerzen behandeln. *Wir glauben, daß es für nichtmedizinische Therapeuten unbedingt notwendig ist, daß der potentielle Kopfschmerzpatient gründlich von einem medizinischen Fachmann vor Beginn der Therapie untersucht wird.* Obwohl wir die Sachkenntnis der praktischen Ärzte und Internisten bei der Diagnose von Kopfschmerz anerkennen, empfehlen wir die Untersuchung des Patienten durch einen Spezialisten, wie einen Neurologen oder Neurochirurgen.

Natürlich haben sich viele Kopfschmerzpatienten einer Reihe von Untersuchungen unterzogen, bevor sie zu uns gekommen sind. So sind die Ausgaben für eine weitere neurologische Untersuchung möglicherweise nicht notwendig, falls

a) die Untersuchung innerhalb der letzten drei Jahre stattgefunden hat und

b) falls die Kopfschmerzen sich in diesem Zeitabschnitt nicht verändert haben. Falls eine Veränderung stattgefunden hat, sollte dem Patienten angeraten werden, sich einer neuerlichen neurologischen Untersuchung zu unterziehen.

Gefahrenzeichen und Symptome

In einer idealen Welt würde der chronische Kopfschmerzpatient zum nichtmedizinischen Praktiker nur durch Überweisung von einem kompetenten Arzt kommen und nur nach einer kürzlich erfolgten gründlichen neurologischen Untersuchung. Das ist aber nicht immer der Fall. Patienten werden durch Freunde oder Verwandte überwiesen oder durch andere Kollegen, die wissen, daß Sie im «Kopfschmerzgeschäft» oder «Biofeedbackgeschäft» oder «Verhaltensmedizinischen Geschäft» sind. Da es möglich ist, daß der Kopfschmerz ein Symptom für ein schwerwiegendes medizinisches Problem ist, werden wir einige Anzeichen und Symptome beschreiben, auf die nichtmedizinische Praktiker besonders achten sollten. Die unten angeführten Informationen stammen von Dr. Lawrence D. Rodichok, Department of Neurology, Albany Medical College.

1. Falls das Kopfschmerzproblem *neu* ist, d.h. falls der Patient weniger als drei Monate lang an problematischen Kopfschmerzen gelitten hat, sollte er oder sie zu einem Neurologen überwiesen werden. Eine neurologische Untersuchung wäre außerdem ratsam, wenn sich die Intensität und/oder andere phänomenologische Charakteristika innerhalb der letzten drei Monate *bedeutsam verändert haben.*

2. Falls der Patient über irgendwelche *sensorischen oder motorischen Defizite* klagt, wie Schwäche oder Taubheit in einer Extremität, die anderer Art sind als die typischerweise dem Kopfschmerz vorausgehenden oder ihn begleitenden Prodromalsymptome der klassischen Migräne, oder über Zuckungen der

Hände oder Füße, überweisen Sie ihn sofort zu einer neurologischen Untersuchung. Er oder sie könnte einen Schlaganfall erlitten haben.

Falls der Patient über Aphasien oder Artikulationsprobleme klagt, einseitige dem Kopfschmerz vorausgehende oder ihn begleitende sensorische oder motorische Defizite, ist eine neurologische Abklärung ratsam. Diese Symptome könnten auf eine Gefäßmißbildung zurückzuführen sein. Bei entsprechendem Alter könnten sie auch auf eine Gefäßinsuffizienz («vorübergehende ischemische Attacken») deuten. Zuckungen, meist auf einer Seite des Gesichts oder an einer Hand, könnten auf fokale Schlaganfälle - verursacht durch einen Tumor oder andere krankhafte Gewebsveränderungen - hinweisen.

3. Falls einseitiger Kopfschmerz *immer* auf derselben Seite aufgetreten ist, *überweisen.*

4. Falls der Kopfschmerz nach einem Kopftrauma begonnen hat, insbesondere wenn der Patient bewußtlos gewesen ist, wenn auch nur kurzzeitig, *sofort überweisen.*

5. Falls der Patient unaufhörlich unter Kopfschmerz leidet, wäre es klug, ihn oder sie einer neurologischen Untersuchung zuzuführen.

6. Bei Patienten mit spannungskopfschmerzähnlichen Symptomen sollten die folgenden Symptome Sie veranlassen, ihn oder sie einer neurologischen Untersuchung zuzuführen:

   a) Falls die Schmerzintensität über Wochen oder Monate mit geringer oder keiner Erleichterung *ständig zugenommen hat, überweisen.* Dies könnte auf erhöhten intrakraniellen Druck, verursacht durch einen Tumor oder unkontrolliert hohen Blutdruck, zurückzuführen sein.

   b) Falls die Kopfschmerzen *am Morgen schlimmer sind* und im Laufe des Tages abnehmen, *überweisen.* Dies könnte auf erhöhten intrakraniellen Druck, verursacht durch einen Tumor, hindeuten.

   c) Falls der spannungsähnliche Kopfschmerz von Erbrechen begleitet ist, *überweisen.*

7. Falls der Patient wegen irgendeiner Art Krebs behandelt worden ist und nun über Kopfschmerzen klagt, *sofort überweisen.* Es könnten sich Metastasen im Gehirn gebildet haben.

8. Falls dem Patienten oder dem Ehepartner des Patienten merkliche Veränderungen der Persönlichkeit oder des Verhaltens auffallen, falls sein Gedächtnis nachläßt oder andere intellektuelle Funktionen betroffen sind, *überweisen.* Es könnte sich um eine Form von Frontallappenkrebs handeln.

9. Falls der Patient über 60 Jahre alt und das Kopfschmerzproblem relativ neu ist, *überweisen.* Es könnte eine Entzündung der Temporalarterie sein.

10. Falls der Patient über plötzlich auftretende Kopfschmerzen unter Anstrengung wie beim Heben, während des Sexualverkehrs oder einer hitzigen Diskussion klagt, *überweisen*. Diese Beschwerden könnten auf Blutungen erweiterter zerebraler Arterien zurückzuführen sein.

11. Kopfschmerzpatienten mit einer familiären Häufung von zerebralen Aneurysmen, anderen vaskulären Anomalien oder polyzystischen Nieren sollten überwiesen werden.

Diese Vorbehalte betonen wiederum die Notwendigkeit einer detaillierten Kopfschmerzanamnese.

3. Kapitel

Testpsychologische Sichtweise des Kopfschmerzes

Literatur zu klinischen Beobachtungen

Es besteht schon ziemlich lange Interesse an der Rolle, die Persönlichkeitsfaktoren bei Kopfschmerzerkrankungen spielen. Frühe Arbeiten zu diesem Thema können als eine «Persönlichkeitstheorie des Kopfschmerzes» interpretiert werden. Diese Persönlichkeitstheorie des Kopfschmerzes scheint eine Variante von Franz Alexanders (1950) klassischer psychoanalytischer Theorie psychosomatischer Störungen zu sein. Alexander postulierte drei notwendige aber nicht hinreichende Bedingungen für die Entwicklung jeglicher psychosomatischer Erkrankung:

a) eine vererbte «Organschwäche» (Vulnerabilität oder physiologische Prädisposition, in bestimmten Organsystemen eine Hyperreaktivität auf Streß zu zeigen und in diesen Organsystemen Symptome zu entwickeln);

b) ein bestimmter Persönlichkeitstyp oder ein Set von Persönlichkeitszügen; und

c) ein spezifischer Konflikt intrapsychischer oder interpersoneller Natur.

Die Persönlichkeitstheorie des Kopfschmerzes läßt die «Organschwäche» aus, postuliert und betont stattdessen, daß Personen mit gewissen Persönlichkeitsmerkmalen, die zu spezifischen Konflikten neigen, spezifische Kopfschmerzerkrankungen entwickeln werden. Diese Theorie wird am besten in der inhaltsreichen Arbeit von Frieda Fromm-Reichmann (1937) zur Psychogenese der Migräne beschrieben:

> Migräne ist der physische Ausdruck einer unbewußten Feindseligkeit gegenüber bewußt geliebten Personen ... Migränepatienten lenken ihre feindseligen Impulse gegenüber anderen gegen sich selbst ... die Personen introjizieren die geliebten und gehaßten Personen, so daß eine Verletzung des Selbst gleichzeitig eine Verletzung der introjizierten Person bedeutet und vice versa ... (S. 27, 32)

Migränekranke sind traditionellerweise, meist auf der Basis unkontrollierter klinischer Interviews, als perfektionistisch, rigide, ordentlich, zwanghaft, obsessiv, ehrgeizig, erfolgsorientiert, grollend, wenig durchsetzungsfähig, unsicher und unfähig zum Ausdruck aggressiver Gefühle beschrieben worden.

Die Beschreibung von Patienten mit chronischem Spannungskopfschmerz ist gleichfalls wenig schmeichelhaft. Sie sind als besorgt, depressiv, ängstlich, chronisch verspannt, feindselig, abhängig, theatralisch und zu sexuellen Konflikten neigend beschrieben worden:

> Die Familiengeschichte dieser Patienten enthüllt meist nörgelnde, aufdringliche und manchmal auch sadistische Eltern. Sie verbieten den Ausdruck normalen Durchsetzungsverhaltens und bestrafen die Kinder oft für angeblich unschickliches Benehmen. Als Ergebnis dieser elterlichen Protektion hat der Heranwachsende wenig Möglichkeit, Selbstachtung zu entwickeln, und erwirbt leicht Zweifel hinsichtlich seiner Eignung in vielerlei Belangen. Da der Heranwachsende alle Ressentiments sowie die als soziale Tabus geltenden Triebe unterdrücken muß, erreicht er das Erwachsenenalter ohne Vorbereitungen und Erfahrungen, wie diese Gefühle in sozial angepaßter Form kontrolliert werden können. Er benutzt im wahrsten Sinne des Wortes die Muskeln in seinem Kopf und Nacken, um nach außen einen gefaßten Eindruck zu erwecken, während er die Angstgefühle, die im Zusammenhang mit tabuisierten Emotionen auftreten, verdrängt (Kolb, 1963, S.36).

Zusätzlich zu den Arbeiten, die größtenteils auf einem psychoanalytischen Hintergrund entstanden sind, führten Harold Wolff et al. (beschrieben in Dalessio, 1972) von einem atheoretischen psychosomatischen Standpunkt aus Befragungen an einer Reihe von Migränepatienten durch. Er beschrieb die Migränepatienten als:

a) «meist ehrgeizig mit Leistung und Erfolg beschäftigt»;

b) mit einer hohen Neigung zum «Perfektionismus», und mit großer «Energie, Durchsetzungsvermögen und Antrieb» ausgestattet;

c) «die Ordnung liebend» und «Veränderungen ablehnend, was sich als Inflexibilität, Unelastizität, ... und Sturheit äußert»;

d) reserviert, kühl und unnahbar im Sozialverhalten.

Eine detaillierte Zusammenfassung dieser Literatur, die am besten als «klinisches Sagengut» oder «klinische Eindrücke» bezeichnet werden kann, findet sich in Blanchard, Andrasik und Arena (1983a). Sie entspricht zwar nicht dem modernen Stand experimenteller Richtlinien, stellt aber ein reiches Reservoir an klinischen Hypothesen und Impressionen dar.

Studien mit standardisierten psychologischen Tests

Ein weiterer Bereich von Untersuchungen auf dem Gebiet Persönlichkeit und Kopfschmerz ist jener mit standardisierten psychologischen Testverfahren. Obwohl diese Forschungsarbeiten bis in die vierziger Jahre zurückreichen, können nur Studien seit 1970 als experimentell gut kontrolliert bezeichnet werden. (Eine detaillierte Zusammenfassung dieser Literatur findet sich auch in Blanchard et al., 1984.)

In einer frühen Studie des Zentrums für Streß und Angststörungen von SUNYA (Andrasik, Blanchard, Arena, Teders, Teevan & Rodichok, 1982b) beschrieben wir vier Kriterien, die jede Studie psychologischer Charakteristika von Kopfschmerzpatienten erfüllen sollte. Erstens sollten Ein- und Ausschlußkriterien für Kopfschmerztypen klar definiert sein, um relativ homogene Gruppen sicherzustellen. Zweitens sollten zwei oder mehrere verschiedene Kopfschmerztypen in der Studie vertreten sein, damit herausgefunden werden kann, ob die Abweichungen auf die Erfahrung chronischer Kopfschmerzen an sich zurückzuführen oder mit einem spezifischen Kopfschmerztyp verbunden sind. Drittens sollten kopfschmerzfreie Kontroll- oder Vergleichsgruppen miteinbezogen werden, und diese Kontrollgruppen sollten bezüglich wesentlicher demographischer Variablen wie Alter, Geschlecht, Familienstand und sozioökonomischer Variablen vergleichbar sein. Viertens sollten mehrere Persönlichkeitsdimensionen erfaßt werden, um eine Kontrolle möglicher idiosynkratischer Reaktionen von Teilnehmern auf einzelnen Persönlichkeitsdimensionen zu haben.

Wir haben fünf Studien gefunden (einschließlich unserer eigenen), die den Großteil dieser Kriterien erfüllen: Henryk-Gutt und Rees (1973); Kudrow und Sutkus (1979); Sternbach, Dalessio, Kunzel und Bowman (1980) und Philips und Hunter (1981). In den Studien von Kudrow und Sutkus und Sternbach et al. sind die Stichproben sorgfältig beschrieben. Es wurden mehrere Kopfschmerzgruppen untersucht, und das Minnesota Multiphasic Personality Inventory (MMPI), das Scores auf einer Reihe von Persönlichkeitsdimensionen liefert, wurde eingesetzt. Es gibt auch eine recht gute Übereinstimmung zwischen den Ergebnissen der beiden Studien.

Die Hauptergebnisse lassen sich wie folgt zusammenfassen:

1. Migränepatienten beiderlei Geschlechts zeigen weniger psychische Störungen als Patienten mit kombiniertem Kopfschmerz, diese wiederum weniger Störungen als Patienten mit Muskelkontraktionskopfschmerz. Die Staffelung steht wahrscheinlich mit der «Kopfschmerzdichte» (vergleichbar mit Sternbachs [1974] Idee der «Schmerzdichte») in Zusammenhang; d.h. je öfter pro Woche der Patient Kopfschmerzen hat, desto mehr psychischen Streß berichtet er oder sie. Aus diesem Grund schildert sich der Patient mit chronischem Muskelkontraktionskopfschmerz, der wahrscheinlich fast jeden Tag Kopfschmerzen hat, als stärker gestört als der Migränepatient, mit vielleicht einem Kopfschmerzanfall von ein bis zweitägiger Dauer pro Woche. Die Daten von Kudrow und Sutkus (1979) über Clusterkopfschmerz sind ebenfalls mit dieser Interpretation vereinbar.

2. Die Skalen 1, 2 und 3 des MMPI (Hypochondrie, Depression und Hysterie) reagieren am empfindlichsten auf die psychischen Probleme der Kopfschmerzpatienten. Diese drei Skalen, die gewöhnlich als «neurotische Trias» bezeichnet werden, sind auch bei anderen Gruppen mit chronischen Schmerzen erhöht (Sternbach, 1974). Eigentlich könnten sie bei nichtpsychiatrischen Patienten als «Triade der Chronisch-Kranken» bezeichnet werden, da viele Personen mit

chronischen physischen Problemen Erhöhungen auf diesen Skalen aufweisen (Gentry, Shows & Thomas, 1974; Bradley et al., 1978; Strassberg et al., 1981).

Psychologische Testungen im Bereich des SUNYA-Kopfschmerzprojektes

Im Rahmen unseres SUNYA-Kopfschmerzprojektes wurden den Patienten eine Reihe von Tests vorgegeben. Einige allen Patienten, andere nur einer kleinen Stichprobe. Obwohl diese Tests primär Forschungszwecken dienten, erfüllen unserer Meinung nach psychologische Tests zwei wichtige klinische Funktionen.

Erstens können sie als Screeningverfahren helfen, potentielle Problemgebiete zu identifizieren. Für den Kliniker, der den gesamten Patienten behandelt, ist dies wichtig, denn es könnten andere, dringendere Probleme als chronische Kopfschmerzen vorliegen. So würde ein Kliniker wahrscheinlich finden, daß suizidale Einstellungen eines depressiven Kopfschmerzpatienten wichtiger sind und zufriedenstellend behandelt werden müssen, bevor mit der Kopfschmerztherapie begonnen wird. Ähnlich mag z. B. die Rathus Assertiveness Skala (RAS) den Kliniker auf potentielle Selbstsicherheitsprobleme hinweisen, welche gleichzeitig oder im Anschluß an die Kopfschmerztherapie zu behandeln wären.

Unserer Meinung nach sollte man berücksichtigen, daß psychologische Tests nur Screeningverfahren darstellen. So sollte man weder einen Therapieplan nur auf der Basis eines Testscores erstellen, noch automatisch mit einer Therapie beginnen, wenn ein Patient einen erhöhten Score auf dem BDI aufweist. Stattdessen müssen die Testergebnisse durch klinische Interviews untermauert werden, bevor eine angemessene Therapie mit dem Patienten erarbeitet werden kann.

Der zweite Grund für die Verwendung psychologischer Tests und eine unserer hauptsächlichen Triebfedern in der klinischen Forschung ist derjenige herauszufinden, welche Patienten gut auf einzelne Therapien ansprechen könnten und welche nicht. Wir werden uns im Kapitel 9 ausführlich mit der Prädiktion des Therapieerfolges befassen. Vorwegnehmend möchten wir anführen, daß sich einige Verfahren in dieser Hinsicht als sehr brauchbar herausgestellt haben.

Unsere Empfehlungen für psychologische Testungen

Der individuelle Praktiker muß natürlich für sich selbst entscheiden, ob und wieviel er testen will. Vom Standpunkt klinischen Nutzens und der Prädiktionskraft empfehlen wir die folgende Batterie: MMPI, BDI, State-Trait Anxiety Inventary, «Life Events» und Psychosomatic Symptom Checklist. Unserer Erfahrung nach können die meisten Patienten diese Testbatterie unter zwei Stunden bewältigen.

Es gibt eine Reihe von Tests, die wir im Laufe der Jahre verwendet und dann aufgegeben haben, weil sie entweder nicht zwischen einzelnen Subgruppen differenziert oder die Prädiktion nicht wesentlich verbessert haben. Zu diesen Tests gehören: Rathus Assertiveness Inventory, Automatic Perception Questionaire, Absorption Scale, Buss-Durkee Hostility Scale, Maudsley Obsessive-Compulsive Scale, Marital Happiness Scale, TAT und die Schalling Sifneos Scale for Alexithymia.

Einer der von uns empfohlenen Tests, die Psychosomatic Symptom Checklist (PSC) ist weder besonders bekannt noch wird sie häufig verwendet. Die PSC mißt Häufigkeit und Schweregrad von 17 allgemeinen psychosomatischen Symptomen. Sie wurde ursprünglich von Cox, Freundlich und Meyers (1975) für ihre Kopfschmerzforschung entwickelt und hat in der Folge Verwendung in diesem Bereich (Holroyd, Andrasik & Westbrook, 1977) und anderen psychosomatischen oder streßbezogenen Gebieten (Shaw & Blanchard, 1983) gefunden.

Wir (Attanasio, Andrasik, Blanchard & Arena, 1984a) haben in unserem Zentrum die Auswertungsrichtlinien revidiert und Daten zu ihren psychometrischen Kriterien gesammelt. Sie weist eine gute Retestreliabilität und eine angemessene Faktorenstruktur auf und zeigt keine Überlappung mit standardisierten Verfahren zur Erfassung von Ängstlichkeit und Depressivität. Wir haben auf der Basis einer Stichprobe von über 1000 Personen Normen erstellt.

Statistische Gruppenvergleiche

Jeder der Tests, oder Subtests im Falle des MMPI und des STAI, wurde einer univariaten Varianzanalyse für ungleiche Zellbesetzungen unterzogen. Falls der F-Wert signifikant war, wurden post hoc Vergleiche mit Hilfe der neuen multiplen Rangestatistik von Duncan angeschlossen.

Wir fanden signifikante Unterschiede zwischen unseren Kopfschmerzgruppen und den kopfschmerzfreien Kontrollpersonen auf den Skalen F, 1, 2, 3, 4, 6, 7, 8, 9 und 0 des MMPI, beim BDI, STAI - State- und Traitvariante sowie beim PSC.[1] Unsere Ergebnisse an einer Stichprobe, die größer ist als jene unserer früheren Untersuchungen (bis zu 392 Fälle), zeigen ein Muster, das mit früheren Arbeiten auf diesem Gebiet (Andrasik et al., 1982b; Blanchard, Andrasik & Arena, 1983a) sowie den Arbeiten von Kudrow und Sutkus übereinstimmt:

Die kopfschmerzfreien Kontrollpersonen und die Clusterkopfschmerzpatienten weisen keine Skalenwerte über einem T-Wert von 60 auf und unterscheiden sich in keinerlei Hinsicht. Darauf folgen die Patienten mit Migräne, dann jene mit kombiniertem Kopfschmerz. Die höchsten Werte finden sich in konsistenter Weise bei den Patienten mit Spannungskopfschmerz.

Bei den Migränepatienten findet sich nur auf Skala 3 ein Gruppenmittelwert über einem T-Wert von 60, hingegen sind bei der Gruppe mit Spannungskopfschmerz T-Werte über 60 auf den Skalen 1, 2, 3, 7 und 8 zu finden. Auf all diesen Skalen weist die Spannungskopfschmerzgruppe höhere Werte als jede andere Gruppe auf.

[1] Aufgrund von Platzbeschränkungen wurde eine Tabelle dieser Daten nicht aufgenommen. Stichprobengrößen, Gruppenmittelwerte und Ergebnisse der statistischen Vergleiche sind von den Autoren erhältlich.

Verschiedene andere Tests enthüllen ein ähnliches Muster: der BDI (mit Mittelwerten von 4.3 für die kopfschmerzfreien Kontrollpersonen und 9.3 für die Spannungskopfschmerzpatienten), das State-Trait-Angstinventar und die Psychosomatic Symptom Checklist (PSC). So zeigen die kopfschmerzfreien Kontrollpersonen auf dem PSC eine mittlere Symptomanzahl von 3.0, während die Spannungskopfschmerzpatienten eine mittlere Anzahl von 7.0 aufweisen.

Testnormen für Kopfschmerzpatienten

Die Tabellen 3.1 bis 3.11 enthalten eine Verteilung der Testscores (oder Subtestscores im Falle des MMPI und STAI) für die einzelnen Kopfschmerztypen. Die Daten in den Tabellen 3.1 bis 3.11 repräsentieren damit Normen für die Testwerte von 399 sorgfältig diagnostizierten Kopfschmerzpatienten und einem Set von im Alter und Geschlecht vergleichbaren kopfschmerzfreien Kontrollpersonen. Die Normen sind für den MMPI (Skala 1, 2, 3, 6, 7 und 8), BDI, STAI und PSC angeführt.

Nach diesen Normen kann man für einen einzelnen Kopfschmerzpatienten ablesen, wie er oder sie im Vergleich zu anderen Kopfschmerzpatienten einzuordnen ist. Normen für die Allgemeinbevölkerung finden sich in anderen Quellen.

Tabelle 3.1: MMPI Skala 1 (Hypochondrie)

Kumulative Prozentangaben					
T-Werte	Spannungs-Kopfschmerz	Migräne	Kombinierter Kopfschmerz	Cluster-Kopfschmerz	Kopfschmerz-freie Kontrollgruppe
0-35	0,0	0,0	2,0	0,0	0,0
36-40	0,8	1,1	2,9	6,7	8,3
41-45	1,6	6,7	3,9	13,3	26,7
46-50	11,2	21,3	10,8	26,7	61,7
51-55	20,0	46,1	27,5	53,3	75,0
56-60	40,0	65,2	47,1	80,0	91,7
61-65	53,6	75,3	66,7	86,7	98,3
66-70	71,2	86,5	79,4	100,0	100,0
71-75	83,2	89,9	91,2		
76-80	89,6	96,6	97,1		
81+	100,0	100,0	100,0		
Median	62,4	57,7	61,6	54,0	48,5
n	125	89	102	15	60

Tabelle 3.2: MMPI Skala 2 (Depression)

Kumulative Prozentangaben					
T-Werte	Spannungs-Kopfschmerz	Migräne	Kombinierter Kopfschmerz	Cluster-Kopfschmerz	Kopfschmerz-freie Kontrollgruppe
0–35	0,0	1,1	0,0	6,7	0,0
36–40	0,0	2,2	2,0	6,7	11,7
41–45	1,6	10,1	5,9	13,3	28,3
46–50	10,4	31,5	17,6	40,0	50,0
51–55	22,4	42,7	30,4	73,3	68,3
56–60	36,0	60,7	41,2	93,3	83,3
61–65	52,0	69,7	62,7	93,3	91,7
66–70	66,4	75,3	77,5	93,3	95,0
71–75	77,6	88,8	93,1	100,0	96,7
76–80	80,8	95,5	97,1		98,3
81+	100,0	100,0	100,0		100,0
Median	64,9	57,3	62,2	51,3	49,5
n	125	89	102	15	60

Tabelle 3.3: MMPI Skala 3 (Hysterie)

Kumulative Prozentangaben					
T-Werte	Spannungs-Kopfschmerz	Migräne	Kombinierter Kopfschmerz	Cluster-Kopfschmerz	Kopfschmerz-freie Kontrollgruppe
0–35					
36–40	0,8	1,1	0,0	0,0	1,7
41–45	1,6	2,2	0,0	0,0	13,3
46–50	5,6	7,9	9,8	13,3	26,7
51–55	12,8	25,8	21,6	40,0	48,3
56–60	24,8	50,6	42,2	53,3	81,7
61–65	50,4	73,0	58,8	80,0	93,3
66–70	70,4	83,1	78,4	86,7	95,0
71–75	84,8	95,5	87,3	93,3	100,0
76–80	90,4	96,6	96,1	100,0	
81+	100,0	100,0	100,0		
Median	65,0	60,3	62,9	60,0	55,6
n	125	89	102	15	60

Tabelle 3.4: MMPI Skala 6 (Paranoia)

Kumulative Prozentangaben

T-Werte	Spannungs-Kopfschmerz	Migräne	Kombinierter Kopfschmerz	Cluster-Kopfschmerz	Kopfschmerz-freie Kontrollgruppe
0-35	0,8	1,1	0,0	0,0	0,0
36-40	0,8	2,2	2,9	0,0	0,0
41-45	6,4	13,5	8,8	0,0	18,3
46-50	20,0	32,6	30,4	46,7	45,0
51-55	35,2	46,1	50,0	60,0	66,7
56-60	61,6	71,9	72,5	93,3	85,0
61-65	76,0	88,8	90,2	100,0	93,3
66-70	86,4	97,8	98,0		98,3
71-75	92,8	98,9	99,0		98,3
76-80	97,6	98,9	99,0		100,0
81+	100,0	100,0	100,0		
Median	58,6	55,8	55,5	52,3	52,6
n	125	89	102	15	60

Tabelle 3.5: MMPI Skala 7 (Psychasthenie)

Kumulative Prozentangaben

T-Werte	Spannungs-Kopfschmerz	Migräne	Kombinierter Kopfschmerz	Cluster-Kopfschmerz	Kopfschmerz-freie Kontrollgruppe
0-35	0,8	2,2	2,0	0,0	3,3
36-40	4,8	5,6	4,9	0,0	11,7
41-45	5,6	14,6	11,8	26,7	26,7
46-50	16,0	34,8	26,5	40,0	51,7
51-55	32,0	57,3	46,1	80,0	78,3
56-60	52,0	78,7	63,7	86,7	93,3
61-65	66,4	84,3	76,5	93,3	98,3
66-70	76,8	87,6	83,3	100,0	100,0
71-75	83,2	92,1	90,2		
76-80	88,8	97,8	96,1		
81+	100,0	100,0	100,0		
Median	60,3	54,0	56,5	50,9	50,4
n	125	89,0	102	15	60,0

Tabelle 3.6: MMPI Skala 8 (Schizophrenie)

Kumulative Prozentangaben					
T-Werte	Spannungs-Kopfschmerz	Migräne	Kombinierter Kopfschmerz	Cluster-Kopfschmerz	Kopfschmerz-freie Kontrollgruppe
0–35	0,8	2,2	2,0	0,0	0,0
36–40	3,2	6,7	5,9	0,0	5,0
41–45	5,6	14,6	19,6	13,3	18,3
46–50	16,8	30,3	32,4	26,7	45,0
51–55	44,8	65,2	59,8	60,0	71,7
56–60	60,8	80,9	75,5	93,3	90,0
61–65	73,6	86,5	84,3	93,3	96,7
66–70	80,0	92,1	90,2	100,0	98,3
71–75	86,4	93,3	93,1		100,0
76–80	92,8	95,5	95,1		
81+	100,0	100,0	100,0		
Median	57,7	53,0	54,1	55,0	51,5
n	125	89	102	15	60

Tabelle 3.7: MMPI Skala 0 (Soziale Introversion)

Kumulative Prozentangaben					
T-Werte	Spannungs-Kopfschmerz	Migräne	Kombinierter Kopfschmerz	Cluster-Kopfschmerz	Kopfschmerz-freie Kontrollgruppe
0–35	0,0	2,2	1,0	6,7	6,7
36–40	2,4	11,2	5,9	20,0	10,0
41–45	12,0	22,5	17,6	46,7	30,0
46–50	28,8	40,4	30,4	73,3	50,0
51–55	48,8	49,4	47,1	73,3	65,0
56–60	56,8	65,2	53,9	80,0	78,3
61–65	72,0	79,8	74,5	93,3	85,0
66–70	80,0	88,8	84,3	93,3	90,0
71–75	88,8	93,3	95,1	100,0	96,7
76–80	99,2	98,9	98,0		100,0
81+	100,0	100,0	100,0		
Median	56,3	55,6	58,2	47,8	50,5
n	125	89	102	15	60

Tabelle 3.8: State-Trait Angst Inventar - State

Kumulative Prozentangaben					
T-Werte	Spannungs-Kopfschmerz	Migräne	Kombinierter Kopfschmerz	Cluster-Kopfschmerz	Kopfschmerz-freie Kontrollgruppe
20–24	3,1	7,5	6,7	6,7	20,0
25–29	18,0	24,7	19,2	20,0	46,7
30–34	35,9	51,6	47,1	73,3	73,3
35–39	55,5	79,6	71,2	80,0	83,3
40–44	73,4	91,4	84,6	93,3	96,7
45–49	84,4	94,6	91,3	93,3	98,3
50–54	89,8	96,8	93,3	93,3	100,0
55–59	94,5	98,9	96,2	100,0	
60+	100,0	100,0	100,0		
Median	38,5	34,3	35,3	32,3	30,2
n	128	93	104	104	60

Tabelle 3.9: State-Trait Angst Inventar - Trait

Kumulative Prozentangaben					
T-Werte	Spannungs-Kopfschmerz	Migräne	Kombinierter Kopfschmerz	Cluster-Kopfschmerz	Kopfschmerz-freie Kontrollgruppe
20–24	0,8	2,2	2,9	0,0	10,0
25–29	8,1	14,0	13,3	26,7	26,7
30–34	17,7	32,3	23,8	46,7	58,3
35–39	34,7	59,1	45,7	80,0	73,3
40–44	53,2	68,8	65,7	93,3	85,0
45–49	73,4	77,4	80,0	100,0	95,0
50–54	83,9	90,3	87,6		100,0
55–59	91,9	97,8	96,2		
60+	100,0	100,0	100,0		
Median	43,9	37,0	40,9	34,7	33,5
n	124	93	105	15	60

Tabelle 3.10: Beck Depressionsinventar

Kumulative Prozentangaben					
T-Werte	Spannungs-Kopfschmerz	Migräne	Kombinierter Kopfschmerz	Cluster-Kopfschmerz	Kopfschmerz-freie Kontrollgruppe
0- 2	18,0	20,9	25,7	20,0	41,7
3- 5	35,9	44,0	48,6	60,0	71,7
6- 8	57,8	73,6	65,7	93,3	83,8
9-11	71,9	80,2	80,0	100,0	93,3
12-14	77,3	89,0	89,5		98,3
15-17	85,9	94,5	94,3		98,3
18-20	93,8	97,8	98,1		100,0
21-23	95,3	97,8	98,1		
24-26	96,9	98,9	100,0		
27-29	97,7	98,9			
30+	100,0	100,0			
Median	7,67	6,05	5,80	4,75	2,92
n	128	91	105	15	60

Tabelle 3.11: Psychosomatic Symptom Checklist

Kumulative Prozentangaben					
T-Werte	Spannungs-Kopfschmerz	Migräne	Kombinierter Kopfschmerz	Cluster-Kopfschmerz	Kopfschmerz-freie Kontrollgruppe
0- 10	5,6	15,1	9,4	20,0	66,7
11- 20	27,8	52,7	34,9	60,0	90,0
21- 30	54,0	71,0	58,5	86,7	93,3
31- 40	70,6	90,3	74,5	100,0	100,0
41- 50	81,0	95,7	87,7		
51- 60	87,3	96,8	96,2		
61- 70	91,3	96,8	98,1		
71- 80	93,7	98,9	98,1		
81- 90	93,7	100,0	99,1		
91-100	94,4		99,1		
101+	100,0		100,0		
Median	28,0	19,7	26,3	19,0	6,5
n	126	93	106	15	60

4. Kapitel

Psychophysiologische Sichtweise des Kopfschmerzes

Obwohl es, wie wir im vorangegangenen Kapitel angeführt haben, psychologische Theorien des Kopfschmerzes gibt, sind die vorherrschenden Theorien psychophysiologischer oder psychobiologischer Natur (Bakal, 1975). Wir meinen damit, daß die vorherrschenden Schmerzmechanismen und Dysfunktionen eine eindeutige physiologische Grundlage haben und daß periphere psychologische Ereignisse eine Rolle bei der Auslösung und Aufrechterhaltung des Kopfschmerzes spielen mögen. Im Zentrum steht die Idee, daß psychologische Ereignisse physiologische Konsequenzen haben können.

So ist nach diesen Theorien Spannungs- oder Muskelkontraktionskopfschmerz das Ergebnis anhaltender Kontraktionen der Muskeln des Gesichts, Kopfes und Nackens. Diese mögen sehr wohl durch psychologische Stressoren ausgelöst worden sein. In ähnlicher Weise soll Migräne mit einer Dilatation der kraniellen und extrakraniellen Gefäße, gefolgt von einer sterilen Entzündung und Ödemen in der Umgebung der erweiterten Gefäße verbunden sein. Der Dilatationsphase geht eine Vasokonstriktionsphase voraus. Beide dieser vaskulären Reaktionen treten bei Personen mit labilen oder empfindlichen vaskulären peripheren Systemen auf. Darüberhinaus kann die vaskuläre Reaktion durch eine Fülle von Stressoren (physische, biochemische oder psychologische) hervorgerufen werden, die zu Kopfschmerz führen und in einigen Fällen die Reaktion vielleicht verstärken.

Eine eingehende Besprechung der Forschungsarbeiten zur Psychophysiologie des Spannungskopfschmerzes oder der Migräne übersteigt das Fassungsvermögen dieses Buches. Darüberhinaus sind zu diesem Thema in den letzten Jahren eine Reihe kritischer Überblicksarbeiten publiziert worden (Andrasik, Blanchard, Arena, Saunders & Barron, 1982a; Haynes, Cuevas & Gannon, 1982; Philips, 1977c). Die folgende Zusammenfassung stützt sich größtenteils auf diese Arbeiten.

Es gibt gemischte oder einander widersprechende Ergebnisse hinsichtlich der Frage, ob Patienten mit Spannungskopfschmerz im kopfschmerzfreien Zustand ein höheres Basisniveau im frontalen Elektromyogramm (EMG) aufweisen als Kontrollpersonen. Arbeiten, die Erhöhungen feststellen, halten sich mit denen, die keine finden, die Waage. Für den Nackenbereich unterstützen die meisten Arbeiten die Hypothese eines höheren Muskelspannungsniveaus bei Spannungskopfschmerzpatienten im Vergleich zu Kontrollpersonen.

Bei einem Vergleich von Spannungskopfschmerz- mit Migränepatienten stellen die meisten Arbeiten höhere Stirnmuskelspannungsniveaus bei Migräne- als bei

Spannungskopfschmerzpatienten fest. Darüberhinaus finden die meisten Arbeiten höhere Muskelspannungsniveaus bei Spannungskopfschmerzpatienten, wenn diese Kopfschmerzen haben, als in kopfschmerzfreien Phasen. Jedoch sind in einigen Untersuchungen auch keine Unterschiede festgestellt worden.

Vergleicht man schließlich Spannungskopfschmerzpatienten mit Kontrollpersonen unter Ruhebedingungen und stressenden Laborbedingungen, zeigen sich in den meisten Studien keine Unterschiede in der EMG-Reaktion zwischen Patienten und Kontrollpersonen. Einige wenige Studien fanden eine höhere Reaktivität bei Spannungskopfschmerzpatienten.

Ein Großteil der Studien, die sich während der Therapie direkt auf das Spannungsniveau der Stirnmuskulatur konzentriert haben (meist solche, die frontales EMG-Biofeedback, aber auch einige, die Entspannungstraining eingesetzt haben) berichtet eine Konkordanz zwischen Kopfschmerzreduktion und Reduktion im frontalen EMG-Niveau. Werden jedoch auf individueller Ebene Kopfschmerzintensität mit frontalem EMG-Niveau verglichen (Epstein & Abel, 1977; Hart & Cichanski, 1975), zeigen sich nur bei wenigen Patienten positive Beziehungen.

Eine weitere Studie zu diesem Thema muß erwähnt werden, obwohl sie die Verwirrung nur noch vergrößert. Andrasik und Holroyd (1980) unterzogen Gruppen von Collegestudenten mit chronischen Kopfschmerzen folgenden vier Bedingungen:

a) Den Patienten wurde durch frontales EMG-Biofeedback beigebracht, ihr frontales EMG-Spannungsniveau zu senken (Gruppe 1).

b) Die Patienten erhielten Biofeedbacktraining um ihr frontales EMG-Niveau zu halten, während sie es zu senken glaubten (Gruppe 2).

c) Den Probanden wurde beigebracht, ihr Spannungsniveau zu *erhöhen,* während sie es zu senken glaubten (Gruppe 3); und

d) Kontrollbedingung: die Patienten zeichneten bloß ihre Kopfschmerzaktivität auf (Gruppe 4).

Die drei Therapiebedingungen führten zu den erwünschten Veränderungen in der frontalen EMG-Aktivität: Gruppe 1 senkte das frontale EMG-Niveau, Gruppe 2 veränderte sich kaum gegenüber dem Ausgangsniveau, und Gruppe 3 erhöhte das frontale EMG-Niveau beträchtlich, sowohl während der Selbstkontrollphasen des Biofeedbacktrainings als auch während separater Messungen nach Beendigung des Trainings. Trotz dieser Veränderungen im frontalen EMG-Niveau zeigten alle drei Therapiegruppen signifikante Abnahmen in der berichteten Kopfschmerzaktivität im Vergleich zur Kontrollgruppe, aber keine Unterschiede untereinander.

Es scheint demnach keine eins zu eins Beziehung zwischen frontaler Muskelspannung und berichteter Kopfschmerzintensität zu geben. Während es klar sein dürfte, daß eine Reduktion des frontalen EMG-Niveaus weder notwendig noch hinreichend für die Reduktion berichteter Kopfschmerzen ist, scheint eine solche Reduktion erleichternd zu wirken. Wir vermuten, daß die Beziehung recht komplex ist und weiterer Forschungsarbeiten bedarf.

Bei Messungen der vasomotorischen Aktivitäten weisen in den meisten Untersuchungen Migränepatienten im Vergleich zu normalen Kontrollpersonen eine höhere Vasokonstriktion unter Streß und eine geringere Fähigkeit zur Vasodilatation unter Entspannungsinstruktion auf. Jedoch wurden in etlichen Untersuchungen auch keine Unterschiede gefunden. Wir finden hier also dasselbe Durcheinander wie im EMG-Bereich zum Spannungskopfschmerz, nur auf einer kleineren Datenbasis.

Streßprofile

In den letzten Jahren hat sich das Interesse an Streßprofilen verstärkt, besonders unter Biofeedbackanwendern. Der Begriff Streßprofil wurde von Tom Budzynski eingeführt und von Edgar Wilson und Carol Schneider bekanntgemacht. Er bezieht sich auf Messungen einer oder mehrerer psychophysiologischer Reaktionen unter verschiedenen Bedingungen einschließlich Laborstressoren. Es besteht generell die Ansicht, daß aus psychophysiologischen Messungen diagnostische Informationen und/oder wertvolle Informationen für die Therapieplanung abgeleitet werden können. Diese Berichte implizieren die Meinung, daß entweder eine differentielle Responsivität in einem System oder eine abnorm hohe Reaktivität indiziert, welche Art von Biofeedbacktraining bei einem Patienten angewendet werden soll. Die Annahmen basieren auf dem alten psychosomatischen Prinzip der Organschwäche (Alexander, 1950) und dem relativ gut etablierten psychophysiologischen Konzept der Reaktionsstereotypie (Engel, 1972).

Seit den ersten Präsentationen von Budzynski, Wilson und Schneider sind dazu in den Proceedings der *Biofeedback Society of America* (1980, 1981) und in anderen Quellen eine wachsende Anzahl von Arbeiten erschienen. Die Idee, der Kliniker, der Biofeedback als Therapieverfahren einsetzt, sollte vor der Therapie psychophysiologische Messungen unter Ruhebedingungen und stressenden Laborbedingungen durchführen, ist attraktiv. In unserer Kopfschmerzarbeit haben wir routinemäßig vor der Therapie ausführliche psychophysiologische Messungen an unseren Patienten durchgeführt. Daher werden wir in diesem Kapitel eine detaillierte Beschreibung unserer psychophysiologischen Messungen oder Streßprofilerstellungen liefern.[1]

Trotz starker Diskussion über Streßprofile bei Biofeedbackmeetings gibt es nur wenige Publikationen zu diesem Thema. Darüberhinaus haben einige Autoren (Belar, 1979; Philips, 1977b) implizit die Idee unterstützt, Streßprofile als Teil der Kopfschmerztherapie zu erheben. Belar (1979) meinte, man solle das EMG-Niveau auf verschiedenen Gesichtsteilen, an der Kopfhaut und im Nacken messen und sich

[1] Platzbeschränkungen verhindern eine Publikation der Normen unserer Streßprofile an Kopfschmerzpatienten und Kontrollpersonen. Sie sind gegen Kostenersatz von den Autoren erhältlich und beinhalten Ergebnisse des frontalen EMG, der Herzrate und der Fingerspitzentemperatur.

auf dasjenige Gebiet konzentrieren, das die höchste Reaktivität auf Streß zeigt. Philips (1977b) führte tatsächlich so etwas ähnliches durch und richtete das Biofeedbacktraining danach aus.

Credido und Pope (1979) verfochten multiple psychophysiologische Reaktionsprofile und lieferten später (Credido, Engemann & Pope, 1983) Retestdaten über EMG-Niveaus von verschiedenen Ableitungsorten. Obwohl keine Korrelationen berichtet wurden, indizieren die Ergebnisse eine große Variabilität in der EMG-Reaktivität über einen Zeitraum von 28 Tagen bei den Personen, deren Daten verwendet werden konnten.

In unserer eigenen Arbeit auf diesem Gebiet haben wir vier Aspekte von Streßprofilen untersucht:

a) wir haben die Reaktionen von Patienten mit Spannungskopfschmerz, Migräne und kombiniertem Kopfschmerz untereinander und mit einer kopfschmerzfreien Kontrollgruppe verglichen (Andrasik, Blanchard, Arena, Saunders & Barron, 1982a);

b) wir haben weitere Kopfschmerzpatienten aus diesen drei Kategorien mit Bluthochdruckpatienten verglichen (Gerardi, Andrasik, Blanchard, McCoy, Appelbaum, Myers & Brown, 1983);

c) wir haben die Retestreliabilität dieser Messungen über Zeiträume von einem Tag, einer Woche und vier Wochen erhoben (Arena, Blanchard, Andrasik, Cotch & Myers, 1983a); und

d) wir haben den Effekt des Alters auf die Werte in Streßprofilen bei normalen Populationen untersucht (Arena, Blanchard, Andrasik & Myers, 1983b).

Als wir die Streßprofile der einzelnen Kopfschmerzgruppen mit denen kopfschmerzfreier Kontrollpersonen verglichen, fanden wir *keine* signifikant unterschiedlichen Reaktionen auf den folgenden Parametern: frontales EMG, Unterarm-EMG, Fingertemperatur, Herzrate, Hautwiderstand, cephale vasomotorische Reaktion. Die verwendeten Stressoren - Rechenaufgaben, Cold Pressor und stressende Vorstellung - zeigten bei der Vorgabe alle klare streßbezogene physiologische Effekte, aber keine differentiellen.

Als wir die Kopfschmerzpatienten mit den Hypertonikern verglichen (Gerardi et al., 1983), fanden wir keine differentiellen Effekte der Stressoren im frontalen EMG. Es gab einen Trend ($p = .09$) in der Hinsicht, daß die Hypertoniker niedrigere Herzraten und geringere Herzratenreaktivität auf Stressoren zeigten als die Kopfschmerzpatienten, besonders jene mit kombiniertem Migräne-Spannungskopfschmerz. Darüberhinaus zeigten die Hypertoniker niedrigere Hautwiderstandsniveaus als die drei Kopfschmerzgruppen. Schließlich wiesen die Hände von Hypertonikern und Patienten mit Spannungskopfschmerz eine höhere Temperatur über alle Bedingungen auf als jene von Patienten mit vaskulärem Kopfschmerz. Von den beiden letztgenannten Gruppen zeigten jene mit reiner Migräne den größten Temperaturabfall als Reaktion auf die Stressoren.

Ein wichtiger Aspekt hinsichtlich der Streßprofile ist der ihrer Reliabilität. Wie reliabel sind diese Messungen? Arena et al. (1983a) erfaßten in unserem Labor Streßprofile an 15 jungen, gesunden Freiwilligen zu vier separaten Zeitpunkten: Am 1., 2., 8. und 28. Tag. Die Personen wurden jedesmal zur selben Tageszeit untersucht. Es wurden dann Korrelationen zwischen jedem Meßzeitpunkt für die Anfangswerte jeder Messung, die absoluten Werte unter den einzelnen Bedingungen und die Reaktivität auf die Stressoren berechnet. Da eine große Anzahl von Korrelationen aus den Daten einer relativ kleinen Stichprobe berechnet wurden (n=15), waren wir vorsichtig bei der Interpretation der Ergebnisse, die gute Reliabilität anzeigten.

Arena et al. (1983a) kommen zur Schlußfolgerung, daß das frontale EMG über alle Zeitintervalle hinweg ein gutes Maß darstellt. Das Ausgangsniveau ist sehr reliabel, es rangiert zwischen 0.81 und 0.94. Unter einer Entspannungsbedingung blieben alle Koeffizienten über .50, ebenso beim Rechenstressor. Die Reliabilität sinkt jedoch bei Streß auf Vorstellungsebene stark ab.

Die periphere Temperatur (d.h. Fingerspitzentemperatur) ist innerhalb einer Woche ebenfalls recht reliabel, die Korrelationen über drei oder vier Wochen sind jedoch alle nicht signifikant. So liegen die Retestkorrelationen für Zeiträume von einem Tag bis zu einer Woche unter Ruhe- und Entspannungsbedingungen über einem Wert von .63. Darüberhinaus bleiben die Retestwerte bei beiden Stressoren für vergleichbare Zeiträme signifikant und über einem Wert von .57. Das bedeutet, daß man Temperaturunterschiede, die aus Messungen stammen, die einen Monat oder mehr auseinanderliegen, wohl nicht interpretieren kann.

Für die Herzrate kann nur mäßige Reliabilität für Ruhe- und Streßbedingungen über die einzelnen Zeitintervalle beobachtet werden. Obwohl ein Großteil der Korrelationskoeffizienten statistisch signifikant ist, sind 15 von 24 (inklusive der vier, die statistisch reliabel sind) unter .50. Nur die Reliabilitäten für das eintägige Retestintervall liegen konsistent auf gutem Niveau (.53–.79).

Beim Hautwiderstand sind nur 5 von 24 Korrelationen signifikant und nur zwei davon liegen über einem Wert von .50. Er ist unter keiner Bedingung eine reliable Quelle.

Von primärer Bedeutung aus dem Bereich der Studien zu Streßprofilen und Alter (Arena et al., 1983b) sind Korrelationen zwischen den verschiedenen psychophysiologischen Parametern und dem Alter. Es gab signifikant positive Korrelationen zwischen Alter und frontalem EMG unter der Entspannungsbedingung ($r = +.234$, $p =< .05$) und unter der Rechenbedingung ($r = +.258$, $p =< .05$). Diese Ergebnisse bedeuten, daß das frontale EMG-Niveau unter diesen beiden gegensätzlichen Bedingungen mit dem Alter ansteigt. Bei der Fingertemperatur gab es ebenfalls positive Korrelationen (r's von .20–.25) zwischen Alter und Temperatur bei Entspannung des Gesichts, positiver Vorstellung und allen drei Stressoren.

Wie im 10. Kapitel detailliert beschrieben werden wird, können spezifische Kombinationen psychophysiologischer Messungen den Erfolg von Biofeedbacktherapien oder Entspannungstraining in gewissem Maß vorhersagen (ungefähr 80% an richtigen Zuordnungen).

Streßprofilerstellungen im Rahmen des SUNYA-Kopfschmerzprojektes

Da wir eine Forschungsklinik betreiben, führen wir ausführlichere psychophysiologische Messungen oder Streßprofilerstellungen durch, als die meisten praktizierenden Kliniker es machen würden. Wir werden daher zuerst eine vollständige Beschreibung unserer Maßnahmen geben und für den praktizierenden Kliniker Empfehlungen für eine kürzere Variante anschließen.

Apparatur

All unsere Daten wurden mit einem Grass Instrument Co. Modell 7 Polygraphen aufgezeichnet. Zur Verarbeitung einiger Daten wurden Med Associates Module eingesetzt. Wir computerisieren zur Zeit unser Labor, um eine On-line-Reduktion unserer psychophysiologischen Daten vornehmen zu können und sie nicht mehr von Hand durch den Polygraphen verarbeiten zu müssen.

Setting

Der Patient sitzt in einem schallgeschützten und schwachbeleuchteten Raum bequem im Lehnstuhl. Die Aufzeichnungsgeräte und der Experimentator befinden sich im angrenzenden Raum, wobei die Kommunikation mit dem Patienten über eine Gegensprechanlage aufrechterhalten wird.

Die abgeleiteten Maße

Frontales EMG. Dieses wird mit Grass Metallelektroden und Grass Elektrodengel erfaßt. Es wird ein 7P-3 Vorverstärker mit einem Filter von 3–300 Hz und einer Zeitkonstanten von 0,2 Sekunden verwendet. Das ist eine größere Bandbreite als bei den meisten kommerziellen Biofeedbackgeräten, die meist mit einem Filter von 100–200 Hz arbeiten. Die Ableitungsorte entsprechen den herkömmlicherweise bei frontalem EMG-Biofeedback verwendeten und sind dieselben, die Budzynski et al. (1970) beschreiben. Die beiden aktiven Elektroden werden ungefähr 2,5 Zentimeter über den Augenbrauen und die Erdungselektrode wird zwischen den beiden plaziert.

Die Ableitungsorte werden zuerst mit einem milden Scheuermittel abgerieben und dann mit Alkohol gereinigt. Die Elektroden werden mit Kleberingen befestigt.

Unterarm EMG. Es wird ebenfalls auf einem 7P-3 aufgezeichnet. Die Ableitungsorte entsprechen Lippold (1966) und werden in der vorher beschriebenen Weise vorbereitet. Daten von diesem Ableitungsort haben sich als nicht sehr brauchbar erwiesen.

Nacken EMG. Wir haben kürzlich mit der Sammlung von Daten von dieser Ableitungsstelle begonnen. Diese Plazierung erfaßt Aktivitäten des Trapezius sowie anderer Muskeln. Zur Spezifikation der Ableitungsorte siehe Lippold (1966).

Aufzeichnung und Vorbereitung wie oben.

Fingerspitzen- oder Hauttemperatur. Wir nehmen die Fingertemperatur routinemäßig vom Zeigefinger der linken Hand ab unter Verwendung eines Med Associates ANL-410. Dieser liefert alle 10 Sekunden Temperaturwerte in Fahrenheit.

Der Termistor von YSI wird an der Unterseite des entferntesten Fingergliedes befestigt. Es wird darauf geachtet, daß der Finger nicht vollkommen mit Klebeband umhüllt wird (um die Zirkulation nicht zu behindern). Die Drähte sollten am Finger entlang geführt und am unteren Glied befestigt werden, um durch Drahtbewegung entstehende Fehlerwerte zu vermeiden.

Herzrate. Wir registrieren das EKG mit Plattenelektroden nach Einthoven II mit den aktiven Elektroden an der linken Hand und am rechten Bein sowie der Erdung auf dem linken Schienbein. EKG-Gel sorgt für einen guten Kontakt. Wir verwenden einen A 7P-4 Vorverstärker. Die R-Zacken werden automatisch auf einer 1/10 Sekundenbasis ausgezählt. Es kann von Hand gemacht werden, was aber sehr mühsam ist. Die Herzrate wird dann als Anzahl der Schläge oder R-Zacken pro Sekunden berichtet.

Hautwiderstand. Wir zeichnen den Hautwiderstand mit 7P-1 Vorverstärkern, Beckmann Silber/Silberchlorid Elektroden und Beckmann Elektrodengel auf. Unsere Ableitungsorte sind etwas unorthodox, wir befestigen die Elektroden am Handballen und der Rückseite der linken Hand. Der 7P-1 wird einmal pro Minute zentriert und der aktuelle Widerstandswert abgelesen.

Cephale Vasomotorische Reaktion. Eine sehr nützliche Reaktion ist die cephale vasomotorische, abgeleitet von der Gabelung der äußeren temporalen Arterie. Ein Grass RPT-2 Photopletismograph wird an dieser Stelle befestigt. Das Signal wird auf einem Grass 7P-1 aufgezeichnet und mit einem 7P-10 integriert.

Wir erklären den Patienten sorgfältig die Funktion der einzelnen Sensoren und versuchen zu verhindern, daß sich der Patient «wie für einen Raumflug verkabelt» fühlt. Nach unserer Erfahrung hat einer von 100 Patienten infolge der Erhebungsprozedur eine leichte bis mittlere Angstattacke.

Experimentelle Bedingungen

Die einzelnen experimentellen Bedingungen und ihre Dauer sind in Tabelle 4.1 angeführt. Eine genaue Beschreibung und Zusammenfassung für jeden Abschnitt folgt nun.

Tabelle 4.1: Experimentelle Bedingungen und deren Dauer beim SUNYA-Kopfschmerzprojekt «Streßprofil»

Bedingung	Dauer (Minuten)
Adaptation	15
Anfängliche Baseline	4
Körperentspannung	4
Entspannungs- und Selbstkontrollbedingungen	
Gesichtsentspannung	4
Erwärmung der linken Hand	4
Baseline	1–6
Stressor-Bedingungen	
Rechenaufgaben	1–2
Baseline	1–6
Positive Vorstellungen	1
Stressende Vorstellungen	1–2
Baseline	1–6
Cold Pressor	1–7
Baseline	1–6

Adaptationsphase. Lichstein, Sallis, Hill & Young (1981) haben gezeigt, daß eine Adaptationsphase von mindestens 15 Minuten für fast alle psychophysiologischen Reaktionssysteme notwendig ist, um zu vermeiden, daß Abnahmen bei Reaktionen aufgrund von Anpassung mit Abnahmen aufgrund experimenteller Manipulationen verwechselt werden. Wir haben routinemäßig eine 15minütige Adaptationsphase verwendet, während derer der Patient ruhig mit geschlossenen Augen im Stuhl sitzt und am Polygraphen die letzten Kalibrationen vorgenommen werden.

Anfängliche Baseline. In dieser Bedingung sitzt der Patient weiter mit geschlossenen Augen ruhig da. Für ihn besteht kein Unterschied zur Adaptationsphase. Diese Phase liefert die Ausgangswerte für die Reaktionen.

Entspannungs- und Selbstkontrollbedingungen. Unter den folgenden drei Bedingungen soll erfaßt werden, wie gut der Patient sich vor dem Einsetzen jeglicher Therapie entspannen und verschiedene Reaktionen kontrollieren kann. Der Patient behält unter allen drei Bedingungen die Augen geschlossen.

Entspannung des Körpers. Wir bitten den Patienten zuerst, den ganzen Körper so gut als möglich zu entspannen.

Entspannung des Gesichts. Danach bitten wir den Patienten, das Gesicht so gut es geht zu entspannen, um zu sehen wie weit das frontale EMG kontrolliert werden kann.

Wärmung der Hände. Um die anfängliche Selbstkontrolle über die periphere Vasodilatation zu erfassen, bitten wir den Patienten, seine linke Hand zu erwärmen (dort wo der Meßfühler befestigt ist).

Baseline. Nach den Entspannungs- und Selbstkontrollbedingungen wird der Patient gebeten, weiterhin ruhig sitzen zu bleiben; es wird ihm aber erlaubt, die Augen kurz zu öffnen und sich leicht zu strecken, falls er dies möchte.

Stressende Bedingungen. Wie in Tabelle 4.1 angeführt ist, verwenden wir drei verschiedene Stressoren.

Rechenaufgaben. Da einige Patienten sagen werden, daß sie unfähig zum Ausführen von Kopfrechnungen sind, führen wir diese Bedingung schrittweise folgendermaßen ein:

1. laut von 10 nach 1 rückwärts zählen,
2. laut von 30 nach 0 rückwärts zählen in Dreierschritten und schließlich
3. laut von 100 in Siebenerschritten rückwärts zählen und dann von 99 in Siebenerschritten.

Obwohl einige Patienten Fehler machen, weigerte sich keiner diese gestufte Serie von Aufgaben auszuführen, während, wenn die letzte Aufgabe zuerst gegeben wird, einige Patienten es nicht einmal versuchen.

Rückkehr zur Baseline. Diese Bedingung soll den Patienten zu einem relativ ruhigen Zustand zurückführen.

Positive Vorstellung. Dies ist eine Kontrollbedingung, in der der Patient gebeten wird, sich eine Szene vorzustellen, die er kurz zuvor als angenehm und entspannend beschrieben hat.

Stressende Vorstellung. Sie dient zur Erfassung des Arousals bei der Vorstellung einer Szene oder Situation, die der Patient kürzlich als stressend beschrieben hat. Sie wird so plastisch als möglich beschrieben und soll mindestens eine Minute lang vorgestellt werden.

Rückkehr zur Baseline. Diese Bedingung soll den Patienten zu einem relativ ruhigen Zustand zurückführen.

Cold Pressor. Unter dieser Bedingung wird der Patient gebeten, seine rechte Hand (an der sich keine Elektroden befinden) bis zum Handgelenk in einen Behälter mit Eiswasser zu halten und solange drinnen zu lassen, bis es allzu schmerzhaft wird. Wir versuchen die Patienten dazu zu bewegen, es mindestens eine Minute lang auszuhalten, und stoppen die wenigen Helden bei sieben Minuten.

Rückkehr zur Baseline. Wir haben diese Bedingung nicht immer verwendet, würden sie aber empfehlen.

Wie Tabelle 4.1 zeigt, dauert diese Sitzung recht lange, mindestens 75 Minuten. Wir empfehlen die folgenden Auslassungen, um das Verfahren abzukürzen:

Lassen sie die Gesichtsentspannung und die Handerwärmung aus, ebenso die positive Vorstellung und den Cold Pressor. Dies würde die ganze Messung auf weniger als 50 Minuten reduzieren.

5. Kapitel

Das Kopfschmerztagebuch

Wie im ersten Kapitel beschrieben wurde, kann der Kopfschmerz im Laufe der Zeit beträchtlich in seiner Intensität, Häufigkeit und Dauer variieren. Angesichts dieser Variabilität ist es für Patienten oft schwierig, präzise globale Beschreibungen der Natur ihrer Kopfschmerzen abzugeben. Aus diesem Grunde ist eine systematische tägliche Aufzeichnung der Kopfschmerzsymptome von großem Vorteil für den Kliniker und ein *Muß* für die Therapieforschung.

Diese systematischen täglichen Aufzeichnungen werden herkömmlicherweise als *Kopfschmerztagebuch* bezeichnet - irgendeine Variante ist in fast jeder Forschungsarbeit zur psychologischen Behandlung von Kopfschmerzen verwendet worden. Einige Varianten werden weiter hinten zusammen mit einer Beschreibung der Vorgehensweise, die wir am nützlichsten gefunden haben, zusammengefaßt.

Budzynski et al. (Budzynski, Stoyva & Adler, 1970; Budzynski, Stoyva, Adler & Mullaney, 1973) haben eine Tagebuchform eingeführt, die sehr populär geworden ist, besonders bei der Erforschung und Behandlung von Spannungskopfschmerzen. Die Patienten erhielten Tagebuchblätter ähnlich dem in Tabelle 5.1 und wurden gebeten, stündlich (für die gesamte 24-Stundenperiode) Ratings auf einer Sechspunkteskala abzugeben. Alle 24-Stundenratings wurden aufsummiert und durch 24 dividiert, um so einen täglichen Kopfschmerzscore zu bestimmen, der im Grunde genommen ein durchschnittlicher stündlicher Kopfschmerzscore ist. Der wöchentliche Durchschnittswert dieser täglichen Scores wurde als Kopfschmerzindex be-

Tabelle 5.1: Kopfschmerzratingskala

Kopfschmerzniveaus

0 = Keine Kopfschmerzen
1 = Sehr leichte Kopfschmerzen, bemerke sie nur, wenn ich darauf achte
2 = Leichte Kopfschmerzen, könnten manchmal ignoriert werden
3 = Mäßige Kopfschmerzen, Schmerz ist merklich vorhanden
4 = Starke Kopfschmerzen, schwierig sich zu konzentrieren, kann anspruchslose Aufgaben durchführen
5 = Sehr starke Kopfschmerzen, arbeitsunfähig

Stufen Sie Ihre Kopfschmerzen auf dieser Skala viermal pro Tag ein, zu den drei Mahlzeiten und zur Schlafenszeit.

Medikation

Listen Sie alle Medikamente auf, die Sie gegen Ihre Kopfschmerzen eingenommen haben. Führen Sie den Typ sowie die Anzahl der Tabletten oder Kapseln an.

zeichnet und stellte die hauptsächliche abhängige Variable dar. Budzynski et al. (1973) gaben zu jedem der 6 Punkte (0–5) eine kurze verbale Beschreibung. Ihre Sechspunkteskala ist von vielen Forschern verwendet worden und stellt die Basis des von uns verwendeten und empfohlenen Tagebuchformats dar.

Eine alternative Skalierungsvariante ist von Haynes et al. vorgestellt worden (Haynes, Griffin, Mooney & Parise, 1975). Die Sechspunkteskala von Budzynski et al. (1973) wurde auf eine 11-Punkteskala (0–10) erweitert mit ähnlichen verbalen Beschreibungen auf den Punkten 0, 2, 4, 6, 8, 10. Holroyd und Andrasik (z.B. Andrasik & Holroyd, 1980; Holroyd, Andrasik & Westbrook, 1977; Holroyd, Andrasik & Noble, 1980) verwendeten dieses 11-Punkteformat.

Philips (1977b) stellte eine weitere Variante der Vorgehensweise von Budzynski et al. vor, indem er die Scorung dahingehend veränderte, daß die Schlafstunden (während derer die Patienten «0» Ratings abgeben) ausgeschlossen wurden. So summierte Philips nur die Ratings der Wachstunden und dividierte sie durch die Wachstunden pro Tag. Dadurch erhält man einen Wert, der repräsentativer ist für den Kopfschmerzstreß, da die sechs bis acht Schlafstunden mit Nullratings eliminiert werden.

Auf dem Gebiet der Migräne haben Sargent, Walters und Green (1973) ein anderes Kopfschmerztagebuch eingeführt. Die Patienten gaben eine einzelne Einstufung auf einer Vierpunkteskala (1 - leicht, 2 - mittel, 3 - mittelschwer, 4 - schwer) für die maximal empfundene Intensität des Kopfschmerzes pro Tag ab. Sie baten die Patienten, auch den Grad der Behinderung (0–4 Skala) durch den Kopfschmerz und die Dauer des Kopfschmerzes in Stunden anzugeben.

Andere Varianten von Kopfschmerztagebüchern auf dem Migränegebiet wurden von Turin und Johnson (1976), die nur nach einer täglichen Aufzeichnung der Häufigkeit und Dauer der Kopfschmerzes fragten (ohne Intensitätsrating), und von Kewman und Roberts (1980) verwendet (sie baten die Patienten anzugeben, wann sie Kopfschmerzen hatten und wie lange diese dauerten; sie fragten auch nach dem Grad der Beeinträchtigung und nach begleitenden Symptomen).

Eine weitere Variante eines Kopfschmerztagebuches ist von Bakal (1982, S.61) beschrieben worden und besteht aus täglichen Aufzeichnungen im Zweistundenrhythmus von 6 Uhr früh bis Mitternacht. Ein interessanter Aspekt des Tagebuches von Bakal ist jener, daß die Kopfhaut, das Gesicht und der Nackenbereich in 19 verschiedene Zonen eingeteilt werden. Der Patient wird gebeten, sowohl die Region als auch die Intensität des Kopfschmerzes auf einer Skala von 0–5 zu beschreiben. Andere Kopfschmerzsymptome sollen ebenfalls angeführt werden.

Die Variante des Kopfschmerztagebuches, die wir im SUNYA-Kopfschmerzprojekt verwendet haben, wurde ursprünglich von Epstein und Abel (1977) aus der Ratingskala von Budzynski et al. entwickelt. Die Patienten wurden gebeten, den Grad des Kopfschmerzes und der Behinderung mit der Skala, die unter 5.1 beschrieben ist, anzugeben.

Anders als im Budzynski-Tagebuch fragten wir nicht nach stündlichen Ratings während des Tages. Stattdessen wird der Patient gebeten, viermal pro Tag, zur Frühstücks-, Mittags-, Abendessens- und Schlafengehenszeit Ratings über die Kopf-

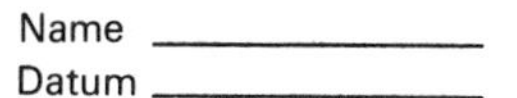

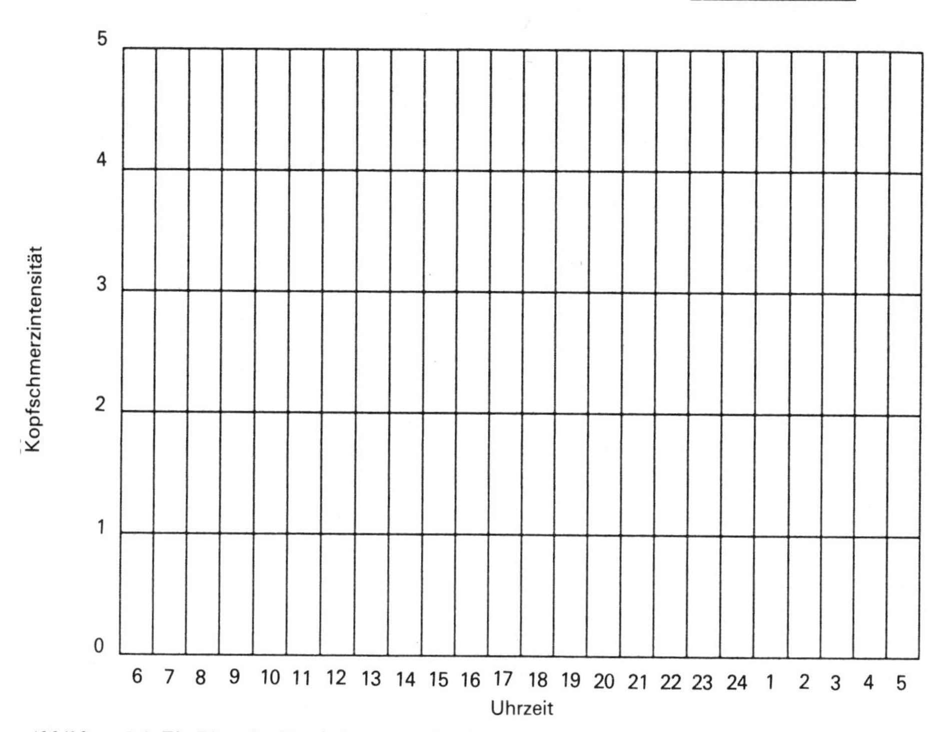

Abbildung 5.1: Ein Blatt des Kopfschmerztagebuches

schmerzaktivität abzugeben. Dies stellt einen Kompromiß zwischen stündlichen Ratings (die sehr präzise sind, aber den Patienten überfordern könnten) und Ratings einmal pro Tag (die für den Patienten zwar einfacher, aber nicht präzise genug sind) dar.

Wir leiten für unsere Forschungsarbeiten aus dem Kopfschmerztagebuch auf einer Woche-zu-Woche-Basis drei Parameter ab:

1. *Kopfschmerzindex.* Das ist der durchschnittliche tägliche Kopfschmerzscore pro Woche und wird ermittelt, indem die 28 Ratings der Woche (4 Ratings pro Tag über 7 Tage) aufsummiert und durch 7 geteilt werden. Das ist das sensitivste Maß, ist aber für den Patienten nicht leicht interpretierbar.

2. *Kopfschmerzfreie Tage.* Die Anzahl der Tage pro Woche, an denen der Patient keine Kopfschmerzen hat, ist für ihn natürlich ein sehr bedeutungsvolles Maß. Wir haben dies an Stelle eines reinen Häufigkeitsmaßes gewählt, da es bei Migräne oder kombiniertem Kopfschmerz oft schwierig zu erfassen ist, wann ein Kopfschmerz endet und der nächste beginnt.

3. *Spitzenkopfschmerzrating.* Das ist das höchste Kopfschmerzrating unter den 28 Ratings. Es ist ein Intensitätsmaß und scheint auf Therapien anzusprechen, die Kopfschmerz lindern aber nicht eliminieren.

Bei einer Stichprobe von 151 Patienten, die mindestens 4 Wochen lang ein Kopfschmerztagebuch führten, wurden die Interkorrelationen dieser Parameter gemittelt über 4–6 Wochen zusammen mit einem sogenannten Medikationsindex berechnet, der die eingenommenen Medikamente repräsentiert (wird später diskutiert).

Der Kopfschmerzindex korrelierte hoch sowohl mit kopfschmerzfreien Tagen ($r=.78$, $p<.001$) als auch dem Spitzenrating ($r=.688$, $p<.001$) und etwas weniger hoch, aber ebenso signifikant mit dem Medikationsindex ($r=.466$, $p<.001$). Die Interkorrelationen der anderen Variablen untereinander sind niedriger.

Die einzelnen Blätter des Kopfschmerztagebuches sollten das Format 7,5 cm × 12,5 cm haben, damit sie in ein Spiralheft dieser Größe passen. Der Patient soll auf jede Seite das Datum schreiben und dann viermal pro Tag die Kopfschmerzratings eintragen (zu den Essenszeiten und beim Schlafengehen). Außerdem sollen Medikamente zur Schmerzerleichterung (wird später diskutiert) und Ereignisse, die dem Kopfschmerz vorangegangen oder mit ihm zusammen aufgetreten sind, eingetragen werden. Die Seiten werden in den Therapiestunden einfach herausgenommen. Diese Größe des Notizheftes paßt in Damenhandtaschen oder Hemd- und Anzugstaschen von Männern.

Epstein und Abel (1977) kamen zu der «viermal-pro-Tag-Version» per Zufall. Collins und Thompson (1979) haben über eine Studie bei freiwillig teilnehmenden Collegestudenten berichtet, die simulierte Kopfschmerztagebücher führten. Sie fanden, daß in dieser Population 40% der Ratings nicht zu den festgesetzten Zeiten abgegeben wurden. Dennoch ziehen sie diese Version den stündlichen Aufzeichnungen vor. Nichtpublizierte Daten aus unserem Labor, bei denen die Mitarbeiter ($n=9$, inklusive die zwei Autoren) zwei Wochen lang ein Tagebuch führten, zeigen, daß 72% der Ratings innerhalb einer Stunde der festgesetzten Zeit abgegeben wurden – bei dieser gut instruierten und motivierten Stichprobe.

Grenzen dieser Tagebuchversion sind (a) kurze (und meist milde) Kopfschmerzattacken, die zwischen den Ratingperioden auftreten, werden nicht erfaßt; (b) die wahre Kopfschmerzhäufigkeit und/oder Dauer wird nicht erfaßt, da präzise Angaben über Beginn und Ende der Kopfschmerzen fehlen (es erfaßt aber kopfschmerzfreie Tage). Trotz dieser Einschränkungen empfehlen wir unsere Version für die klinische Praxis.

Das Kopfschmerztagebuch hat zwei klinische Vorteile. Erstens kann die systematische Beobachtung der Kopfschmerzaktivität und ihrer Variabilität dem Patienten helfen, mögliche vorausgehende Ereignisse zu identifizieren. Diese Kenntnisse können dem Therapeuten helfen, mit dem Patienten zusammen eine angemessene Therapie zu planen. Indem, zweitens, der Patient gebeten wird, systematisch Kopfschmerztagebuchinformationen vor der Therapie bereitszustellen, kennt man die Ausgangslage, mit der die Kopfschmerzaktivitäten nach der Therapie verglichen werden können. Solch ein Vergleich, besonders wenn er in graphischer Form erfolgt, kann dem Patienten helfen, seine Fortschritte zu erkennen, selbst wenn er noch immer unter Kopfschmerzen leidet.

Erfassung der prätherapeutischen Ausgangslage. Wir sammeln in unserer klinischen Arbeit mindestens über vier Wochen Informationen nach dem Kopfschmerztagebuch, bevor die Therapie beginnt. Zwar halten wir es für wünschenswert, daß der klinische Praktiker dies ebenso täte; es wird aber nicht immer durchführbar sein. Zumindest über zwei Wochen sollten aber Informationen nach dem Kopfschmerztagebuch gesammelt werden. Ein Großteil der Forschungsarbeiten zum Spannungskopfschmerz hat eine zweiwöchige Erfassung der Ausgangslage benutzt. Wenn der Patient mit dem Führen des Tagebuchs sofort nach dem ersten Besuch beginnt, wird der Beginn der Behandlung nicht zu lange hinausgezögert. Der Kliniker kann auch Blätter für das Tagebuch postalisch mit einer Instruktion zum Ausfüllen versenden, bevor der Patient zum ersten Mal in der Praxis erscheint, oder er kann es über Telefon zu erklären versuchen und dabei den Patienten auffordern, mit dem Führen des Tagebuches vor dem ersten Praxisbesuch zu beginnen.

Bei Migräne oder kombiniertem Kopfschmerz mögen zwei Wochen zu kurz sein, um in adäquater Form die vaskuläre Kopfschmerzaktivität zu erfassen. In diesen Fällen sind 4-6 Wochen ideal. Wir haben jedoch herausgefunden, daß dieses Intervall in der klinischen Praxis fast unmöglich einzuhalten ist, daher die Empfehlung von zwei Wochen.

In Kapitel 9 werden wir besprechen, wie die anfängliche Kopfschmerzaktivität als Prädiktor für den Therapieerfolg eingesetzt werden kann.

Validität des Kopfschmerztagebuches

Wir haben uns in unserer bisherigen Diskussion des Kopfschmerztagebuches auf die Form und Reliabilität konzentriert: Führt der Patient das Tagebuch instruktionsgemäß? Eine fundamentalere Frage ist jene der Validität; d.h. hat das Kopfschmerztagebuch etwas mit Kopfschmerz zu tun?

Schmerz ist ein subjektives Phänomen, und die hier aufgeworfene Validitätsfrage beschäftigt alle Wissenschaftler und Kliniker auf dem Gebiet des Schmerzes. Wie weiß man, was Klagen über Schmerzen von jemand anderem bedeuten? Jüngste Arbeiten zu diesem Thema (siehe Keefe, 1982 mit einer exzelllenten Zusammenfassung) haben sich auf das Schmerzverhalten und die verbalen Klagen über Schmerzen als methodischen Zugang konzentriert. Fordyce (1976) war der erste, der die Idee vertrat, man müsse sich auf das konzentrieren, was der Patient tut; auf die Zeit, die er außerhalb des Betts verbringt, eher als auf selbstberichtete Schmerzen. Ähnlich kann man Schutzmaßnahmen und Grimassen als Schmerzverhalten notieren. Die Selbstberichte über Schmerzen werden zum «Schmerzbeschwerdeverhalten».

Während dieser methodische Zugang nützlich ist bei der Arbeit mit Patienten, die unter stark beeinträchtigenden chronischen Schmerzen leiden (Sanders, 1979) sind sie weniger hilfreich bei Patienten mit chronischen Kopfschmerzen.

Wir haben unsere Forschung und klinische Praxis auf dem Gebiet der Erfassung des Kopfschmerzes auf folgende Annahmen gestützt:

1. Der individuelle Patient ist die beste Informationsquelle über seinen/ihren Kopfschmerz und kann Veränderungen in der Intensität des Schmerzes wahrnehmen.
2. Ein Großteil der Patienten gibt exakte und sorgfältige Berichte über den Kopfschmerz ab.

Eine Zusatzannahme zum zweiten Punkt ist jene, daß einige Patienten ihre Selbstschilderung verzerren mögen wegen der Verstärkungsbedingungen der Umwelt.

Wir glauben also, was unsere Patienten uns über ihre Kopfschmerzen berichten. Trotz dieser Vorannahme haben wir versucht, die Kopfschmerztagebücher folgendermaßen zu validieren. Wir nahmen an (Blanchard, Andrasik, Neff, Jurish & O'Keefe, 1981a), daß ein Validitätstest darin bestehen könnte, ob die Veränderungen oder Verbesserungen, die im Tagebuch aufscheinen, als Ergebnis der Therapie auch von einer Bezugsperson des Patienten entdeckt werden konnten. In gewisser Hinsicht war dieser Versuch der sozialen Validierung (Wolfe, 1978; Kazdin, 1977) sehr hochgeschraubt, wegen der Möglichkeit, daß kleine vom Patienten berichtete Veränderungen nicht in signifikanter Weise von jemand anderem, der mit dem Patienten lebt, entdeckt werden konnten.

In der Studie wurde ein prozentualer Verbesserungsscore für jeden der 62 Patienten (26 Spannungskopfschmerz-, 21 Migräne- und 15 kombinierte Kopfschmerzfälle), die an einem achtwöchigen Entspannungstraining teilgenommen hatten, durch folgende Formel errechnet:

$$\text{Prozentsatz der Besserung} = \frac{\left\{\begin{array}{l}\text{durchschnittlicher}\\ \text{Kopfschmerzindex}\\ \text{während der letzten}\\ \text{4 Wochen vor der Therapie}\end{array}\right\} - \left\{\begin{array}{l}\text{durchschnittlicher}\\ \text{Kopfschmerzindex}\\ \text{während der letzten}\\ \text{2 Wochen der Therapie}\end{array}\right\}}{\begin{array}{l}\text{durchschnittlicher Kopfschmerzindex während der vier}\\ \text{Wochen vor der Therapie}\end{array}} \times 100$$

Kurz nach Ende der Therapie wurde jeder mit dem Patienten zusammenlebenden Person ein kurzer Fragebogen gegeben. Diese Person wurde gebeten, den Fragebogen ohne Hilfe des Patienten auszufüllen und an uns zu retournieren. Unter anderem wurde sie gebeten, das Ausmaß der Veränderung im Patienten als Folge der Therapie auf einer visuellen Analogskala, rangierend von keine Veränderung oder schlechter (0) bis «total geheilt» (100), einzustufen. Diese wurde gescort, indem die Anzahl der Millimeter vom Nullpunkt gemessen wurden.

Die Korrelation zwischen der Einschätzung durch die Bezugsperson und der prozentualen Verbesserung nach dem Kopfschmerztagebuch war signifikant r .44 ($p < .002$). Es scheint, daß das Kopfschmerztagebuch, zumindest in der von uns verwendeten Form, sozial valide ist und eine Verbesserung danach von einer Bezugsperson ebenso erfaßt wird.

Während der oben erwähnten Studie baten wir den Patienten, auch nach Beendigung der Therapie ein globales Rating über das Ausmaß der Veränderung auf einer 200 mm langen visuellen Analogskala - rangierend von sehr verschlechtert (-100), unverändert (0) bis extrem verbessert, geheilt (+100) - abzugeben.

Die Regressionsanalyse erbrachte folgendes Ergebnis: Globales Patientenrating = 34.9 + 0,184 Prozent Verbesserung nach dem Kopfschmerztagebuch, $F(1,60) = 9.05$ $p < .01$. Die hochsignifikante Beziehung war für uns eine Erleichterung. Von primärer Bedeutung ist jedoch der y-Faktor. Der Wert 34.9 bedeutet, daß am Punkt, an dem das Kopfschmerztagebuch 0-Veränderung zeigt, das globale Rating 34,9% Verbesserung zeigt. Demnach wird in den globalen Patientenratings die Reduktion der Kopfschmerzaktivität um 35% überschätzt. Aus diesem Grund votieren wir gegen eine globale Einschätzung des Therapieerfolges. Es liegt zuviel Verzerrung in diesem Maß. Diese Verzerrung mag in formalen Unterschieden liegen oder weil das globale Rating stärker vom Leiden unter dem Kopfschmerz beeinflußt wird.

Aufzeichnung der Medikation

Ein Großteil der Menschen mit chronischen Kopfschmerzen nimmt irgendeine Form von Medikamenten, rangierend von leicht erhältlichen Mitteln wie Aspirin, Treupel usw. bis zu periodischen Injektionen von Demerol. Ein Ziel einer großen Zahl von Patienten ist es, die Medikation zu reduzieren. Wir glauben aus drei Gründen, daß es wichtig ist, die Konsumation der Medikamente zu erfassen:

a) einer der besten Indikatoren für merkliche Besserung ist die Abnahme im Medikamentenkonsum;

b) kein Medikament, nicht einmal Aspirin, ist harmlos; alle haben schädliche Nebeneffekte;

c) die Kopfschmerzratings des Patienten mögen eine Besserung des Problems anzeigen; das könnte aber auf eine Erhöhung der Medikationsdosis zurückzuführen sein.

Wir bitten die Patienten, im Kopfschmerztagebuch jeden Tag jede Medikation zusammen mit der Dosis (Anzahl der Pillen oder Kapseln) zu verzeichnen. Eine von der Menninger Gruppe (Coyne, Sargent, Segerson & Obourn, 1976) berichtete Methode zur Skalierung einer großen Anzahl von Medikamenten nach ihrer Potenz erleichtert die Verfolgung der Einnahmen. Ihrem Beispiel folgend kalkulieren wir einen durchschnittlichen täglichen Medikationsindex, indem wir die Produkte einer Anzahl von Dosen einer Droge multipliziert mit dem Potenzwert aufsummieren. Wir kalkulieren routinemäßig einen durchschnittlichen Tageswert für jede Woche (dies ist der in Tab. 5.2 angeführte Wert). Der Medikationsindex korreliert signifikant mit Parametern aus dem Kopfschmerztagebuch.

Tabelle 5.2: Relative Potenz der Kopfschmerzmedikamente auf einer Sieben-Punkte-Skala

1	2	3	4	5	6	7
APC*	Darvon*	Cafergot*	Codeine*	Demerol*	Dilaudid*	Morphine*
Alka Seltzer*	Fiorinal*	(Cafregon)*	Empirin Compound			Nuvaine
Anacin*	Darvocet N	Cynergen*	with Codeine # 3*			
Aspirin*	Dolene	Flexeril	Leratine*			
Bufferin*	Soma	Librium	Ponstel*			
Cope*		Valium	Talwin*			
Empirin*		Triavil	Percocan			
Excedrin*		Inderal	Tylenol III			
Midrin*		Tranxene	(with Codeine)			
Nervine*		Ergostat	Empracet			
Norgesic*		Tofranil	Tylenol IV			
Parafon*		Elavil	(with Codeine)			
Persistin*		Propranolol				
Phenaphen*		Sansert				
Robaxisal*		Ergomar				
Sinutab*		Zomax				
Tylenol*		Dilantin				
Vanquish*		Sinequan				
Coricidin D		Endep				
Corincider		Seconal				
Arthritic						
Ascription						
Actifed						
Phenilin						
Motrin						
Idenal						
Dimetapp						
Sudafed						
Percogesic						
Rondec						

* Diese Items waren in der ursprünglichen Skala von Coyne et al. (1976) enthalten.

Diese Prozedur enthält den Fehlschluß, daß 5 mg Aspirin mit einer Injektion Demerol gleichgesetzt werden. Die zwei unterscheiden sich jedoch offensichtlich. Eine Skalierung nach Potenz erscheint uns trotzdem einer Zählung von Pillen wie Turin und Johnson (1978) und andere es taten, vorzuziehen zu sein. Im letzten Fall entsprechen zwei Fiorinal zwei 5 mg Aspirin.

Zur Unterstützung bei der Skalierung der relativen Potenz von Drogen sind in Tabelle 5.2 die verschiedenen Medikamente gegen Kopfschmerz und ihre Skalenwerte angeführt. Die mit Sternen gekennzeichneten Items sind aus der ursprünglichen Tabelle von Coyne et al. (1976). Wir haben neue Items hinzugefügt und sie den Menningerkategorien angepaßt.

Unterbrechung der Medikation

Wie wir schon in der Einleitung betont haben, sind die Autoren Psychologen und können keine Medikation verschreiben. Dennoch haben wir Ratschläge für den nichtmedizinischen Leser. Es gibt Hinweise (Baskin, 1983), daß Medikamente, die zur Schmerzlinderung eingenommen werden, dazubeitragen, das Kopfschmerzproblem aufrechtzuerhalten. Es gibt Rebound-Kopfschmerzen, die durch Drogen zur Kontrolle des vorangegangenen Kopfschmerzes verschlimmert werden. In einer idealen Welt würde man versuchen, den chronischen Kopfschmerzpatienten 2–4 Wochen vor Therapiebeginn medikamentenfrei zu halten. Baskin (persönliche Mitteilung, 1983) berichtet, daß 40% der Kopfschmerzpatienten, besonders jene mit gemischtem Kopfschmerz, eine deutliche Besserung nach dem Abbruch der Medikation für 2–3 Wochen erleben.

Wir meinen, daß der folgende Zugang ein konservativer ist, der eher auf klinischen Erfahrungen als auf Daten basiert:

a) bei Patienten mit hohem Medikamentenkonsum, z.B. einem Medikationsindex größer als 10, empfehlen wir, daß der Patient mit seinem Arzt einen Plan zur Reduktion oder zum völligen Aussetzen der Medikation erarbeitet. Das könnte auch Hospitalisierung zur Detoxifikation bedeuten;

b) bei Patienten, die weniger Medikamente nehmen, schlagen wir vor, daß sie mit ihrem Arzt eine Reduktion während der Therapie erarbeiten. Es ist wichtig, daß der Patient den Arzt aufsucht, denn viele machen es im Alleingang mit rezeptfreien Medikamenten;

c) bei Patienten, die prophylaktisch Migränemedikamente wie Propanolol oder andere Betablocker einnehmen, sollte der Patient mit dem Arzt einen Plan zur Reduktion erarbeiten, denn abrupter Abbau kann zu kardiovaskulären Problemen führen;

d) schließlich glauben wir nicht, daß jeder Patient medikamentenfrei sein muß; eine Reduktion der Dosis oder des Potenzniveaus zusammen mit einer Linderung der Kopfschmerzen mag für viele Patienten das Optimum an therapeutischem Erfolg darstellen.

6. Kapitel

Entspannungstraining

Es gibt zwei Möglichkeiten, das Material und unsere Empfehlungen für die Kopfschmerzpatienten zu präsentieren:

a) wir können verschiedene Therapieansätze und ihre Kombination bei verschiedenen Kopfschmerztypen diskutieren - d.h. das Material um Kopfschmerztypen herum organisieren; oder

b) wir können das Material um die einzelnen Therapieansätze organisieren und Varianten herausstellen, die für die verschiedenen Kopfschmerztypen angemessen sind.

Wie aus den Überschriften der Kapitel 6, 7 und 8 hervorgeht, haben wir uns für den letzteren Ansatz entschieden. In unserer Arbeit sind verschiedene Therapiemethoden, wie z. B. Entspannungstraining, unabhängig vom Kopfschmerztyp, eingesetzt worden. In anderen Fällen, besonders bei Biofeedbacktraining, haben wir die Therapiemethoden nach den Kopfschmerztypen variiert.

Ein Arbeitsmodell zum chronischen Kopfschmerz

Wir haben in den Jahren, seit wir Patienten mit chronischen Kopfschmerzen behandeln, ein Arbeitsmodell zum chronischen Kopfschmerz entwickelt. Besonders nützlich war dieses Modell in der Ausbildung von Studenten und anderen beginnenden Therapeuten, es half ihnen, den Patienten zu diagnostizieren. Der größte Nutzen besteht jedoch in einer «Erziehungshilfe» für den Patienten.

In all unseren Therapien gibt es in der ersten Sitzung für den neuen Patienten eine Auflärungsphase. In dieser Phase bemühen wir uns, den Patienten mit einem Modell vertraut zu machen, das die Kopfschmerzen als streßbezogenes Problem erklärt, und erläutert, warum die therapeutischen Maßnahmen seinem Kopfschmerz entsprechen. Die Gründe für die Aufklärungsphase sind verschiedene:

a) Wir glauben, daß der Patient besser mitarbeitet, wenn er weiß, warum die Maßnahmen getroffen werden und was er zu erwarten hat.

b) Wir versuchen den Patienten als aktiven Teilnehmer einzubauen, der neue Techniken erprobt, um mit einem alten Problem fertig zu werden. Wir glauben, daß ein Patient, der versteht, warum er gewisse Prozeduren ausführt, effektiver und härter arbeiten wird. Das ist der Unterschied zum pharmakologischen Zugang,

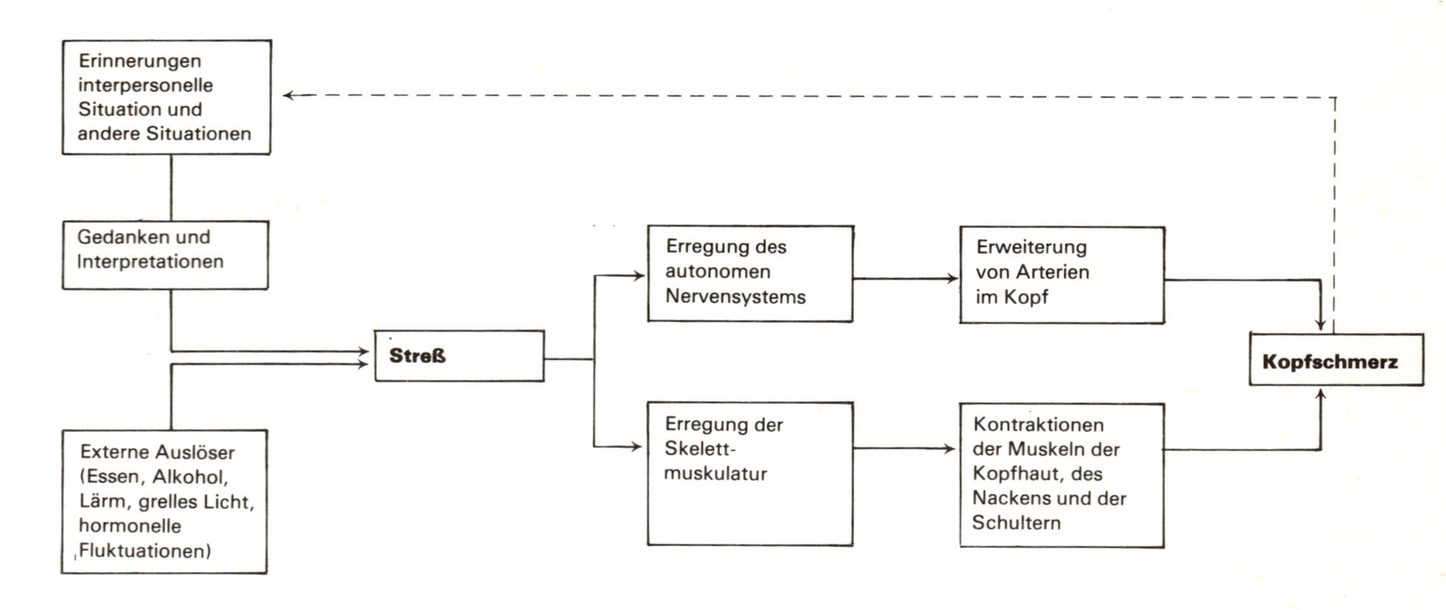

Abbildung 6.1: Kopfschmerzmodell

bei dem der Patient ein passiver Empfänger der Medikamentenwirkung ist. Da die meisten unserer Patienten mit Medikamenten keinen Erfolg haben oder damit unzufrieden sind, erscheint ihnen diese Veränderung positiv.

c) Schließlich versuchen wir Erwartungen in Richtung Besserung und Erleichterung der Kopfschmerzen zu mobilisieren. Diese Mobilisation der Erwartungen wird herkömmlicherweise als Placeboeffekt bezeichnet. Wie jedoch neuere Veröffentlichungen (z.B. Cousins, 1983) gezeigt haben und experimentelle Belege bei Spannungskopfschmerz anzudeuten scheinen (Andrasik & Holroyd, 1980; Holroyd et al., 1984), kann die Mobilisation von Erwartungen und der Glaube an therapeutische Veränderungen einen starken (und dauerhaften, siehe Andrasik & Holroyd, 1983) Effekt auf den Kopfschmerz haben.

In Abbildung 6.1 ist das Diagramm angeführt, das wir zur Beschreibung unseres Kopfschmerzmodells bei den Patienten verwenden. Einzelne Aspekte daraus bedürfen einer Erklärung.

Erstens behaupten wir niemals, daß dieses Diagramm die wahre Natur der Kopfschmerzen beschreibt. Es ist in jeder Hinsicht ein Arbeitsmodell. Wir glauben jedoch, daß es einem Großteil der gegenwärtigen Forschung auf diesem Gebiet entspricht.

Zweitens ist dieses Modell vor allem bei vaskulären Kopfschmerzen, bei Migräne oder kombinierten Kopfschmerzen, anwendbar. Es scheint so zu sein, daß eine Muskelspannungskomponente bei beiden Kopfschmerztypen vorhanden ist. Obwohl es Hinweise auf eine vaskuläre Komponente bei Spannungskopfschmerz in der Form gibt, daß möglicherweise bei der Blutversorgung der involvierten Muskeln ischemische Prozesse auftreten, kommt es wahrscheinlich zu keiner Erweiterung der Arterien im Kopf.

Drittens wird dem unklaren Konzept des Streß eine zentrale Rolle eingeräumt. Obwohl das Konzept schwierig zu definieren ist, haben die meisten Patienten eine vernünftige Arbeitsdefinition für Streß.

Wir treffen auch explizit die Annahme, daß sogenannte physische und psychische Stressoren kumulierend zu den psychophysiologischen Prozessen führen, die ihrerseits eventuell Kopfschmerzen auslösen. Daraus folgt, daß eine hohe Dosis irgendeines dieser Stressoren Kopfschmerz verursachen kann, oder simultane kleine Dosierungen mehrerer solcher Stressoren zum selben Effekt führen können.

Schließlich dient die chronische Erfahrung von Kopfschmerz an sich als psychologischer Stressor; Gedanken und Erinnerungen an vergangene Kopfschmerzen verschlimmern das Leiden. Bakal (1982) betonte diesen Punkt, und aufgrund unserer Erfahrungen müssen wir ihm zustimmen.

Aus diesem Modell folgt, daß die verschiedenen Behandlungsstrategien, die wir verwendet haben, zu gewissen Punkten im Diagramm passen. Was wir als physische Strategien bezeichnet haben, dient primär der Reduktion des Streßaufbaues und der Verkürzung des physiologischen Arousals. Die mentalen Strategien (siehe Kap. 8 über kognitive Zugänge) sollen auf psychische Auslöser wirken und den Patienten vor Streß schützen.

Entspannungstraining

Die einfachste physische Strategie zur Behandlung von Kopfschmerz ist Entspannungstraining. Der Begriff Entspannungstraining bezieht sich auf verschiedene Trainingsformen, die zur Behandlung chronischer Kopfschmerzen beschrieben wurden. Sie reichen von einfachen, passiv meditativen Formen der Entspannung, wie Benson (1975) sie als Relaxation Response beschreibt, bis zum Programm von Jacobson (1938), das als progressive Relaxation bekannt ist.

Eine detaillierte Kritik der Literatur über die ausschließliche Verwendung von Entspannungstrainings bei chronischen Kopfschmerzen geht über die Absicht dieses Buches hinaus. Unsere Sichtung der Literatur enthüllt zumindest 12 Studien zusätzlich zu unserer, die mindestens fünf Patienten mit Spannungskopfschmerz mit irgendeiner Form von Entspannungstraining behandelt haben. Das durchschnittliche Ausmaß an Besserung lag bei 56% bei einer durchschnittlichen Stichprobe von acht Patienten. Die Besserungsraten rangierten von 14–100%. Die Behandlung erstreckte sich meist über vier Wochen unter Verwendung einer gekürzten Liveversion der progressiven Relaxation über sieben Sitzungen. Der Großteil der Studien enthielt auch standardisiertes Heimtraining.

Die Literatur zur Behandlung von Migräne mit Entspannungstraining allein ist noch spärlicher - fünf Studien. Die durchschnittliche Besserungsrate betrug 48% bei einer durchschnittlichen Stichprobengröße von 47 Patienten. Die Besserungsscores rangierten von 16–70%. Die Behandlung erfolgte typischerweise in Kleingruppen über sechs Wochen bei wöchentlichen Trainingssitzungen. Gekürzte progressive Muskelentspannung oder mehr passiv meditative Formen der Entspannung wurden gleich oft eingesetzt; alle Studien enthielten standardisiertes Heimtraining.[1]

Vorgehensweise beim Entspannungstraining im SUNYA-Kopfschmerzprojekt

Wie wir im Vorwort erwähnten, besteht eine unserer Zielsetzungen darin, eine detaillierte schrittweise Beschreibung der Maßnahmen, die wir in unserer klinischen Forschung in den letzten fünf Jahren getroffen haben, zu geben, so daß der Leser eine angemessene Vorstellung davon erhält, was wir mit den Patienten machen. Wir glauben, daß ein Vorteil unserer Maßnahmen und Empfehlungen darin besteht, daß die meisten von ihnen empirisch an Gruppen von Kopfschmerzpatienten evaluiert wurden. Wir fühlen uns daher auch zu einer Darstellung der Evaluationsergebnisse verpflichtet, so daß der Leser für sich selbst beurteilen kann, ob er dieser Vorgehensweise folgen will.

[1] Tabellarische Zusammenfassungen dieser Literatur sind von den Autoren gegen Kostenersatz erhältlich.

Grundprinzipien

Wir folgten in unserer Anfangsarbeit einem hierarchischen Therapieschema. So durchlief jeder Patient, ohne Rücksicht auf seinen Kopfschmerztyp, einen anfänglichen Entspannungstrainingskurs. Wir unternahmen diesen Schritt aus zwei Gründen:

a) Entspannungstraining ist die einfachste physische Maßnahme; es erfordert weder eine komplizierte technische Ausrüstung wie das Biofeedback noch erfordert es Personal, das im Einsatz des Gerätes versiert ist. Darüberhinaus stellt das Entspannungstraining keine so hohen Ansprüche an den Therapeuten, wie kognitive Therapieansätze es tun. Wir hielten es daher für das Beste, die einfachste Technik zuerst einzusetzen.

b) Wie wir in einigen Übersichtsartikeln erwähnt haben (Silver & Blanchard, 1978; Blanchard, Ahles & Shaw, 1979; Blanchard et al., 1980; Blanchard & Andrasik, 1982), kann als hauptsächliche Schlußfolgerung aus der Literatur zum direkten Vergleich von Entspannungstraining mit Biofeedbacktraining bei chronischen Kopfschmerzen gezogen werden, daß die beiden auf Gruppenebene gleicherweise effektiv sind.

c) Um das Ziel zu erreichen, Prädikationsschemata im Hinblick darauf zu entwikkeln, welcher Patient auf Therapien reagieren würde und welcher nicht, benötigen wir relative große Patientengruppen, die alle dieselbe Therapie erhalten hatten.

Ergebnisse

In Tabelle 6.1 sind unsere Ergebnisse bei reinem Entspannungstraining für Patienten mit Spannungskopfschmerz, Migräne und kombiniertem Kopfschmerz angeführt. Der Grad der Besserung wird berechnet, indem der Kopfschmerzindex der letzten vier Wochen als Ausgangswert herangezogen und der Kopfschmerzindex der 7. und 8. Behandlungswoche als Maß der Nachbehandlung in die folgende Formel eingesetzt wird:

$$\frac{\text{Ausgangsniveau des Kopfschmerzindex minus Kopfschmerzindex am Therapieende}}{\text{Ausgangsniveau des Kopfschmerzindex}} \times 100$$

Wir sollten anmerken, daß wir nach schlechten Anfangsergebnissen bei Patienten mit vaskulären Kopfschmerzen aufgehört haben, diese mit Entspannungstraining allein zu behandeln. In späteren Studien (z. B. Teders, Blanchard, Andrasik, Jurish, Arena & Neff, 1984) fuhren wir jedoch fort, Spannungskopfschmerzpatienten mit Entspannungstraining allein zu behandeln.

Tabelle 6.1: Generelle Besserung der SUNYA-Kopfschmerzpatienten durch Entspannungstraining

Studie und Kopfschmerztyp	Stichproben-größe	Ausmaß der Besserung: nicht gebessert oder verschlechtert (< 20%)	leicht gebessert (20–49%)	gebessert (50% +)
Blanchard et al. (1982c)				
Spannungskopfschmerz	33	12	4	17
(% der Stichprobe		36	12	52
Migräne	33	14	7	9
(% der Stichprobe)		47	23	30
Kombinierter Kopfschmerz	28	13	9	6
(% der Stichprobe)		46	32	22
Teders et al. (1984)				
Spannungskopfschmerz	35	13	9	13
% der Stichprobe)		37	26	37

Entspannungstraining allein scheint bei kombiniertem Kopfschmerz keine gute klinische Strategie zu sein. Ein verwirrendes Ergebnis ist jenes bei reinen Migränepatienten. In einer früheren Studie an einer kleineren Stichprobe (n = 13), Blanchard et al. (1978) verbesserten sich 69% der Patienten sehr. Es wurde immer dieselbe Vorgehensweise gewählt. Nichtsdestoweniger sind dies unsere jüngsten Ergebnisse.

Abriß unseres Entsprannungstrainingsprogrammes

Das Entspannungstrainingsprogramm erstreckt sich über 10 Sitzungen, die innerhalb von 8 Wochen stattfinden. Es ähnelt stark den Prozeduren, die von Bernstein und Borkovez (1973) in ihrem Buch Progressive Relaxation beschrieben werden. Wir geben unseren Therapeuten dieses Buch zu lesen und bitten sie, diese Prozeduren zu studieren.

Tabelle 6.2 enthält einen Auszug des Entspannungstrainings mit Schätzungen der Zeitdauer.

Instruktionen zum Entspannungstraining

Zu Beginn des Trainings sind einige Punkte zu beachten. Zuerst werden die Patienten an den Stundenplan für die Trainingssitzungen erinnert. Er sieht so aus, daß der Patient in den ersten drei Wochen zweimal pro Woche erscheint, in der 4. bis 6. Woche dann einmal pro Woche. Die 7. Woche wird freigelassen und in der 8. findet dann

Tabelle 6.2: Abriß des Entspannungstrainings des SUNYA-Kopfschmerzprojektes

Woche	Sitzung	ungefähre Länge (Minuten)	Inhalt
1.	1.	60	Einführung und Therapiehintergrund; Training in 16 Muskelgruppen, Einführung entspannender Vorstellungen; Einführung in die Heimübungen.
	2.	45	Überprüfung der Heimübungen; Training in 16 Muskelgruppen, entspannende Vorstellung: Anbieten eines Heimübungstonbandes.
2.	3.	35	Training in 16 Muskelgruppen, entspannendeVorstellung; Einführung des Muskeldiskriminationstrainings.
	4.	35	Training in 16 Muskelgruppen, entspannende Vorstellung; Muskeldiskriminationstraining.
3.	5.	30	Training in 8 Muskelgruppen, entspannende Vorstellung.
	6.	35	Training in 8 Muskelgruppen; Einführung der Entspannung durch Vergegenwärtigung.
4.	7.	30	Training in 4 Muskelgruppen; Entspannung durch Vergegenwärtigung.
5.	8.	30	Training in 4 Muskelgruppen; Entspannung durch Vergegenwärtigung; Einführung der konditionierten Entspannung.
6.	9.	30	Training in 4 Muskelgruppen; Entspannung durch Vergegenwärtigung; konditionierte Entspannung.
7.	-		
8.	10.	45	Überblick über alle Verfahren, Überprüfung des Tagebuches, Planung der Nachuntersuchung oder zusätzlichen Behandlung.

noch eine Sitzung statt. Dem Patienten wird auch gesagt, daß nach der ersten Sitzung alle weiteren ungefähr 30–40 Minuten dauern werden.

In jeder Sitzung sollten sie die Kopfschmerztagebuchblätter einsammeln. Sehen Sie nach, ob sie richtig ausgefüllt werden, wie es dem Patienten geht, ob die Tagebuchführung ihm geholfen hat, etwas über die Kopfschmerzen herauszufinden; dies wirkt im Sinne der Aufrechterhaltung einer guten therapeutischen Beziehung unterstützend und einfühlend. *(Nur wenn der Patient zu den Sitzungen erscheint, können wir ihm oder ihr helfen; und nur wenn er (sie) genügend motiviert ist, um zu üben, können wir ihm oder ihr helfen.)* Sie sollten nach jeder Sitzung Anmerkungen über den Fortschritt machen mit speziellem Augenmerk auf alles ungewöhnliche, das der Patient berichtet oder das während des Trainings auftritt.

Sie sollten als nächsten Schritt den Therapieplan mit dem Patienten besprechen. (Sie müssen dieses Material nicht wörtlich verwenden.)

Unsere Forschung zur Migräne und zahlreiche andere Forschungsberichte über die Behandlung von Spannungskopfschmerz haben gezeigt, daß Entspannungstraining und anschließendes regelmäßiges Üben durch den Patienten zu einer bedeutsamen Reduktion der Kopfschmerzintensität und -häufigkeit bei 50–80% der Patienten führt. Wir beginnen heute mit dem ersten Behandlungsabschnitt.

Das Entspannungstraining besteht in einer systematischen An- und Entspannung der wichtigsten Muskelgruppen des ganzen Körpers. Nach dieser Serie von An- und Entspannungszyklen fühlen sich die meisten Menschen entspannt. Mit Übung, und ich möchte das Wort *Übung* betonen, kann man relativ schnell lernen, sich tief zu entspannen.

Einen tiefen Entspannungszustand zu erreichen, ist eine erlernbare Fähigkeit, ähnlich wie das Radfahren. Um gute Effekte zu erzielen, muß man täglich üben. Im Laufe des Übens sollten die Patienten anfangen sich der Spannungen in ihrem Körper bewußter zu werden, sie früher zu erkennen und sie zu lokalisieren, so daß diese etwas werden, womit sie besser umgehen können.

Um gute Erfolge zu erzielen, sollten sie zweimal pro Tag etwa 20 Minuten lang üben. Falls sie keine Zeit haben, zweimal pro Tag zu üben, ist einmal akzeptabel. Falls sie nicht regelmäßig üben können oder wollen, werden sie nicht den erwünschten Nutzen erzielen.

Zeigen Sie als nächstes dem Patienten die Muskelgruppen, die involviert sein werden, und demonstrieren Sie, was er tun soll. Der Grund dafür ist, daß er die Augen während des Trainings geschlossen haben wird. Sie können das erwähnen. Es geht um die folgenden Muskelgruppen:

1. Hand und Unterarm rechts, links, dann beide zusammen (lassen Sie den Patienten eine Faust machen und den Unterarm anspannen)
2. Oberarm rechts und links, dann beide zusammen (lassen Sie den Patienten den Bizeps mit angewinckeltem Unterarm anspannen)
3. Unterschenkel und Fuß rechts, links, dann beide zusammen (lassen Sie den Patienten besonders die Wadenmuskeln anspannen)
4. Hüften (lassen Sie den Patienten die Beine aneinanderpressen vom Knie aufwärts)
5. Bauch (lassen Sie den Patienten die Bauchmuskeln einziehen)
6. Brust und Atmung (lassen Sie den Patienten tief einatmen und den Atem anhalten)
7. Schultern und Nackenbereich (lassen Sie den Patienten die Schultern zu den Ohren hochziehen)
8. Nacken (lassen Sie den Patienten den Kopf an die Rückenlehne pressen)
9. Lippen
10. Augen (Augen fest schließen)
11. Unterer Stirnbereich (lassen Sie den Patienten die Augenbrauen zusammenziehen)
12. Oberer Stirnbereich (lassen Sie den Patienten die Stirn runzeln)

Sagen Sie dem Patienten, er möge die Augen während des Trainings schließen. Lassen Sie ihn dann, wenn er die Abfolge verstanden hat, die Brille abnehmen (falls er eine trägt), sowie beengende Kleidungstücke ablegen.

Sie sollten die Übung am rechten Unterarm demonstrieren. Bitten Sie den Patienten, die rechte Hand und Unterarm anzuspannen, sich auf die Empfindungen der Spannung in diesem Arm zu konzentrieren und ihn dann zu entspannen. (Die meisten Patienten werden, wenn sie die Hand und den Arm entspannen, nicht den ganzen Arm von der Schulter abwärts entspannen.) Bitten Sie den Patienten, es noch einmal zu versuchen und bei der Entspannung darauf zu achten, daß der ganze Arm von der Schulter abwärts entspannt wird. Sie können den Arm stützen und dem Patienten zeigen, was sie meinen. Wiederholen Sie dies, bis der Patient den Arm ziemlich entspannen kann.

Sagen Sie ihm danach, daß Sie ihn nun instruieren werden, die vorher erwähnten Muskelgruppen anzuspannen; daß Sie seine Aufmerksamkeit auf die Empfindungen lenken werden, die er wahrscheinlich haben wird, und daß Sie ihm eine Reihe von Suggestionen vorschlagen werden.

Kontrollieren Sie, ob der Patient (oder die Patientin) mit irgendeiner Muskelgruppe Probleme hat, die bei der Anspannung zu Krämpfen oder Schmerzen führen könnten. Falls dies zutrifft, lassen Sie diese Muskelgruppen im Training aus.

Lassen Sie den Patienten die Muskelgruppen 5–10 Sekunden anspannen, sich auf die Empfindungen der Spannung in diesen Muskelgruppen konzentrieren; danach sollen Sie die Muskeln entspannen und sich auf den Unterschied zwischen Anspannung und Entspannung konzentrieren. Bei den Gliedmaßen sollten nacheinander entspannt werden: rechter Unterarm und Hand; dann linker Unterarm und Hand; dann beide zusammen; daran anschließend rechter Oberarm und Hand; linker Oberarm und Hand; dann beide zusammen; rechter Unterschenkel und Fuß; dann linker Unterschenkel und Fuß; und dann beide zusammen. Bei allen anderen Muskelgruppen gibt es diesen bilateralen Aspekt nicht. Schieben Sie zwischen jeder Muskelgruppe 20 Sekunden mit vielleicht einem Kommentar («entspannen sie sich weiter») oder einer der unten angeführten Suggestionen ein. Es handelt sich dabei um Suggestionen, die helfen könnten, die Entspannung zu vertiefen; verwenden Sie diese nach jedem Spannungs-/Entspannungszyklus und setzen Sie die Zyklen während der Suggestion fort. Es liegt keine besondere Magie in der speziellen Wortwahl, aber versuchen Sie, Wörter zu verwenden, die diesem Inhalt entsprechen und mit denen auch Sie sich wohlfühlen.

Wörtliche Instruktion während der Anspannungs-/Entspannungszyklen. Ich möchte nun, daß Sie die Muskeln Ihrer (Muskelgebiet) durch (Anspannungsinstruktion) anspannen. Achten Sie auf die Spannungen in (Lokalisation). (Pause) Achten Sie auf diese Spannungen.

(Nachdem der Patient die Muskelgruppen 10 Sekunden lang angespannt hat):

Entspannen Sie nun die Muskeln (Gebiet) und achten Sie auf den Unterschied zwischen Anspannung und Entspannung.

Suggestionen zur Vertiefung der Entspannung

1. Entspannen Sie sich tiefer und tiefer. Wenn Sie sich schläfrig fühlen, ist das in Ordnung. Während Sie an Entspannung und Lockerung Ihrer Muskeln denken, werden diese immer lockerer werden ... schwer ... und entspannt. Lassen Sie ihre Muskeln locker, während Sie sich immer weiter entspannen.
2. (Pause von 20 Sekunden)
3. Sie entspannen sich immer tiefer, Sie werden schläfrig und entspannt. Während Sie sich immer mehr entspannen, fühlen Sie, wie Sie im Sessel tiefer einsinken. All Ihre Muskeln werden immer entspannter ... locker ... schwer ... und entspannt.
4. (Pause von 20 Sekunden)
5. Die Entspannung wird tiefer und tiefer. Sie sind entspannt ... benommen und entspannt. Ihr Atem ist regelmäßig und entspannt. Mit jedem Atemzug wird Ihre Entspannung tiefer, und immer wenn Sie ausatmen, verbreitet sich die Entspannung über Ihren ganzen Körper.
6. (Pause von 20 Sekunden)
7. Fühlen Sie die angenehmen Gefühle der Wärme und Schwere, die in Ihren Körper kommen, wenn Sie Ihre Muskeln vollkommen entspannen. Sie werden wissen, was Sie tun und was ich sage, während Sie sich immer mehr entspannen.
8. (Pause von 20 Sekunden)
9. Das tiefe Entspannungsgefühl breitet sich nun über den ganzen Körper aus. Sie werden immer tiefer entspannt ... schläfrig und entspannt. Sie können die angenehmen Empfindungen der Entspannung fühlen, während Sie in einen immer tieferen Entspannungszustand gleiten.
10. (Pause von 20 Sekunden)

(Wiederholen Sie den Ablauf)

Gehen Sie die Spannungs-Entspannungsübungen durch; das sollte ungefähr 20 Minuten in Anspruch nehmen. Am Ende der Spannungs-Anspannungszyklen vertiefen Sie die Übungen, indem Sie von eins bis fünf zählen (siehe unten). Sagen Sie dem Patienten, daß Sie von eins bis fünf zählen werden und daß er sich während des Zählens immer mehr entspannen wird. Fügen Sie wieder Suggestionen zur Vertiefung ein und versuchen Sie, das Zählen auf die Ausatmung abzustimmen.

Wörtliche Vertiefung nach den Anspannungs- und Entspannungsübungen. Ich möchte nun, daß Sie alle Muskeln ihres Körpers entspannen; lassen Sie sie immer entspannter werden. Ich werde Ihnen dabei helfen, indem ich von eins bis fünf zähle. Während ich zähle, werden Sie sich immer entspannter fühlen; ... Sie gleiten immer mehr in einen Zustand tiefer Entspannung. Eins ... Sie entspannen sich tiefer. Zwei ... immer tiefer in einen sehr entspannten Zustand. Drei ... vier immer entspannter ... fünf. Tief entspannt.

Wenn Sie die Vertiefungssuggestionen beendet haben, bitten Sie den Patienten, sich auf seine Atmung zu konzentrieren. Bitten Sie ihn, durch die Nase zu atmen und sich auf die Atmung zu konzentrieren, so daß er die kühle Luft beim Einatmen und die warme Luft beim Ausatmen fühlen kann. Bitten Sie den Patienten schließlich beim Ausatmen an das Wort *Entspannen* zu denken. Räumen Sie ein bis zwei Minuten dafür ein und wiederholen Sie die Instruktion mindestens einmal.

Wörtliche Anweisung für die Atmung. Nun möchte ich, daß Sie in Ihrem entspannten Zustand verbleiben ... Ich möchte, daß Sie beginnen auf Ihre Atmung zu achten. Atmen Sie durch die Nase. Achten Sie auf die kühle Luft beim Einatmen (auf die Einatmung abstimmen) ... und auf die warme, feuchte Luft, wenn sie ausatmen (auf die Ausatmung abstimmen) ... Achten Sie weiter auf Ihre Atmung ... Wiederholen Sie nun jedesmal beim Ausatmen still das Wort «entspannen». Einatmen, ausatmen, entspannen (sprechen Sie im Atmungstakt) ... Einatmen, ausatmen, entspannen ...

Zählen Sie danach in umgekehrter Reihenfolge von fünf nach eins. Sagen Sie dem Patienten, daß Sie dies tun werden, und suggerieren Sie ihm, daß er während des Zählens immer wacher werden wird und bei der Zahl zwei die Augen öffnen wird, bei eins wird er wieder im normalen Wachzustand sein (siehe unten).

Wörtliche Anweisung für die Aktivierung. Nun werde ich Ihnen helfen, zu ihrem normalen aktiven Zustand zurückzufinden. In einer kleinen Weile werde ich damit beginnen, von fünf bis eins rückwärts zu zählen. Sie werden allmählich immer wacher werden. Wenn ich «zwei» sage, möchte ich, daß Sie Ihre Augen öffnen. Wenn ich «eins» sage, werden Sie wieder ganz wach sein. Fertig? Fünf ... vier ... sie werden immer wacher. Sie fühlen sich sehr erfrischt ... drei ... zwei ... Nun sind Ihre Augen geöffnet, und Sie beginnen sich sehr wach zu fühlen. Sie kehren zu ihrem normalen Zustand zurück ... eins. (Pause von 10 Sekunden).

Lassen Sie die Person nach der Aktivierung noch sitzen, aber aufrecht. Sie sollten dazu die Fußstütze entfernen. Geben Sie die Brillen zurück. Zuerst sollten Sie nachfragen, ob er (sie) sich überhaupt entspannt hat; ob es Restspannungen gegeben hat und ob andere Dinge oder Wahrnehmungen aufgetreten sind, über die er sprechen möchte.

Geben Sie danach dem Patienten das Instruktionsblatt mit den Muskelgruppen und der Abfolge. Bitten Sie den Patienten, auch in seinem Tagebuch anzumerken, wann er übt, wie lange, sowie die ungefähre Tageszeit. Lassen Sie den Patienten seinen Entspannungszustand auf einer Skala von 1 (angespannt) bis 10 (tief entspannt) einstufen. Sie können auch erwähnen, daß viele Menschen dies gut können, einige aber die Unterstützung durch ein Tonband benötigen. Sagen Sie ihnen, daß jeder es zuerst ohne Hilfe versuchen soll, daß aber über die Verwendung eines Tonbandes bei der nächsten Sitzung gesprochen werden kann, falls dies notwendig sein sollte.

Zweite Entspannungssitzung

Neben der Überprüfung des Tagebuches und der Frage, wie die Dinge im Allgemeinen gelaufen sind, werden Sie erfahren wollen, wie es dem Patienten mit den Entspannungsübungen geht. Versichern Sie sich, daß die Zeiten notiert und der Entspannungsgrad eingestuft wurde. Fragen Sie, ob es Probleme gegeben habe und ob er sich entspannen konnte. Sie können die Möglichkeit der Tonbandunterstützung ansprechen. Falls er (sie) das Band will, ist es am einfachsten, es während des Durchgehens der Entspannungsübungen einzusetzen. Als nächsten Schritt sollten sie eine angenehme, entspannende Vorstellung oder Situation erarbeiten. Sagen Sie dem Patienten, daß Sie ihn am Ende der Übungen bitten würden, sich diese angenehme Szene vorzustellen, so daß sich bei ihm/ihr die Vorstellungsmerkmale mit einem entspannten körperlichen Zustand zu verbinden beginnen.

Gehen Sie dieselben Übungen mit derselben Instruktion nochmals durch. (Sie können die anfängliche Überprüfung der Fähigkeit zur Entspannung des Armes weglassen.) Am Ende der Übungen und der Vertiefungen sollten Sie dem Patienten die angenehme beruhigende Vorstellung beschreiben und ihn bitten, diese im Gedächtnis zu behalten. Machen Sie im Anschluß daran die Übungen zur Rückführung in den Wachzustand. Fragen Sie wiederum, ob der Patient sich entspannen konnte, ob es Stellen mit Restspannungen gab, ob er Schwierigkeiten bei der Konzentration auf die Atmung hatte.

Manche Patienten fragen, ob sie die Übungen machen sollen, wenn sie Kopfschmerzen haben. Sie können dies dem Patienten überlassen, indem Sie ihm sagen, er möge es versuchen und sehen, ob es hilft. Sagen Sie ihm, daß er mit fortschreitender Übung lernen wird, sich rasch ziemlich tief zu entspannen, und es dann als Bewältigungsstrategie einsetzen kann. Ein besserer Zugang wäre, sich entspannen zu lernen, wenn der Kopfschmerz beginnt, um ihn damit zurückzuhalten. Das sollte für Migräne und Muskelkontraktionskopfschmerz gelten.

Instruktionen für das Entspannungstraining: Dritte und vierte Sitzung (Diskrimininationstraining)

1. Sammeln Sie routinemäßig die Blätter aus dem Kopfschmerztagebuch ein und gehen Sie sie kurz mit dem Patienten zu Beginn jeder Sitzung durch (a) um zu sehen, ob irgendwelche psychosoziale Faktoren mit dem Auftreten in Beziehung stehen, (b) um Lücken in den Daten aufzufüllen, (c) um zu kontrollieren ob die Patienten ihre Entspannungsübungen gemacht haben.

2. Erkundigen Sie sich speziell nach den Heimübungen. Notieren Sie bei Ihren Beurteilungen des Fortschritts Schwierigkeiten und ungewöhnliche Effekte.

3. Sie sollten den Patienten wiederholt aber sanft daran erinnern, regelmäßig zu üben, denn nur mit regelmäßiger Übung können andauernde positive Effekte erreicht werden. Sie sollten auch betonen, daß positive Effekte sich nicht über

Nacht einstellen, daß Entspannung nicht wie ein Medikament wirkt, das Veränderungen innerhalb von Minuten oder Stunden bewirkt. Stattdessen ist es normalerweise eine Angelegenheit von Wochen. Betonen Sie dies besonders, wenn der Patient entmutigt wirkt.

4. In diesen beiden Sitzungen wird das Entspannungstraining durch ein Diskriminationstraining ergänzt.

Erinnern Sie den Patienten an den Teil der physiologischen Testung, in dem er den Arm in unterschiedlichem Ausmaß anspannen sollte. Sagen Sie ihm dann, daß ein Teil des Trainings darin besteht, daß er oder sie Spannungen im Körper besser wahrnimmt und fähig ist, sie früher zu entdecken, um ihnen entgegenzuwirken.

5. Lassen Sie den Patienten die Augen schließen und den rechten Unterarm in der üblichen Art an- und entspannen. Bitten Sie den Patienten, den Arm danach nur halb so stark anzuspannen wie zuvor, sich auf diese Empfindungen zu konzentrieren und danach den Arm zu entspannen. Bitten Sie ihn anschließend, den Arm nur halb so stark wie zuletzt anzuspannen (also nur um ein Viertel der üblichen Anspannung), sich auf diese Empfindungen zu konzentrieren und dann den Arm zu entspannen.
6. Lassen Sie den Patienten die Augen öffnen und fragen Sie, ob er erfaßt hat, daß es verschiedene Niveaus der Muskelspannung gibt und daß sich diese verschiedenen Niveaus unterschiedlich anfühlen. Falls der Patient versteht, gehen Sie zum siebten Schritt weiter. Falls nicht, wiederholen Sie Schritt vier, dann Schritt fünf und fragen Sie nochmals.
7. Sagen Sie dem Patienten, daß Sie mit ihm nun ein Diskriminationstraining der Nacken- und Gesichtsmuskulatur machen würden, da diese bei *allen* Kopfschmerztypen involviert sei.
8. Wenn Sie zu den Nackenmuskelübungen und der Augenschließübung kommen, fügen Sie folgende Diskriminationsschritte an: (a) volle An- und Entspannung. (b) halbe An- und Entspannung. (c) Viertels-An- und Entspannung. Erinnern Sie den Patienten, speziell auf die Spannungsgefühle zu achten und wie sich diese in den einzelnen Zyklen unterscheiden.
9. Es wäre gut, die Entspannungsinstruktion zeitlich auf die Ausatmungsphase abzustimmen. Falls es nicht ganz parallel läuft, seien Sie nicht zu sehr bemüht.

Instruktion zum Entspannungstraining: 5. und 6. Sitzung (Reduktion auf acht Muskelgruppen)

Die Hauptziele dieser beiden Sitzungen sind (a) die Anzahl der Muskelgruppen, die zur Herbeiführung eines Entspannungszustandes herangezogen werden, zu reduzieren; (b) die Idee der Entspannung durch Vergegenwärtigung einzuführen; (c) den Fortschritt des Patienten weiter aufzuzeichnen.

Erkundigen Sie sich zu Beginn jeder Sitzung, (a) wie es dem Patienten generell gegangen ist; (b) wie die Heimübungen fortgeschritten sind, wobei Sie Probleme, ungewöhnliche Ereignisse oder Nebeneffekte (positive oder negative) notieren sollten; (c) welche Art von Kopfschmerz der Patient gehabt hat. Sie sollten auch das Tagebuch überprüfen, um zu sehen, ob es vollständig ist im Hinblick auf Kopfschmerzratings, beschreibende Adjektiva. Medikation und Entspannungsübungen.

Fragen Sie nach, ob sich aufgrund des Diskriminationstrainings eine bessere Wahrnehmung der Muskelspannung ergeben hat. Sagen Sie dem Patienten, er solle versuchen, die Muskelspannung wahrzunehmen, wenn sie beginnt, und ob sie mit Entspannung aufgehoben werden kann.

In der 5. und 6. Sitzung werden nur acht Muskelgruppen verwendet (siehe Bernstein & Borkovec, 1973, S. 33–34).

Die folgenden Muskelgruppen werden in dieser Reihenfolge zur Anwendung kommen:

1. beide Arme
2. beide Beine
3. Bauch
4. Brust durch tiefes Atmen
5. Schultern
6. hinterer Nackenbereich
7. Augen
8. Stirn

Zu den Unterarmen: Lassen Sie den Patienten beide Arme ausstrecken, an den Ellbogen leicht abgewinkelt, Hände, Unter- und Oberarme sind angespannt.

Führen Sie diese Variation ein, indem Sie dem Patienten sagen, daß Sie die Anzahl der Muskelgruppen reduzieren werden, um das Verfahren zu verkürzen und es in eine rascher einsetzbare Technik umzuwandeln. Gehen Sie die zum Einsatz kommenden Muskelgruppen durch und demonstrieren Sie die Unterarmposition.

Erweitern Sie das Intervall zwischen den An- und Entspannungszyklen auf mindestens 30 Sekunden.

Gehen Sie am Ende der Übungen die Vertiefung durch Zählen durch, lassen Sie dann den Patienten sich auf seine Atmung konzentrieren und sich beim Ausatmen mental das Wort *entspanne* wiederholen. Verwenden Sie dieselben Instruktionen wie zuvor.

Fragen Sie nach der Reaktivierung, ob der Patient sich tief habe entspannen können.

Falls Probleme auftreten, lassen Sie den Patienten bei der längeren Prozedur verbleiben. Falls keine auftreten, soll er beim Heimtraining die kürzere Version üben.

Entspannung durch Vergegenwärtigung. Fragen Sie am Beginn der 6. Sitzung, wie sich der Patient mit der kürzeren Version entspannen konnte. Falls es Probleme gegeben hat, fahren Sie mit der Sitzung fort, wie unten angeführt. Versuchen Sie die Ursachen der Probleme herauszufinden.

In dieser Sitzung werden Sie Entspannung durch Vergegenwärtigung einführen und herauszufinden versuchen, wie die Patienten mit dieser Variante zurechtkommen (siehe Bernstein & Borkovec, S. 35–36).

Führen Sie die Idee ein, indem Sie dem Patienten wieder erklären, daß es ein Ziel des Trainings sei, sich schnell in den meisten Situationen zu entspannen und täglich entspannt zu sein. Um ihm zum erstgenannten Ziel zu verhelfen, werden Sie etwas neues versuchen, nämlich, ob er sich entspannen kann, ohne die An- und Entspannungszyklen durchzugehen. Sagen Sie ihm, daß Sie ihn bitten werden, sich daran zu erinnern, wie sich der entspannte Zustand anfühlte und zu versuchen, ohne Anspannung der Muskeln diesen Zustand zu erreichen.

Gehen Sie dann die acht Muskelgruppen durch (verwenden Sie die Instruktion von Bernstein & Borkovec, S. 35). Arrangieren Sie zuvor mit dem Patienten, daß er einen Finger heben soll, falls er nicht imstande war, eine bestimmte Muskelgruppe zu entspannen. Bitten Sie den Patienten, (a) sich auf die Muskeln in den Händen und Armen zu konzentrieren, (b) sorgfältig die Gefühle und Wahrnehmungen von Spannung zu identifizieren. (Dies sollte über 5–10 Sekunden verteilt werden.)

Bitten Sie danach den Patienten, (a) sich zu entspannen und sich daran zu erinnern, wie es war, wenn er die Spannungen in den speziellen Muskelgruppen losließ, und (b) betonen Sie nochmals, daß der Patient sich entspannen soll, diese speziellen Muskeln lockern und immer tiefer entspannen lassen soll. Lassen Sie 30–40 Sekunden verstreichen und streuen Sie die üblichen Suggestionen ein.

Bitten Sie den Patienten zu signalisieren, falls die Muskeln nicht tief entspannt sind. Tut er dies, versuchen Sie dieselben Suggestionen nochmals. Signalisiert er wiederum Spannung, gehen sie den aktuellen An-/Entspannungszyklus nochmals durch.

Tritt diesmal Entspannung auf, gehen Sie zur nächsten Muskelgruppe über.

Greifen Sie zur Anspannung der Brust nicht auf Erinnerung zurück, verwenden Sie die tatsächliche Atemübung.

Gehen Sie am Ende der acht Muskelgruppen die Vertiefung durch Zählen durch, dann die Konzentration auf die Atmung und das Wiederholen des Wortes *entspannen* beim Ausatmen (etwa zwei Minuten lang).

Hat der Patient mit der Vergegenwärtigung Erfolg, bitten Sie ihn, bei der Heimübung dazu überzugehen. Und sagen Sie auch, er solle, falls es nicht klappt, zu den An- und Entspannungszyklen zurückkehren.

Hat der Patient meistens Erfolg, soll er zu Hause ebenfalls dazu übergehen, aber bei Nichtentspannung zu den früheren Übungen zurückkehren.

Hat der Patient keinen Erfolg, sagen Sie ihm er möge sich keine Sorgen machen, Erfolg komme mit der Übung, und er solle beim Heimtraining weiterhin die regulären An- und Entspannungszyklen üben.

Entspannungssitzungen 7, 8 und 9

In diesen drei Sitzungen werden Sie sich auf drei Dinge konzentrieren:

a) Reduktion der Muskelgruppenanzahl,

b) Verstärkung der Entspannung durch Vergegenwärtigung,

c) Darbietung einer Bewältigungsstrategie mittels konditionierter Entspannung.

Natürlich sollten Sie fortfahren, das Kopfschmerztagebuch anzusehen und die Entspannungsfortschritte zu überprüfen. Verstärken Sie alle Angaben über Fortschritt und verminderte Kopfschmerzaktivität. Bei denjenigen, die weniger erfolgreich sind, sollten Sie versuchen, Interesse und Enthusiasmus aufrechtzuerhalten. Beginnen Sie auch das Augenmerk des Patienten auf die alltäglichen Ereignisse zu lenken, um zu sehen ob er entdecken kann, wann er sich verspannt. Schlagen Sie vor, er möge seinen Zustand aufzeichnen und die Entspannung als aktive Bewältigungsstrategie einsetzen, und zwar soll er bei den ersten Anzeichen von Spannung mit der Entspannung beginnen, um so die negativen Gefühle möglichst früh abzufangen.

Sagen Sie dem Patienten bezüglich der 7. und 8. Sitzung, daß Sie weiter abkürzen und zu bloß vier Muskelgruppen kommen wollten. Diese vier Gruppen in der Reihenfolge ihrer Anwendung sind: Arme, Brust, Nacken, Gesicht (besonders Augen und Stirn).

Arme: Lassen Sie beide Armen gleichzeitig mit geschlossenen Fäusten anspannen.

Brust: Lassen Sie tief einatmen und den Atem anhalten.

Nacken: Lassen Sie den Patienten bei eingezogenem Rücken und Nacken die Schultern leicht hochziehen.

Gesicht: Lassen Sie den Patienten die Augen fest schließen, während der Rest des Gesichts zusammengezogen wird.

Gehen Sie nach der Demonstration der vier Muskelgruppen die An- und Entspannungszyklen durch. Danach die Vertiefung durch Zählen und die Konzentration auf die Atmung.

Aktivieren Sie anschließend den Patienten und fragen Sie, ob er sich vollständig durch Vergegenwärtigung entspannen kann (siehe Bernstein & Borkovec, 1973, S. 34–36). Falls es bei der Vergegenwärtigung Probleme gibt, versuchen Sie einen An-/Entspannungszyklus.

Konzentrieren Sie sich nun speziell auf die Atmung. Lassen Sie den Patienten tief einatmen und das Wort *entspannen* denken. Wiederholen Sie dies mehrmals. Schauen Sie nun, ob er sich nur auf das Wort hin entspannt (siehe Bernstein & Borkovec, S. 40–41). Überprüfen Sie, ob der Patient Brust- oder Bauchatmer ist. Die beste und am meisten entspannende Atmungsform ist die Bauchatmung.

Aktivieren Sie schließlich den Patienten. Lassen Sie dann Einatmung und bewußte Ausatmung beim Denken an «entspannen» üben.

Bitten Sie den Patienten, zusätzlich zu den Übungen die Konditionierungsübung mehrmals am Tag durchzugehen. Schlagen Sie vor, er möge es auf dem Weg zu und von der Arbeit, bei der Arbeit, zu Mittag und zu anderen Zeiten üben.

Erinnern Sie an die Abfolge: (a) tief einatmen, (b) bewußtes Ausatmen, (c) «entspannen» vordenken. Falls es ihm angenehm ist, soll der Patient die Augen schließen und und nach dieser kurzen Übung etwas entspannen.

In der 9. Sitzung soll der Erfolg überprüft werden. Erinnern Sie den Patienten, daß dies die letzte Entspannungssitzung ist. Fragen Sie nach dem generellen Befinden des Patienten.

Überprüfen Sie danach die Entspannung durch Vergegenwärtigung mit vier Muskelgruppen. Fügen Sie An- und Entspannungszyklen hinzu, falls dies notwendig sein sollte. Lassen sie den Patienten versuchen, die Entspannung durch Zählen zu vertiefen und dann durch Konzentration auf die Atmung. Lassen Sie den Patienten zwei Minuten lang in der Entspannung und aktivieren Sie ihn danach. Gehen Sie als nächsten Schritt alle Abfolgen mit dem Patienten durch:

1. 16 Muskelgruppen
2. Diskriminationstraining
3. Acht Muskelgruppen
4. Entspannung durch Vergegenwärtigung
5. Vier Muskelgruppen
6. Konditionierte Entspannung und regelmäßiger Einsatz während des Tages
7. Verwendung der Entspannung als Bewältigungsstrategie während des Tages

Sie müssen folgende Aspekte betonen (a) Notwendigkeit des fortgesetzten regelmäßigen Übens, (b) Verwendung der Entspannung, besonders der konditionierten, als aktive Bewältigungsstrategie in der natürlichen Umgebung (c) Fortsetzung der Aufzeichnungen.

Machen Sie für zwei Wochen später eine Verabredung zu einem Nachbehandlungsinterview mit einem anderen Therapeuten aus und zu einer Besprechung der nächsten Phase des Programms. Es wird also jemand anderer den Patienten interviewen und ihm den Fragebogen vorgeben, danach wird er sich mit Ihnen treffen.

Erinnern Sie den Patienten daran, das Kopfschmerztagebuch weiterzuführen und die Blätter per Post zu übersenden. Geben Sie ein addressiertes Kuvert mit und erinnern Sie ihn daran, seinen Namen auf das Kuvert oder Blatt zu schreiben. Betonen Sie die Wichtigkeit der Datenübermittlung.

Falls der Patient verheiratet ist oder mit jemandem zusammenlebt, geben Sie ihm eine Fremdbeurteilungsskala mit und bitten Sie ihn, diese ausfüllen zu lassen und zu übersenden.

Kommentare zum Entspannungsprogramm

Die beste Umgebung ist ein lautstärkegedämpfter ruhiger Raum, der abgedunkelt werden kann.

In all unseren Sitzungen sind die Patienten in Liegestühlen mit hohen Rückenlehnen und Fußstützen gesessen. Liegestühle sind nicht unbedingt notwendig, aber bequem sollte der Stuhl sein. Wir meinen auch, daß die Rückenlehne hoch genug sein sollte, um Nacken und Kopf zu stützen.

Der Trainer sollte mit ruhiger und sanfter Stimme sprechen. Wichtig ist eine persönliche Durchführung, keine vom Tonband. Es gibt Forschungsarbeiten, die diese Ansicht unterstützen (Paul & Trimble, 1970). Bei persönlicher Durchführung kann der Therapeut Probleme aufdecken - der Patient spannt vielleicht die Muskeln nicht ordentlich an - und korrigierend eingreifen. Schließlich dürften sich kleine Veränderungen durch das Feedback des Patienten ergeben.

Wir sollten folgende Anmerkungen zu unserer Vorgangsweise machen:

1. Es liegt nichts Magisches in dieser Muskelgruppenabfolge. Eine andere, die dem jeweiligen Therapeuten eher entspricht, könnte ebenso verwendet werden.
2. Es liegt nichts Magisches in den Zwischensuggestionen, andere Wörter mit derselben Bedeutung könnten ebenso verwendet werden.

Trotz dieser Bemerkungen möchten wir den Leser daran erinnern, daß wir die beschriebene Vorgehensweise eingesetzt haben und daß dafür evaluative Daten in unserem Buch und in verschiedenen Zeitschriften vorliegen.

So will möglicherweise ein Therapeut einige Sitzungen auslassen, um den Vorgang zu verkürzen. Viele andere Forscher haben mit guten Ergebnissen weniger Sitzungen und kürzere Trainingsphasen verwendet.

Wir sollten auch anmerken, daß das Training in den letzten drei Wochen (Sitzungen 8 und 9) mit dem Schwerpunkt auf konditionierter Entspannung und dem Einsatz in natürlicher Umgebung sich mit der kognitiven Therapie im Kapitel 8 zu überlappen beginnt.

Mögliche Probleme. Es gibt drei Probleme, auf die man bei dieser Form des Entspannungstrainings stoßen kann.

1. Die Entspannungsinduktion ähnelt einer hypnotischen Induktion, besonders wegen der häufigen Suggestionen. Falls Patienten Erfahrungen mit Hypnose haben, erkennen sie vielleicht die Ähnlichkeit und stellen Fragen. Unsere Standardantwort darauf lautet, daß das Training keine Hypnose sei, ihr aber in gewisser Weise ähnele.

   In dieser Hinsicht ist es wichtig, Suggestion 7 zu verwenden (siehe Seite 91–93), durch die dem Patienten ausdrücklich gesagt wird, daß «er sich dessen voll bewußt ist, was er tut».

2. Ein zweites Problem ist das der entspannungsbedingten Angst. Heide und Borkovec (1983) haben dieses Problem diskutiert und dokumentiert. Generell haben wir bei einem von 150 Patienten erlebt, daß es zu einem plötzlichen Angstanstieg während der Entspannungsinduktion kam; in seltenen Fällen führt dies zu panikähnlichen Anfällen. Obwohl unsere Erfahrung mit diesem Phänomen begrenzt ist (es scheint bei Kopfschmerzpatienten seltener zu sein als bei anderen Therapiesuchenden) schlagen wir folgendes vor:
   a) Es ist wichtig, daß der Therapeut ruhig bleibt.
   b) Versichern Sie dem Patienten, daß alles in Ordnung ist. Lassen Sie ihn einige Minuten lang aufrecht sitzen oder, falls notwendig, herumgehen.
   c) Setzen Sie das Entspannungstraining fort.

   Es ist wichtig, daß die aversiven Gedanken und Wahrnehmungen, die die Panikattacke begleiten, nicht mit dem Behandlungsraum, dem Therapeuten oder der Behandlungssituation im allgemeinen verbunden werden. Die genannten Schritte sollten das verhindern helfen.

3. Ein drittes Problem sind Muskelspasmen. Diese scheinen häufiger bei Männern als bei Frauen aufzutreten und sind wahrscheinlich auf zu starke Anspannung der Muskeln zurückzuführen. Ein schmerzhafter Muskelkrampf wird sicherlich den allgemeinen Entspannungszustand durchbrechen.

   Um dieses Problem in den Griff zu bekommen sollten Sie (a) vorerst die Entspannungsinduktion unterbrechen und den Patienten diese Muskeln entspannen oder massieren lassen, bis der Krampf abnimmt, und (b) nach einer Warnung, die Muskeln zu sehr anzuspannen, das Training fortsetzen - wobei Sie die verkrampften Muskeln noch auslassen.

Heimübungen

Wie aus unserer detaillierten Instruktion hervorgeht, messen wir regelmäßiger Heimübung der einzelnen Aspekte des Trainingsprogrammes große Bedeutung bei. Wie viele andere Kollegen bitten wir die Patienten, zweimal pro Tag 20 Minuten lang zu üben. Wir sagen ihnen aber auch, daß einmal pro Tag ausreicht.

Wir haben bei einer Teilstichprobe unserer Patienten Daten zur Regelmäßigkeit der Heimübungen und deren therapeutischen Effekten gesammelt (Blanchard, Andrasik, Neff, Saunders, Arena, Pallmeyer, Teders, Jurish & Rodichok, 1983d). In dieser Studie verzeichneten die Patienten Dauer der Heimübung und Tiefe des erreichten Entspannungszustandes (auf einer 1-10 Skala). Von den 107 Patienten (40 mit Spannungskopfschmerz, 32 mit Migräne und 31 mit kombiniertem Kopfschmerz) wurden Korrelationen zwischen Kopfschmerzreduktion (nach der vorher beschriebenen Methode S.66) und (a) durchschnittlicher wöchentlicher Übungshäufigkeit, (b) durchschnittlich erreichter Entspannungstiefe, (c) durchschnittlicher Dauer der Entspannung pro Woche berechnet. Dabei ergab sich eine positive und signifikante Korrelation für die Übungshäufigkeit ($r = .19$, $p = .024$), besonders in der zweiten Hälfte des Trainings (r = .24, p=.008), wo die Patienten, die erfolgreich waren, ihre Trainingshäufigkeit erhöhten (von 9,5mal pro Woche auf 11mal pro Woche), während die nicht erfolgreichen ihre Häufigkeit konstant hielten (9,4 bis 9,3mal für die erste und zweite Hälfte).

In Abbildung 6.2 ist die Dosis-Reaktionskurve für das Behandlungsergebnis als Funktion der wöchentlichen Übungshäufigkeit verzeichnet. Die Beziehung ist nicht überwältigend, liegt aber in der erwarteten Richtung, in Übereinstimmung mit der niedrigen aber signifikanten Korrelation. Es sollte auch angemerkt werden, daß mehr als 82% zumindest einmal pro Tag trainiert haben.

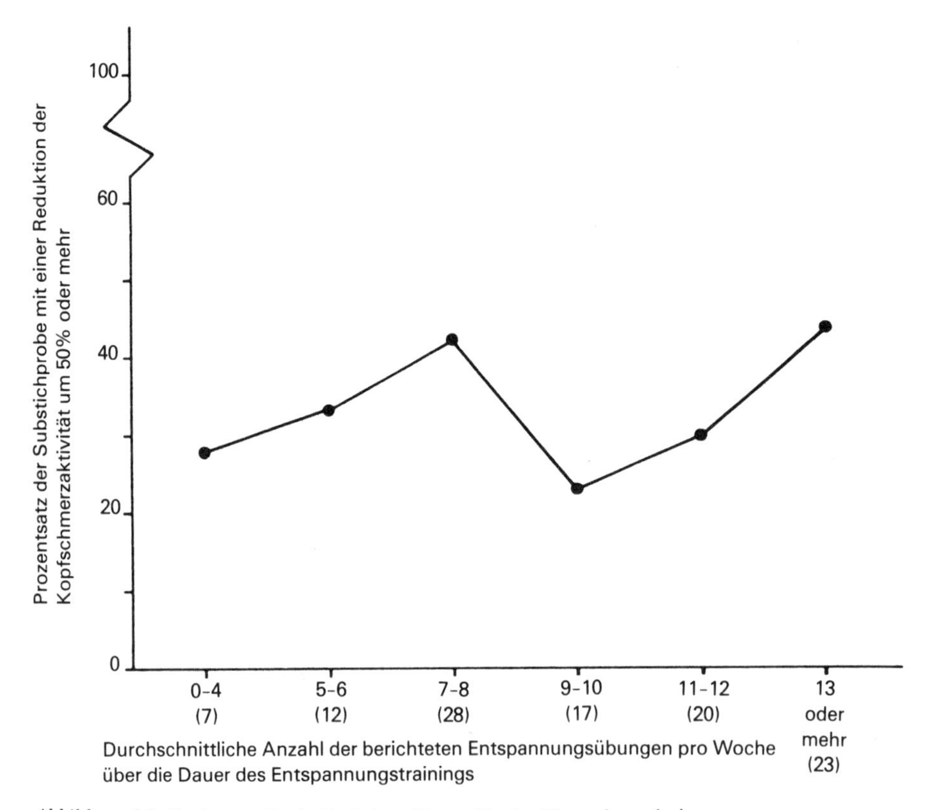

Abbildung 6.2: Geplottete Dosis-Reaktions-Kurve für das Therapieergebnis

Heimübungstonband

Unsere anfängliche Strategie bestand darin, die Patienten nach der ersten Sitzung ohne Hilfe eines Tonbandes zu Hause üben zu lassen. In der zweiten Sitzung wurde ihnen ein Tonband angeboten. 54% akzeptierten es. Seither haben wir den Patienten routinemäßig ein Tonband gegeben.

Ein Heimübungstonband hat drei Vorteile:

a) Es kontrolliert Tempo und Dauer der Heimübung. Viele Patienten beeilen sich zu sehr und absolvieren in weniger als acht Minuten die gesamten Übungen. Mit dem Tonband werden es 20–25 Minuten. Wir glauben, daß dies hilfreich ist.

b) Einige Patienten machen sich Sorgen, ob sie die Abfolge der Übungen richtig einhalten. Das Tonband eliminiert diese Sorge. Wir glauben nicht, daß besondere Magie in unserer Abfolge liegt, aber diese Erleichterung mag einigen helfen, sich besser zu entspannen.

c) Einige Patienten meinen, daß es nicht dasselbe sei ob sie ihren eigenen Instruktionen folgen oder denen des Therapeuten.

Standardband vs. auf den Patienten zugeschnittenes Band. Eine Frage ist noch, ob man allen Patienten dasselbe Band geben soll, oder ob es besser ist, ein auf den individuellen Patienten zugeschnittenes zu verwenden. Wir haben beides versucht und keinen Vorteil einer Methode gegenüber einer anderen gefunden. Einige Patienten, die ein Standardtonband erhielten, waren überrascht, nicht die Stimme ihres Therapeuten auf dem Tonband vorzufinden.

Wir würden ein individuell zugeschnittenes Band eventuell aus folgenden Gründen vertreten:

a) die Stimme des jeweiligen Therapeuten instruiert den Patienten;

b) falls sie eine entspannende Vorstellung einbeziehen, kann diese patientenspezifisch sein;

c) zudem können Abweichungen von der Standardprozedur - wie Auslassen einer Muskelgruppe oder Nichtverwendung einer Zwischensuggestion - eingebaut werden.

Hier folgt nun eine komplette Transkription für ein Heimübungsprogramm. Es gibt Ihnen eine Vorstellung, wie Pausen in der Entspannungsinduktion zu plazieren sind:

Transkription eines Heimübungstonbandes

Dies ist das Band für die erste Woche Ihres Entspannungstrainings. Sie sollten sich in einer ganz bequemen Körperhaltung befinden, entweder in einem bequemen Stuhl oder auf Ihrem Bett liegend. Lockern Sie jede enge und einschnürende Kleidung. Schließen Sie nun Ihre Augen und entspannen Sie sich. Ich werden Ihnen nun Entspannungsinstruktionen wie während Ihres ersten Besuches geben. Spannen Sie die Muskeln in Ihrem rechten Unterarm an ..., konzentrieren Sie sich auf die Spannungen in diesem Arm ..., konzentrieren Sie sich auf diese Spannungen ..., und nun entspannen Sie die Muskeln Ihres rechten Unterarmes ..., und konzentrieren Sie sich auf den Unterschied zwischen Spannung und Entspannung .... Spannen Sie nun die Muskeln in Ihrem linken Unterarm an ..., konzentrieren Sie sich auf die Spannungen in Ihrem linken Unterarm ..., konzentrieren Sie sich auf diese Spannungen ..., und nun entspannen Sie die Muskeln Ihres linken Unterarmes ..., und konzentrieren Sie sich auf den Unterschied zwischen Anspannung und Entspannung .... Spannen Sie nun beide Unterarme zugleich an ..., spannen Sie beide Unterarme an ..., konzentrieren Sie sich auf die Spannungen in Ihren Unterarmen ..., konzentrieren Sie sich auf die Spannungen ..., und nun entspannen Sie die Muskeln Ihrer Unterarme und konzentrieren Sie sich auf den Unterschied zwischen Anspannung und Entspannung ..., entspannen Sie sich immer mehr ..., falls Sie sich schläfrig fühlen, ist das gut. Wenn Sie an Entspannung denken und an das Lockerlassen Ihrer Muskeln ..., werden sie lockerer werden ..., schwer ..., und entspannt .... Lassen Sie einfach Ihre Muskeln los ..., während Sie sich immer mehr entspannen .... Spannen Sie nun die Muskeln Ihres rechten Oberarmes an ..., konzentrieren Sie sich auf die Spannungen in Ihrem rechten Oberarm ..., konzentrieren Sie sich auf diese Spannungen ..., und nun entspannen Sie die Muskeln Ihres rechten Oberarmes ..., und konzentrieren Sie sich auf den Unterschied zwischen Anspannung und Entspannung .... Spannen Sie nun die Muskeln Ihres linken Oberarmes an ..., konzentrieren Sie sich auf die Spannungen in Ihrem linken Oberarm ..., konzentrieren Sie sich auf diese Spannungen ..., und nun entspannen Sie die Muskeln Ihres linken Oberarmes ..., und konzentrieren Sie sich auf den Unterschied zwischen Anspannung und Entspannung .... Spannen Sie nun die Muskeln beider Oberarme zugleich an ..., konzentrieren Sie sich auf die Spannungen in Ihren Oberarmen ..., konzentrieren Sie sich auf diese Spannungen ..., und nun entspannen Sie die Muskeln Ihres Oberarmes ..., und konzentrieren Sie sich auf den Unterschied zwischen Anspannung und Entspannung .... Spannen Sie nun die Muskeln des rechten Unterschenkels an ..., konzentrieren Sie sich auf die Spannungen in Ihrem Unterschenkel ..., konzentrieren Sie sich auf diese Spannungen ..., entspannen Sie nun die Muskeln Ihres Unterschenkels ..., und konzentrieren Sie sich auf den Unterschied zwischen Anspannung und Entspannung .... Spannen Sie nun die Muskeln Ihres linken Unterschenkels an ..., konzentrieren Sie sich auf die Spannungen in Ihrem linken Unterschenkel ..., konzentrieren Sie sich auf diese Spannungen ..., entspannen Sie nun die Muskeln Ihres linken Unterschenkels ..., und konzentrieren Sie sich auf den Unterschied ... zwischen Anspannung und Entspannung .... Spannen Sie nun die Muskeln beider Unterschenkel gleichzeitig an ..., konzentrieren Sie sich auf die Spannungen in Ihren Unterschenkeln .., konzentrieren Sie sich auf diese Spannungen ..., entspannen Sie nun die Muskeln Ihrer Unterschenkel ..., und konzentrieren Sie sich auf den Unterschied ..., zwischen Anspannung ..., und Entspannung ... Sie werden immer entspannter ..., schläfrig ..., schläfrig ..., immer entspannter ..., während Sie sich immer mehr entspannen..., werden Sie tiefer in Ihrem Sessel einsinken ..., all Ihre Muskeln werden immer entspannter ..., locker ..., schwer ..., und entspannt .... Spannen Sie nun die Muskeln beider Hüften gleichzeitig an ..., konzentrieren Sie sich auf die Spannungen in Ihren Hüften ..., konzentrieren Sie sich auf diese Spannungen ..., entspannen Sie nun die Muskeln

Ihrer Hüften ..., und konzentrieren Sie sich auf den Unterschied ..., zwischen Anspannung ... und Entspannung .... Spannen Sie nun Ihre Bauchmuskeln an ..., konzentrieren Sie sich auf die Spannungen in Ihrem Bauch ..., konzentrieren Sie sich auf diese Spannungen ..., entspannen Sie nun die Muskeln Ihres Bauches ..., und konzentrieren Sie sich auf den Unterschied ... zwischen Anspannung ... und Entspannung .... Spannen Sie nun Ihre Brustmuskeln an ..., atmen Sie tief ein ..., konzentrieren Sie sich auf die Spannungen in Ihrer Brust ..., konzentrieren Sie sich auf diese Spannungen ..., entspannen Sie nun Ihre Brustmuskeln ... und konzentrieren Sie sich auf den Unterschied ... zwischen Anspannung ... und Entspannung .... Die Entspannung wird immer tiefer ... und tiefer .... Sie sind entspannt ..., schläfrig und entspannt ..., Ihr Atem ist regelmäßig ... und entspannt ..., mit jedem Atemzug ... vertieft sich Ihre Entspannung ..., und jedesmal, wenn Sie ausatmen ..., verbreitet sich die Entspannung über Ihren Körper .... Spannen Sie nun Ihre Schultermuskeln an ..., konzentrieren Sie sich auf die Spannungen in Ihren Schultern ..., konzentrieren Sie sich auf diese Spannungen ..., entspannen Sie nun Ihre Schultermuskeln ..., und konzentrieren Sie sich auf den Unterschied ... zwischen Anspannung und Entspannung .... Spannen Sie nun Ihre Nackenmuskeln an ..., konzentrieren Sie sich auf die Spannungen in Ihrem Nacken ..., konzentrieren Sie sich auf diese Spannungen ..., entspannen Sie nun Ihre Nackenmuskeln ... und konzentrieren Sie sich auf den Unterschied ... zwischen Anspannung ... und Entspannung ..., achten Sie auf das angenehme Gefühl der Wärme und Schwere ..., das in Ihren Körper strömt ..., während sich Ihre Muskeln ganz entspannen ..., Sie werden immer wissen, was Sie tun ..., und was ich sage ..., während Sie sich immer tiefer entspannen .... Spannen Sie nun die Muskeln Ihrer Lippen an ..., konzentrieren Sie sich auf die Spannungen in Ihren Lippen ..., konzentrieren Sie sich auf diese Spannungen ..., entspannen Sie nun die Muskeln Ihrer Lippen ..., konzentrieren Sie sich auf den Unterschied ... zwischen Anspannung ... und Entspannung .... Spannen Sie nun Ihre Augenmuskeln an ..., konzentrieren Sie sich auf die Spannungen in Ihren Augen ..., konzentrieren Sie sich auf diese Spannungen ..., entspannen Sie nun Ihre Augenmuskeln ... und konzentrieren Sie sich auf den Unterschied ... zwischen Anspannung ... und Entspannung .... Nun breitet sich eine tiefe Entspannung über ihren ganzen Körper aus ..., Sie werden immer entspannter ..., schläfrig ..., und entspannt .... Sie können das angenehme Gefühl der Entspannung fühlen ..., während Sie sich immer tiefer ... und tiefer ... entspannen .... Spannen Sie nun Ihre Stirnmuskeln an ..., konzentrieren Sie sich auf die Spannungen in Ihrer Stirn ..., konzentrieren Sie sich auf diese Spannungen ..., entspannen Sie nun Ihre Stirnmuskeln ... und konzentrieren Sie sich auf den Unterschied zwischen Anspannung ... und Entspannung .... Entspannen Sie nun alle Muskeln ihres Körpers ..., lassen Sie sie immer entspannter werden .... Ich werde Ihnen helfen, einen tieferen Entspannungszustand zu erreichen ..., indem ich von eins bis fünf zähle. Während ich zähle, werden Sie sich immer tiefer entspannen ..., immer weiter ..., in einen tiefen ..., ruhigen Zustand ... der Entspannung .... Eins ... Sie entspannen sich immer tiefer ... Zwei ... tiefer ... tiefer ..., in einen sehr tiefen ..., entspannten Zustand ... Drei ... Vier ... immer entspannter ...

Fünf ... tief entspannt .... Bleiben Sie nun ganz entspannt ... und beginnen Sie nun, sich auf Ihre Atmung zu konzentrieren ..., atmen Sie durch Ihre Nase ..., achten Sie auf die kühle Luft beim Einatmen ..., und die warme, feuchte Luft ... beim Ausatmen .... Verwenden Sie Ihre Bauchmuskeln zum Atmen ..., konzentrieren Sie sich weiterhin auf Ihre Atmung ..., wiederholen Sie nun jedesmal beim Ausatmen ..., das Wort ... entspanne ... einatmen ... ausatmen ... entspanne ... einatmen ... ausatmen ... entspanne ....

Fahren Sie fort, sich auf Ihre Atmung zu konzentrieren, aber versuchen Sie nun, sich so deutlich als möglich vorzustellen ..., auf einer Decke ..., an einem wunderschönen Strand zu liegen ..., in der Sommerzeit ..., der Himmel ist strahlend blau ..., und die brennend orange Sonne ... beginnt über dem Ozean unterzugehen .... Sie beobachten die Wellen ..., wie sie an den Strand rollen ..., und wieder zurückweichen .... Die angenehme Salzigkeit des Meeres liegt in der Luft .... Sie werden durch die Wärme der Sonne von oben eingehüllt ... und von der Wärme des Sandes unter Ihrer Decke ... lassen Sie die Wärme in jeden Muskel Ihres Körpers treten .... Ihnen ist sehr warm ..., und Sie sind sehr entspannt ..., da ist eine kühle Brise ..., und Sie haben nichts zu tun ..., als sich auf das Gefühl der Wärme ... und der angenehmen Entspannung zu konzentrieren ..., die durch jeden Muskel Ihres Körpers strömt .... Beobachten Sie die Wellen ..., wie sie herein und hinausrollen .... Sie fühlen sich wohl und entspannt ....

Ich werde Ihnen nun helfen, in Ihren normalen Wachzustand zurückzukehren ..., in einer kleinen Weile ..., in einer kleinen Weile werde ich rückwärts von fünf nach eins zu zählen beginnen .... Sie werden allmählich immer wacher .... Wenn ich bei zwei ankomme ..., öffnen Sie ihre Augen ..., wenn ich zu eins komme, werden Sie ganz wach sein ..., in Ihrem normalen Wachzustand ..., Achtung ... Fünf ... Vier ... Sie werden immer wacher ... Sie fühlen sich sehr erfrischt ... Drei ... Zwei ... nun sind Ihre Augen offen, Sie fühlen sich wach und erfrischt ... Eins. Das ist das Ende des ersten Bandes.

Entwöhnung des Patienten vom Tonband. Obwohl als langfristiges Ziel des Entspannungstrainings bei chronischen Kopfschmerzpatienten Kopfschmerzerleichterungen oder -beendigung anzusehen ist, besteht ein vorrangiges Zwischenziel für den Patienten darin, rasch einen ziemlich tiefen Entspannungszustand zu erreichen. Unser ganzes Entspannungstraining ist darauf ausgerichtet.

Wir haben jedoch beobachtet, daß einige Patienten vom Tonband abhängig werden. Wir schlagen daher vor, daß der Patient in der zweiten Hälfte des Trainingsprogrammes aufhört, täglich das Tonband zu benutzen, und es stattdessen nur jeden zweiten Tag einsetzt. Die übrigen Tage sollte der Patient Entspannung durch Vergegenwärtigung üben. Später wird er das Tonband nur noch jeden dritten Tag benutzen. Es ist jedoch vielleicht für den Patienten nützlich, die ganze Abfolge ein- bis zweimal pro Woche durchzugehen.

Heimübungen nach Therapieende

Obwohl die meisten Forscher tägliches Heimtraining nach Behandlungsende vorschlagen (Budzynski et al., 1973) und wir ähnliche Empfehlungen abgeben, wird unserer Erfahrung nach diese Regelmäßigkeit nicht durchgehalten. Wir fanden bei Nachuntersuchungen nach 3, 6 und 12 Monaten (Andrasik, Blanchard, Neff & Rodichok, 1984a) meist niedrige, aber positive Korrelationen zwischen berichteter Trainingshäufigkeit und dem Ausmaß der Kopfschmerzreduktion.

Eine neuere Arbeit von Libo und Arnold (1983b) fand keine Beziehung zwischen fortgesetztem Heimtraining von Entspannung oder anderen Selbstregulationstechniken und Besserung über Zeiträume von ein bis fünf Jahren. Nur 21% der Patienten, die bei der Nachuntersuchung als verbessert eingestuft wurden, haben noch immer häufig geübt (definiert als einmal oder öfter pro Woche; das ist jedoch nicht häufig nach unseren Standards).

Generell ist es gut, den Patienten fortgesetztes Üben zu empfehlen; man sollte jedoch keine zu hohen Erwartungen bezüglich der Einhaltung haben. Dies zählt auch nicht zu den hervorstechenden Merkmalen der Kopfschmerzpopulation.

Das Erfassen der Entspannungstiefe

Ein potentielles Problem beim Entspannungstraining ist, herauszufinden, ob es gewirkt hat oder nicht. Man kann sich natürlich auf das klinische Endziel, nämlich Kopfschmerzerleichterung, stützen, was aber kurzfristig nicht sehr zufriedenstellend ist. Auf gröbstem Niveau kann man den Patienten nach der Induktion fragen, ob er entspannt war. Die «alles-oder-nichts-Skalierung» ist jedoch nicht sehr präzise.

Eine etwas genauere Form der Selbsteinstufung, die wir auch routinemäßig in unseren anfänglichen Arbeiten verwendet haben und auf der die Ergebnisse von Seite 90 basieren, besteht darin, den Patienten mittels einer Zehnpunkteskala, auf der 1 «nicht entspannt» und 10 «sehr entspannt» bedeutet, über seinen Entspannungszustand zu befragen. Die Patienten verstehen dies schnell, und man erhält sinnvolle Daten. Ein Problem dieser Selbsteinstufung und aller Selbsteinstufungen besteht darin, daß die Patienten oft berichten, was ihrer Meinung nach der Therapeut hören will.

Kürzlich haben Schilling und Poppen (1981) eine weniger reaktive Methode zur Erfassung der Entspannungstiefe entworfen - ihre «Behavioral Relaxation Scale». Auf dieser Skala werden 10 verschiedene Verhaltensweisen über ein 60 Sekunden dauerndes Beobachtungsintervall geskort. In den ersten 30 Sekunden wird die Atemfrequenz aufgezeichnet, in den folgenden 30 Sekunden werden die übrigen 9 Verhaltensweisen beobachtet. Sie beziehen sich größtenteils auf die Körperhaltung und beinhalten:

a) Abwesenheit von Lauten oder nasalen Geräuschen,

b) Fehlen von Körperbewegungen,

c) Kopflage,

d) Augen,

e) Mund,

f) Hals,

g) Schultern,

h) Hände und

i) Füße.

Schilling und Popen führen auch Reliabilitäts- und Validitätsdaten zu ihrer Skala an. Unsere Erfahrungen bestätigen ihre Validitätsangaben. Der Einsatz dieser Skala am Ende der Entspannungsinduktion könnte eine valide Überprüfung der Selbstberichte des Patienten darstellen.

Inkonsistenzen beiderlei Art (der Patient gibt vor, tief entspannt zu sein, während die Beobachtung dies nicht bestätigt, oder die Beobachtungen deuten auf tiefe Entspannung, während der Patient dies leugnet) sind natürlich ärgerlich. Falls der Patient Entspannung leugnet, ist dies möglicherweise auf eine Besorgnis oder andere kognitive Aktivität zurückzuführen. Dies sollte geklärt, und es sollte nun mehr Gewicht auf Atmung und Konzentration gelegt werden.

Entspannungstraining als Ergänzung zu anderen nichtpharmakologischen Therapien

Wie unsere Ergebnisse in Tabelle 6.1 zeigen, würde die Hälfte der chronischen Kopfschmerzpatienten bei alleinigem Einsatz von Entspannungstraining keine signifikante Erleichterung erfahren. Während wir also Entspannungstraining als ersten Schritt in einem hierarchischen Zugang zur Behandlung des Kopfschmerzes empfehlen, anerkennen wir seine Begrenztheit als alleinige Therapiemaßnahme.

Wie die Literatur zum Einsatz von Biofeedback bei der Kopfschmerzbehandlung zeigen wird (Kap. 7), beinhalten viele Biofeedbacktherapieprogramme Entspannungstraining als Ergänzung. Forschungsergebnisse unterstützen den zusätzlichen Einsatz von Entspannungstraining, besonders auf Heimübungsbasis.

Wie wir in Kapitel 9 berichten werden, haben wir dies auch in unserem neuesten Therapieprogramm zum vaskulären Kopfschmerz gemacht. In diesem Kapitel werden wir ein integriertes Temperaturbiofeedback und Entspannungstrainingsprogramm für vaskulären Kopfschmerz beschreiben (Jurish, Blanchard, Andrasik, Teders, Arena & Neff, 1983).

Aus diesem Grunde glauben wir, daß sich der Leser mit Entspannungstraining vertraut machen und es in sein Instrumentarium der Kopfschmerztherapie einbauen sollte.

7. Kapitel

Kopfschmerz und Biofeedbacktraining

Auf einfachstem Niveau betrachten wir Biofeedbacktraining als eine weitere physische Strategie zur Behandlung von Kopfschmerzen. Es übertrifft allerdings im Hinblick auf publizierte Arbeiten das Entspannungstraining als physiologische Therapie chronischer Kopfschmerzen. Darüber hinaus initiierte der frühe Erfolg des Biofeedbacktrainings bei Kopfschmerz eine Biofeedbackbewegung, welche wiederum maßgeblich an der Entwicklung der Verhaltensmedizin in den frühen siebziger Jahren beteiligt war (Blanchard, 1982).

Obwohl das Biofeedbacktraining zeitlich früher entwickelt wurde, diskutieren wir es an zweiter Stelle, da es eine komplexere Behandlungsmethode ist als das Entspannungstraining. Das letztere erfordert ja weder Ausrüstung noch Expertenwissen und ist für Therapeuten einfacher anzuwenden.

Das Entspannungstraining kann als «Gießkannen»-therapie der physiologischen Aspekte von Kopfschmerz bezeichnet werden, während mit dem Biofeedback Probleme gezielt angegangen werden können. Entspannungstraining ist demnach eine allgemeinere globale Strategie zur Reduktion sowohl des generellen physiologischen Erregungsniveaus als auch der Muskelspannung. Biofeedbacktraining hingegen ist zentrierter, da es auf spezifische physiologische Reaktionen abzielt. Diese in der Biofeedbackgemeinschaft vorherrschende Ansicht (z.B. Taub, 1981) trifft unserer Meinung nach jedoch nur teilweise zu.

Während Entspannungstraining bei jeder Person mit chronischen Kopfschmerzen angewendet werden könnte, beziehen sich sowohl nach der Tradition als auch nach den offiziellen Empfehlungen der Biofeedbackgesellschaft von Amerika verschiedene Formen von Biofeedback auf verschiedene Kopfschmerzarten: Frontales EMG-Biofeedback auf Spannungskopfschmerz (Budzynski, 1978) und thermales Biofeedback auf Migräne und andere vaskuläre Kopfschmerzen (Diamond, Diamond-Falk & DeVeno, 1978). Obwohl neuere Forschungsarbeiten diese Unterscheidungen und Empfehlungen in Frage stellen (z.B. Daly, Donn, Galliher & Zimmerman, 1983), folgen wir dieser Konvention.

Biofeedbackbehandlung bei Spannungskopfschmerz

Beginnend mit den Pionierarbeiten von Budzynski und Stoyva (Budzynski et al., 1970, 1973) zielte ein Großteil der Biofeedbackbehandlung bei Spannungs- oder Muskelkontraktionskopfschmerz darauf ab, den Patienten beizubringen, die Muskelaktivität der Stirn, besonders die des Frontalismuskels, durch frontales EMG-

Biofeedback zu reduzieren. Nach der Definition des Ad-Hoc-Kommitees und der allgemeinen Beschreibung (anhaltende Kontraktion der Muskeln des Gesichts, der Kopfhaut und des Nackens, mit zweiseitiger Schmerzlokalisation besonders im Hinterhauptsbereich oder in Form einer Kappe oder eines Bandes, das den Kopf umspannt) müßte der Erwerb der Regulationsfähigkeit des Spannungsniveaus dieser Muskeln zum Erfolg führen. Tatsächlich berichten auch die meisten Arbeiten, die diese Form der Behandlung bei chronischem Kopfschmerz versucht haben, von Erfolg.

Die von Budzynski et al. (1973) beschriebene Behandlung enthält auch Training in Entspannungsverfahren und Instruktionen für das Heimtraining. Es überrascht daher nicht, daß verschiedene Forscher versucht haben, den relativen Beitrag des frontalen EMG-Biofeedback und des Entspannungstrainings zum Behandlungserfolg empirisch zu ermitteln. Mindestens sechs veröffentlichte Arbeiten haben derartige Vergleiche angestellt, wobei dem Ergebnis nach eine das Biofeedback favorisierte, eine das Entspannungstraining und die anderen vier beide Methoden gleich effektiv fanden (d.h. es ergab sich kein statistisch signifikanter Unterschied). Demnach dürften die beiden Methoden kurzfristig gleich effektiv sein.

Eine weitere statistische Technik, mit der die Ergebnisse mehrerer Studien verglichen werden können, ist die *Metaanalyse.* Bei dieser Technik besteht die Analyseeinheit im durchschnittlichen Effekt für Patientengruppen, die alle dieselbe Behandlung erhalten haben. So würde eine Forschungsarbeit, die Biofeedbacktraining mit Entspannungstraining vergleicht und je 10 Patienten unter jeder Bedingung untersucht (insgesamt 20), zwei Datenpunkte in der Metaanalyse erhalten, einen für den durchschnittlichen Gruppeneffekt beim Biofeedbacktraining und einen für den durchschnittlichen Gruppeneffekt beim Entspannungstraining.

Wir (Blanchard, Andrasik, Ahles, Teders & O'Keefe, 1980) haben kürzlich eine Metaanalyse über Biofeedback- und Entspannungstherapien bei Spannungskopfschmerz veröffentlicht (Kriterien zur Auswahl der Arbeiten, der Berechnung der prozentuellen Besserung und der Liste der berücksichtigten Arbeiten siehe dort). Die hauptsächlichen Ergebnisse sind in Tabelle 7.1 zusammengefaßt.

Tabelle 7.1: Behandlung von Spannungskopfschmerzen

Bedingung	Durchschnittliche prozentuale Besserung am Ende der Therapie	Anzahl der Studien
Frontales EMG-Biofeedback allein	60,9	12
Entspannungstraining allein	59,2	9
Frontales EMG-Biofeedback und Entspannungstraining	58,8	6
Psychologisches Placebo	35,3	7
Medikationsplacebo	34,8	8
Kopfschmerzaufzeichnung allein	–4,5	6

Anmerkung: EMG = Elektromyographisch

Demnach führen frontales EMG-Biofeedback allein, Entspannungstraining allein und die Kombination von frontalem EMG-Biofeedback mit Entspannungstraining zu ähnlichen Ergebnissen, nämlich einer ungefähr 60-prozentigen Verbesserung.

Alle drei Behandlungsbedingungen sind statistisch psychologischer oder pharmakologischer Placebobehandlung überlegen, die beide zu einer 35-prozentigen Verbesserung führen. Schließlich sind beide Placebobehandlungen reiner Kopfschmerz*aufzeichnung* überlegen. Auf Gruppendurchschnittsebene hat diese Bedingung, in der der Patient 4–8 Wochen lang ein Kopfschmerztagebuch führt, während er auf die Behandlung wartet, keine wesentlichen Auswirkungen auf die Kopfschmerzaktivität.

Tabelle 7.2: Ergebnisse im SUNYA-Kopfschmerzprojekt für Frontales EMG-Biofeedback bei Spannungskopfschmerz

	nicht gebessert oder verschlechtert (< 25%)	leicht gebessert (25–49%)	gebessert (50%+)
Anzahl der Patienten	13 (38%)	7 (21%)	14 (41%)

Die Ergebnisse in Tabelle 7.1 und 7.2 lassen Einige (z.B. Silver & Blanchard, 1978) vermuten, die beiden Behandlungen funktionierten auf Basis eines gemeinsamen Faktors, der Entspannung enthält. Drei neuere Studien werfen jedoch Zweifel hinsichtlich dieser Erklärung auf. Wir haben in unserem Labor (Blanchard et al., 1982d) Entspannungstraining mit frontalem EMG-Biofeedback sequentiell und nicht simultan verglichen wie die meisten anderen Studien. Die Stichprobe bestand aus 14 Patienten mit chronischem Spannungskopfschmerz, die einen ausführlichen Entspannungstrainingskurs durchlaufen (identisch mit dem in Kap. 6 beschriebenen), deren Kopfschmerz sich aber am Ende der achtwöchigen Behandlung nicht gebessert hatte. Diese Patienten nahmen an 12 über 6–10 Wochen verteilten EMG-Biofeedbacksitzungen teil, nach der Art, wie es später beschrieben werden wird. (Eine regelmäßige Fortsetzung des Entspannungstrainings wurde vorgeschlagen.) Die Stichprobe bestand also aus einer Gruppe von Personen, aus der alle, die auf das Entspannungstraining angesprochen hatten, entfernt worden waren.

Fünf der 14 zeigten mit dem Biofeedbacktraining eine deutliche Verbesserung, die prozentuell im Bereich von 47–90% lag. Drei weitere zeigten eine leichte Besserung und sechs blieben unverändert oder verschlechterten sich. Bei den fünf gebesserten Patienten scheint das EMG-Biofeedback effektiver und möglicherweise anders gewirkt zu haben als allgemeines Entspannungstraining.

Die Untersuchung von Andrasik und Holroyd (1980), die wir im Kapitel 4 (siehe Seite 52 besprochen haben, liefert ebenfalls Informationen bezüglich des Mechanismus, nach dem EMG-Biofeedback funktioniert. Alle drei Gruppen, inklusive derjenigen, die das EMG-Niveau zu erhöhen lernte, zeigten am Ende der Behandlung große, statistisch signifikante Abnahmen in der Kopfschmerzaktivität, während jene, die nur ein Kopfschmerztagebuch führten, sich nicht verbesserten. Nach dieser Studie scheint eine Reduktion des EMG-Niveaus an sich weder notwendig noch hinreichend zur Reduktion des Kopfschmerzes bei Spannungskopfschmerzpatienten zu sein, was einen dazu führt, im Biofeedbackkontext nach anderen, Veränderungen bewirkenden Variablen zu suchen.

Eine neuere Arbeit von Holroyd et al. (1984) wollte mittels der folgenden Bedingungen an die Studie von Andrasik und Holroyd (1980) anschließen. In einem 2×2 Design lernte die Hälfte der Patienten mittels Biofeedback das frontale EMG-Niveau zu senken (entspricht Bedingung 1), während die andere Hälfte durch Biofeedback unwissentlich ihr frontales EMG-Niveau erhöhte (entspricht Bedingung 2). Innerhalb beider Bedingungen erhielt die eine Hälfte der Patienten verbales und graphisches Feedback, das ihnen den Eindruck vermittelte, sie seien erfolgreicher als der durchschnittliche Patient, während der anderen Hälfte durch verbales und graphisches Feedback gezeigt wurde, daß sie weniger erfolgreich seinen als der Durchschnitt.

Die Ergebnisse zeigen die erwünschten Veränderungen im frontalen EMG-Niveau. Was noch wichtiger ist: Patienten, die glaubten, sie seien erfolgreicher, zeigten eine signifikant größere Reduktion der Kopfschmerzaktivität als jene, die annahmen, weniger erfolgreich zu sein – unabhängig von den Veränderungen im EMG-Niveau. Es scheint, daß der wahrgenommene Erfolg bei der Biofeedbackaufgabe oder die Annahme, man habe gelernt, eine Reaktion zu kontrollieren, die der Erleichterung des Kopfschmerzes dient, beträchtlich zur Besserung beiträgt.

Diese Studien zusammen mit den zahlreichen anderen, die keine signifikante Beziehung zwischen frontalem EMG und Kopfschmerzreduktion gefunden haben (z.B. Blanchard et al., 1983d; Epstein & Abel, 1977; Philips, 1978), lassen die Frage nach dem Mechanismus, durch den frontales EMG-Biofeedback arbeitet, unbeantwortet. Trotz dieses verworrenen Bildes scheint klar zu sein, daß frontales EMG-Biofeedback funktioniert und im Durchschnitt zu einer 60-prozentigen Reduktion der Kopfschmerzaktivität führt. Daher fahren wir fort, seine Anwendung bei Spannungskopfschmerz zu empfehlen.

Vorgehensweise beim EMG-Biofeedback im SUNYA-Kopfschmerzprojekt

Wir sollten daran erinnern, daß unsere Arbeit zur Biofeedbackbehandlung aufgrund der involvierten Population etwas ungewöhnlich ist. Unsere Forschungspatienten, die frontales EMG-Biofeedback erhalten haben, sind alle «Entspannungsfehlschläge», d.h. alle Patienten haben einen gründlichen Entspannungstrainingskurs durchlaufen und keine klinisch bedeutsame (mindestens 50%) Reduktion der Kopfschmerzaktivität gezeigt. Diese Patienten könnten als «zäh» bezeichnet werden, da jene Kopfschmerzpatienten, die gut auf einfaches Entspannungstraining reagiert haben, aus der Biofeedbackstichprobe eliminiert wurden.

Unsere Ergebnisse bei dieser Population basieren auf 34 Patienten und sind in Tabelle 7.2 angeführt.

Erste Sitzung

Bei der Einführung einer Biofeedbackbehandlung oder jeglicher psychologischer Behandlung ist es wichtig, dem Patienten die Behandlungsmaßnahmen und deren Nutzen für das Problem des Patienten zu erklären. Diese einführenden Bemerkungen erfüllen zwei Funktionen: Einerseits befähigen sie den Patienten, die Behandlungsmaßnahmen zu verstehen und demzufolge aktiv an der eigenen Behandlung teilzunehmen und nicht bloß als passiver Therapieempfänger zu fungieren; andererseits erfüllen sie eine motivierende Funktion, indem sie im Patienten eine gewisse Erfolgserwartung wecken. Forschungen in unserem Labor (Shaw & Blanchard, 1983) haben gezeigt, daß positive Erwartungen zu größerer Besserung infolge stärkeren Bemühens des Patienten, auch zu Hause den Anweisungen zu folgen, führen.

Unsere Patienten erhalten die folgende Einführung:

Wie wir in unserer letzten Sitzung besprochen haben, werden wir heute mit der zweiten Phase der Behandlung Ihrer Kopfschmerzen beginnen. In dieser Phase werden wir Biofeedbacktraining einsetzen.

Lassen Sie mich Ihnen zuerst etwas über das Biofeedbacktraining erzählen. Der Grundgedanke besteht darin, Ihnen zu helfen, gewisse physiologische Reaktionen zu beeinflussen. In Ihrem Fall möchten wir, daß Sie lernen, die Muskeln Ihrer Stirn, der Kopfhaut und des Gesichts durch rein geistige Mittel zu entspannen.

Viele Kliniken und Labors haben gezeigt, daß das Erlernen der Kontrolle über die Stirnmuskulatur und speziell die Entspannung dieser Muskeln einen erleichternden Effekt auf Spannunskopfschmerzen Ihrer Art haben kann.

Biofeedback besteht im wesentlichen aus drei Teilen: Erstens benötigen wir eine elektronische Vorrichtung, um kleine Veränderungen einer spezifischen Reaktion zu registrieren, so kleine Veränderungen, daß Sie sie normalerweise nicht wahrnehmen. In Ihrem Fall sind es sehr kleine Veränderungen der Muskelspannungen Ihrer Stirn. (Zeigen Sie dem Patienten die Stirnelektroden.) Ich werde zur Ableitung eines guten Signals die Haut Ihrer Stirn sorgfältig reinigen müssen.

Zweitens müssen wir diese Veränderungen in ein Signal umwandeln, das Sie gut verstehen können. Wir machen dies ebenfalls elektronisch.

Schließlich melden wir Ihnen diese Information zurück (daher Biofeedback). Dazu verwenden wir diesen Lautsprecher. Wir haben verschiedene Arten akustischer Feedbacks und werden Sie probieren lassen, welches für Sie am besten ist. Beispielsweise steigt die Tonhöhe, wenn Sie sich verspannen, und sie sinkt, wenn Sie sich entspannen. Oder wir lassen den Ton verschwinden, wenn Sie die Muskelspannung unter ein gewisses Niveau senken. Schließlich gibt es auch Klickgeräusche, die mit zunehmender Spannung schneller und mit zunehmender Entspannung langsamer werden.

Das Erlernen der Kontrolle besteht aus zwei wichtigen Teilen: Sie können einerseits die Feedbacksituation als Ihr eigenes Labor betrachten, in dem Sie entdecken lernen, welche Strategien, Taktiken und Manöver Ihnen helfen. Wir ermutigen Sie zu experimentieren, Ideen auszuprobieren, die für Sie günstig sein könnten.

Ein zweiter wichtiger Faktor ist, *die Reaktion geschehen zu lassen,* also eher passiv zu sein. Wenn Sie es erzwingen wollen, werden Sie sich nur noch mehr verspannen. Denken Sie also daran, sich zu entspannen und *Ihre Stirn* entspannter werden zu lassen.

Haben Sie dazu Fragen?

Da dies ein Forschungsprojekt ist, werden wir während jeder Sitzung auch verschiedene andere Körperfunktionen messen. Glücklicherweise werden es weniger Messungen als in der Eingangssitzung sein.

Die Sitzung wird aus vier Teilen bestehen:

a) einer kurzen Phase, in der wir die Geräte einstellen werden,

b) einer kurzen Phase, in der wir Sie bitten werden, Ihre Stirn ohne Feedback zu entspannen,

c) einem Feedbacktraining von 20 Minuten und

d) einer kurzen Phase, in der wir Sie bitten werden zu versuchen, die Kontrolle so gut als möglich aufrechtzuerhalten.

Die Gegensprechanlage wird immer eingeschaltet sein. Haben Sie dazu Fragen?

Wie der Patientenerklärung zu entnehmen ist, sind unsere Biofeedbacksitzungen in einzelne Phasen unterteilt. (Wir verwenden beim frontalen EMG-Biofeedback und beim thermalen Biofeedback, das später besprochen werden wird, dieselben Phasen und Phasenlängen.)

Die Phasen und deren Längen sind:

1. Adaptation: 10–15 Minuten
2. Baseline: 5 Minuten
3. Selbstkontrolle-1: 5 Minuten
4. Feedbacktraining: 20 Minuten
5. Selbstkontrolle-2: 5 Minuten

Berechnet man noch die Zeit zum An- und Ablegen der Elektroden, Einsammeln der Tagebuchdaten und Überprüfen des Fortschritts beim Entspannungstraining mit, dauern unsere Sitzungen ungefähr 60 Minuten.

Die Adaptationsphase soll dem Patienten helfen, sich zu entspannen und sich an das Labor zu gewöhnen. Ihm wird gesagt, er solle versuchen, sich zu entspannen, seine Augen schließen und sie geschlossen halten, bis die Sitzung vorbei ist. Diese Phase dient der physiologischen Beruhigung vor Trainingsbeginn. Wir verwenden sie auch zur Kalibrierung der physiologischen Aufnahmegeräte und des Biofeedbackgerätes. Lichstein et al. (Sallis & Lichstein, 1979; Lichstein, Sallis, Hill & Young, 1981) haben gezeigt, daß bei frontalem EMG zumindest 15 Minuten als Adaptationszeit notwendig sind.

Die Baseline dient der Datensammlung und ist für den Patienten nicht von der Adaptationszeit zu unterscheiden. Wir sind aus zweierlei Gründen der Ansicht, daß es wichtig ist, zu Beginn jeder Sitzung Informationen zu den Ruhewerten der angezielten physiologischen Reaktion zu sammeln:

a) als Ausgangspunkt für den Vergleich mit den späteren Selbstkontroll- und Feedbackphasen dieser Sitzung (z.B.: War der Patient imstande, das frontale EMG-Niveau während des Feedback unter das Ausgangsniveau zu senken?) und

b) um zu sehen, ob es eine Verschiebung des Ausgangsniveaus über die Sitzungen hinaus gibt (z.B.: Beginnt der Patient die 6. Sitzung mit einem merklich niedrigeren Ausgangsniveau als die 1. Sitzung? Trifft dies zu, würde es einen Fortschritt indizieren und dem Therapeuten helfen, dem Patienten zu erklären, warum er an diesem Tag Probleme hatte, größere Veränderungen zu erwirken. (Das ist besonders für Temperaturfeedback relevant.)

In der Selbstkontrollphase-1 wird der Patient gebeten, sich weiter zu entspannen und sich auf die Senkung der Stirnmuskelspannung zu konzentrieren. Anfangs gibt es in dieser Phase nur geringe Veränderungen und meist in die falsche Richtung (z.B. höhere Stirnmuskelspannung, kältere Hände). Mit dem Erwerb von Selbstkontrolle (im Sinne von Epstein & Blanchard, 1976), d.h. der Fähigkeit, die Reaktion nur auf Instruktion hin, ohne die Unterstützung externer Feedbacks (Epstein & Blanchard bezeichneten letztgenanntes als Feedbackkontrolle oder feedbackunterstützte Kontrolle) zu regulieren, sollte der Patient imstande sein, innerhalb kurzer Zeit eine merkliche und signifikante Veränderung in der Reaktion zu erreichen.

Auf diese Weise bietet die Leistung in dieser Phase und speziell die Veränderung von der Ausgangsmessung zur Selbstkontrolle-1 einen Hinweis darauf, wie gut der Patient gelernt hat, die Reaktion zu kontrollieren.

In unserer Forschungsarbeit haben alle Patienten eine fixierte Anzahl (gewöhnlich 12) Feedbacksitzungen erhalten. Auf einer klinischen Basis wird man das Training beenden wollen (a) wenn eine klinisch relevante Reaktion sich gebessert hat, z.B. eine merkliche Kopfschmerzreduktion aufgetreten ist, (b) nachdem der Patient eine zuverlässige Selbstkontrolle der Zielreaktion erworben hat. Im letztgenannten Fall sind vielleicht 5, 15 oder 25 Trainingssitzungen notwendig.

Die Feedbacktrainingsphase dauert 20 Minuten. Während dieser Zeit wird der Patient daran erinnert, wie sich die physiologische Reaktion auf das Feedbacksignal bezieht (z.B.: «Versuchen Sie, Ihre Stirnmuskeln zu entspannen; während Sie sich entspannen, wird sich die Tonhöhe senken; versuchen Sie also, den Ton zu senken.»). Nach unserer Standardprozedur bleibt das Feedbacksignal die ganzen 20 Minuten eingeschalten. Wir haben, wie später beschrieben werden wird, Daten zu einem Vergleich von 20 Minuten kontinuierlichem Feedback mit 20 einminütigen Durchgängen, die von 10–15 Sekunden langen Pausen unterbrochen werden.

In der Selbstkontrollphase-2 soll der Patient versuchen, ohne Hilfe des Feedbacksignals das Zielverhalten weiter zu kontrollieren. Diese Phase stellt einen minimalen Test für die Generalisierung der erlernten Kontrolle dar und sollte aufgezeichnet werden, um zu sehen, ob der Patient allmählich seine Reaktion besser kontrollieren kann.

Klinische Hinweise

Bei der Anwendung von EMG-Biofeedback auf Kopfschmerzen gibt es eine Reihe klinischer und praktischer Aspekte zu bedenken. Zu einigen gibt es Forschungsergebnisse, die die klinische Praxis leiten können, bei anderen sind wir auf klinische Erfahrungen angewiesen. Wir werden nun auf den nächsten Seiten näher auf diese Aspekte eingehen.[1]

Die Biofeedbackausrüstung

Es sind eine Vielzahl von Ausrüstungen käuflich erwerblich. Wir haben jedoch wegen der Eigenheiten unserer Forschung keines der kommerziellen Geräte verwendet, sondern einen Grass Instruments Company Model 7 Polygraphen und Med Associates Programmodule. Für klinische Arbeit braucht man sicherlich nicht eine Ausrüstung unseres Niveaus. Eine gute Biofeedbackausrüstung für Forschungszwecke sollte verläßlich und exakt sein und eine permanente Aufzeichnung der physiologischen Aktivität ermöglichen. Unserem Eindruck nach sind einige der kommerziell erhältlichen Biofeedbackgeräte für Forschungszwecke geeignet.

Das EMG-Signal selbst hat einen geschätzten Frequenzbereich (oder Bandpass) von 1–1000 Hz. Wir haben bei unserer Forschung einen Grass 7-P3 Vorverstärker mit einem Bandpass von 3–300 Hz verwendet. Die meisten kommerziell erhältlichen Geräte haben einen Bandpass von 100–200 Hz. Das führt leider zu einer elektronischen Elimination eines guten Teiles des EMG-Signals.

[1] vgl. dazu auch: H. Zeier, Biofeedback. Verlag Hans Huber, Bern 1990.

Feedbackmodalitäten. Obwohl die meisten EMG-Feedbackgeräte sowohl akustisches als auch visuelles Feedback haben, ist es fast generell üblich geworden, bei Kopfschmerz akustisches Feedback einzusetzen. Diese Wahl mag zum Teil darin begründet sein, daß der Patient während des akustischen Feedbacks die Augen geschlossen lassen kann und dadurch die Augenbewegungsartefakte reduziert werden. Darüberhinaus haben klinische Erfahrung und unpublizierte Daten an gesunden Probanden aus unserem Labor gezeigt, daß mit akustischem Feedback niedrigere Spannungsniveaus erreicht werden als mit visuellem.

Die meisten Geräte bieten eine Vielzahl akustischer Feedbackmodalitäten inklusive binärer Signale, bei denen sich der Ton abschaltet, wenn das EMG-Niveau unter eine festgelegte Grenze fällt, und analoger Signale, bei denen die Tonhöhe abnimmt, wenn das EMG-Niveau sinkt. Eine weitere populäre Form des Feedback ist die Klickrate. Akustische Klicks werden mit einer Frequenz proportional zum EMG-Niveau präsentiert, so daß eine niedrige Klickrate einem erniedrigten EMG-Niveau entspricht. In unserer Arbeit haben wir den Patienten alle drei Modalitäten angeboten und sie entscheiden lassen, welche sie vorziehen. Wir würden diese Vorgehensweise weiterempfehlen.

Trainingspläne. Wie bereits erwähnt wurde, ist es möglich, den Feedbacktrainingsteil einer Sitzung auf vielerlei Art zu unterteilen. Nichtpublizierte Untersuchungsergebnisse aus unserem Labor zu einem Vergleich von 20 Minuten kontinuierlichem Feedback mit 20 einminütigen Durchgängen, die von 10 Sekunden langen Intervallen unterbrochen werden, favorisieren kontinuierliches Feedback. Einige Patienten haben sich darüber beklagt, daß die kurzen Durchgänge und häufigen Unterbrechungen störend wirken.

Wir haben beobachtet, daß einige Patienten Pausen machen, d.h. sie arbeiten für eine Weile an einer Aufgabe und hören dann auf, sich zu konzentrieren. Man könnte einen Trainingsplan von 5 Minuten Feedback mit 30 Sekunden Pause wählen. Wir haben zu diesem Ablauf allerdings keine Daten.

An- oder Abwesenheit des Therapeuten. In unseren Trainingssitzungen war der Therapeut vom Beginn der ersten Sitzung an immer abwesend. (Bei thermalem Feedback haben wir eine etwas andere Vorgehensweise gewählt, siehe S.115–126.) Der Therapeut befindet sich natürlich durch eine Gegensprechanlage in ständigem Kontakt mit dem Patienten und kann ihn auch durch einen Einwegspiegel beobachten. Die Meinungen zu dieser Frage divergieren, so favorisieren z.B. Steiner und Dince (1981) die Anwesenheit des Therapeuten. Glücklicherweise gibt es dazu empirische Daten aus einer exzellenten Studie von Borgeat, Hade, Larouche und Bedwani (1980). Sie verglichen die Effekte der An- bzw. Abwesenheit des Therapeuten bei Patienten mit kombiniertem Kopfschmerz. Unter der Anwesenheitsbedingung «war der Therapeut physisch anwesend, leitete und ermutigte den Patienten, gab Informationen über den Fortschritt und suchte mit dem Patienten nach Gründen für schlechteres Abschneiden» (S.277). Die Ergebnisse zeigen konsistent höhere Frontalisniveaus unter der Anwesenheitsbedingung. Sie sind für das Ausgangsniveau signifikant ($p < .02$) und für die Feedback- und Selbstkontrollbedingungen annähernd signifikant ($p < .10$). Darüberhinaus wechselten die Patienten in der Mitte des Trainings (nach sechs Sitzungen) von einer Bedingung zur anderen. Signifikant mehr Patienten (sechs von acht) zeigten schlechtere Leistungen nach einem Wechsel von der Abwesenheits- zur Anwesenheitsbedingung als in umgekehrter Richtung (einer von acht) ($p < .02$). Die Kopfschmerzreduktion war unter beiden Bedingungen gleich. Diese Studie ist besonders wichtig, weil sie an Patienten unter klinischen Bedingungen durchgeführt wurde.

Dumouchel (persönliche Mitteilung, 1983) hat ebenfalls nichtpublizierte Daten, die zeigen, daß einige Patienten schlechter unter Anwesenheit der Therapeuten abschneiden als unter Abwesenheit.

Wir empfehlen demnach das Frontalis-Feedbacktraining unter Abwesenheit der Therapeuten durchzuführen. Da dies in einigen Labors und mit einigen Ausrüstungen nicht möglich ist, empfehlen wir den Therapeuten, sich zurückzuhalten, wenn sie im Raum bleiben.

Elektrodenpräparation. In Übereinstimmung mit den meisten psychophysiologischen Aufzeichnungsempfehlungen bereiten wir die Stellen für die Sensoren vor, indem wir die Haut leicht mit einem milden Mittel wie Brasivol abreiben und danach die Haut mit Alkohol abwischen (Baumwoll- oder Gazestreifen in Alkohol). Zumindest sollte man die Stellen gründlich mit Alkohol reinigen.

Man sollte auch die Elektroden zwischen den Anwendungen reinigen und so den einheitlichen Kontakt bei der Aufzeichnung gewährleisten.

Elektrodenplazierung. Entsprechend dem Bericht der Biofeedback Society of America zur Behandlung von Spannungskopfschmerz (Budzynski, 1977) ist die Standardplazierung der Elektroden bei EMG-Biofeedback die frontale, daher die Bezeichnung frontales EMG-Biofeedback. Diese Plazierung, die in Lippold (1967) beschrieben wird, wurde von Budzynski et al. (Budzynski et al., 1970, 1973) verwendet. Die beiden aktiven Elektroden werden auf der Stirn ungefähr 2,5 Zentimeter über jeder Augenbraue in Augenmitte plaziert. Die Erdungselektrode wird zwischen den beiden aktiven plaziert. Das entspricht auch der von uns verwendeten Plazierung.

Obwohl Budzynski et al. diese Plazierung ursprünglich als «frontalis» bezeichnet haben, nach dem Frontalismuskel, der die Stirn bedeckt, hat Basmajian (1976) darauf hingewiesen, daß sie eher als frontal bezeichnet werden sollte. Nach Basmajian repräsentiert das mit der üblichen Frontalisplazierung und herkömmlichen Elektroden (ungefähr 1 cm oder mehr im Durchmesser) aufgezeichnete Signal möglicherweise Muskelaktivität von der ersten Rippe aufwärts, sicherlich aber Muskelaktivität des gesamten Kopfes und oberen Nackens! Wegen dieser Charakteristika ergibt sich eine gute Generalisierung der Biofeedbacktrainingseffekte von der frontalen Plazierung zu anderen Muskelgruppen des Gesichts wie den Massetermuskel (Freedman, 1976). Es gibt jedoch trotz gegenteiliger Behauptungen (Stoyva & Budzynski, 1974) keine gute Generalisierung der Trainingseffekte zu oberen oder unteren Extremitäten (Alexander, 1975; Shedivy & Kleinman, 1977).

In den letzten Jahren gab es einige Kontroversen bezüglich der angemessensten Plazierung der Elektroden (Belar, 1980), wobei einige für eine alternative Plazierung auf Basis des gemessenen EMG-Niveaus oder der Schmerzlokalisation (z.B. wenn der Patient mit Spannungskopfschmerz sagt, daß der Kopfschmerz typischerweise im hinteren Nackenbereich beginnt und dies die schmerzhafteste Stelle ist, dann sollte das Training eher von dort ausgehen) argumentieren.

Glücklicherweise gibt es vier empirische Studien, die sich mit dieser Frage beschäftigt haben. Eine Durchsicht dieser vier Studien führt zu zwei Schlußfolgerungen:

a) Wenn Patienten mit Spannungskopfschmerz nach dem Zufall Biofeedback von der Stirn oder dem Nacken bekommen, zeigen beide Gruppen signifikante Abnahmen in der Kopfschmerzaktivität, aber es ergibt sich kein Vorteil einer Plazierung gegenüber der anderen (Martin & Mathews, 1978; Hart & Cichanski, 1981), unabhängig davon, ob es eine signifikante Veränderung im Ruhe-EMG gibt oder nicht; und

b) Philips' (1977b) Vorgehensweise, zuerst die Stelle mit dem höchsten EMG-Niveau festzustellen und dann von dort Biofeedback durchzuführen, ist empirisch nicht überprüft worden.

Eine letzte Stimme zu dieser Frage ist jene von Hudzinski (1983), der innerhalb der Trainingssitzungen alternierend EMG-Biofeedbacktraining vom Nacken und der Stirn durchführte (20 Minuten von jeder Seite und 20 Minuten progressive Relaxation). Die Effekte wurden mittels globaler Patientenratings erhoben (siehe Kap. 5 wegen der Problematik dieser Vorgehensweise); 13 der 16 Patienten gaben an, sich merklich gebessert zu haben.

Als die 16 Patienten unterteilt wurden in 6, die angaben, der Kopfschmerz gehe vom Nacken aus, und 10, die angaben, er gehe von anderen Stellen des Kopfes aus, stellte man fest, daß alle 6 Patienten mit Nackenregion Nackenfeedback als nützlich beurteilten, während 8 der 10 mit anderen Orten frontales EMG-Biofeedback als wirkungsvoller einschätzten. Im großen und ganzen waren alle Patienten bei der Reduktion des frontalen EMG-Niveaus erfolgreicher.

Es gibt keine eindeutige Antwort. Anscheinend stufen Patienten, deren Schmerz in der Nackenregion beginnt, EMG-Biofeedback vom Nacken als wirkungsvoller ein; dies ist jedoch experimentell nicht überprüft worden.

Unsere klinischen Empfehlungen sind von zweierlei Art:

a) Beginnen Sie in allen Fällen mit frontalem EMG;

b) bei Patienten, deren Kopfschmerz im Nacken beginnt, sollten Sie es einige Sitzungen mit dieser Plazierung versuchen, falls die frontale Plazierung nicht zu Kopfschmerzreduktion führt.

Wir empfehlen, die Patienten experimentieren zu lassen, damit sie herausfinden, welche Strategie am besten wirkt. Wir schlagen ihnen routinemäßig vor, die Sensitivität des Biofeedbackgerätes zu testen, indem sie absichtlich ihre Stirn für einige Momente runzeln, um zu hören, was mit dem Feedbacksignal geschieht.

Mit einer Frage wird man bei jeder Form von Biofeedbacktraining bei Kopfschmerz (und vielleicht bei jeder anderen Störung auch) konfrontiert. «Wie lange wird das Training dauern?» Eine Vorausantwort auf diese Frage ist nützlich, da viele Patienten sie zu Beginn der Therapie stellen werden.

Es gibt mindestens fünf Antworten auf diese Frage:

1. Man kann eine fixierte Anzahl von Sitzungen anbieten, basierend auf Erfahrungen mit ähnlichen Patienten und der Forschungsliteratur. Das war natürlich unsere Antwort, da wir die Behandlung bei allen Patienten vergleichbar machen wollten. Wir haben uns für 12 Sitzungen entschieden. Es gibt einige Arbeiten, die 16 Sitzungen vorschlagen (z.B. Budzynski et al., 1973; Epstein & Abel, 1976). Der Durchschnitt bei Spannungskopfschmerz dürfte bei acht Sitzungen liegen. Wir befinden uns also am konservativen Ende des Streuungsbereiches.

2. Man kann so lange behandeln, bis sich ein substantieller klinischer Effekt ergibt, d.h. eine Reduktion der Kopfschmerzaktivität. Wir kennen keine Forschungsarbeit, die diesen Zugang gewählt hat.

3. Man kann behandeln, bis die Patienten routinemäßig ein niedriges physiologisches Reaktionsniveau zeigen. Dieser Zugang hat seine Befürworter (Fahrion, persönliche Mitteilung) vor allem auf dem Gebiet des thermalen Biofeedback. Darüberhinaus wurde er bei Spannungskopfschmerz auf Gruppenbasis von Philips und Hunter (1981a) eingesetzt. In der letzten Studie ergab sich nur eine geringe Kopfschmerzreduktion, obwohl die Patienten eine Reduktion des basalen EMG in Richtung normaler Niveaus zeigten. So bleibt dies eine Antwort mit intellektuellem Appeal, aber ohne empirische Stützung.

4. Man behandelt, bis der Patient gute Selbstkontrolle zeigt (Fähigkeit, physiologische Reaktionen in Abwesenheit des Feedbacks zu verändern). Dies ähnelt der dritten Antwort.

   Wir haben in unseren Studien zur Behandlung von Spannungskopfschmerz mit EMG-Biofeedback (Blanchard et al., 1983d) keine signifikante Beziehung zwischen einer Reihe unterschiedlicher Indikatoren der Kontrolle des frontalen EMG und der Kopfschmerzreduktion gefunden.

5. Die letzte Antwort klingt trivial: Man behandelt, bis der Patient aufgibt.

Falls der Patient Schwierigkeiten beim EMG-Biofeedbacktraining hat, gibt es zwei Möglichkeiten:

a) Man kann bidirektionale Kontrolltrials einstreuen: Während der meisten Trainingssitzungen hat der Patient ein Ziel; er soll das frontale EMG-Niveau senken. Bei der bidirektionalen Vorgehensweise wird der Patient gebeten, das frontale EMG-Niveau zu steigern und es dann für Zeitabschnitte von ungefähr 30 Sekunden zu senken. Da die meisten Patienten bei der Erhöhung des Spannungsniveaus erfolgreich sind, erleben sie etwas Erfolg, und der Therapeut kann sie ermutigen, indem er anmerkt, sie könnten etwas Kontrolle ausüben. Darüberhinaus entspannt sich eine Muskelgruppe nach willentlicher Anspannung vielleicht besser.

b) Geht man vom übergreifenden therapeutischen Wert eines Erfolgserlebnisses im Bereich körperlicher Kontrolle für Spannungskopfschmerzpatienten aus, wie Holroyd et al. (1984 siehe S.102 als Zusammenfassung), ist es manchmal von Vorteil, die Sensitivität des Biofeedbackgerätes zu verändern, so daß der Patient im Glauben ist, er sei erfolgreich. Diese Taktik sollte für spätere Sitzungen aufgehoben werden, wenn der Patient sehr entmutigt ist. Sie scheint einen stark motivierenden Effekt zu haben.

Eine Schlußempfehlung

Obwohl unsere eigenen Analysen der Therapieergebnisse keinen Vorteil für die Kombination von Entspannungstraining mit EMG-Biofeedback aufzeigen, empfehlen wir, beide gleichzeitig in der Therapie von Spannungskopfschmerz einzusetzen.

Es wäre empfehlenswert, eine relativ lange einführende Therapiesitzung abzuhalten, in der progressive Relaxation wie in Kapitel 6 zusammen mit einer einführenden Biofeedbacksitzung durchgeführt wird. Der Patient sollte ein Heimübungstonband erhalten. Danach würden wir empfehlen, jede zweite oder dritte Sitzung dem Entspannungstraining zu widmen und auf diese Weise die volle Abfolge durchzugehen, während die anderen Sitzungen dem EMG-Biofeedback gewidmet werden könnten.

Biofeedbacktherapie bei Migräne

Obwohl die ersten Publikationen über Biofeedbacktherapie bei Migräne nicht vor 1972 erschienen sind (Sargent, Green & Walters, 1972), hat diese Arbeit schon Mitte der sechziger Jahre an der Mennigerstiftung begonnen, einem berühmten psychiatrischen Ausbildungs- und Therapiezentrum in Topeka, Kansas. Anfänglich wurde die Hauttemperatur an zwei Stellen gleichzeitig erfaßt, an den Fingerspitzen und an der Stirn. Das Feedbacksignal bezog sich auf die Temperaturdifferenz zwischen den beiden Stellen, und die Aufgabe des Patienten bestand darin, die Fingertemperatur relativ zur Stirntemperatur zu erhöhen. Diese differentielle Temperaturmessung wurde aufgegeben – zugunsten einer Temperaturmessung an einer Stelle der Hand, meistens den Fingerspitzen, und der Instruktion an den Patienten, dieses Gebiet zu erwärmen.

Während die Feedbacktherapie bei Spannungskopfschmerz auf ziemlich klaren theoretischen Vorstellungen beruht, die mit dem akzeptierten pathophysiologischen Modell übereinstimmen, sind die entsprechenden Vorstellungen für das Temperaturbiofeedback bei Migräne weniger klar.

Theoretische Basis des Temperaturbiofeedback bei Migräne

Der Blutfluß durch die peripheren Gefäße der Hände und Finger ist die haupsächliche Basis für die Erwärmung dieser Strukturen. Damit sich die Hautoberfläche erwärmt, muß entweder das Herz schneller schlagen, damit mehr Blut durch das Zirkulationssystem gepumpt wird (gegen einen konstanten peripheren Widerstand) oder die kleinen Arteriolen und Kapillarien müssen sich ausweiten, damit mehr Blut durchfließen kann (bei ziemlich konstantem Herzminutenvolumen). Höchstwahrscheinlich ist beim Temperaturbiofeedback primär der zweite Mechanismus involviert.

Damit sich diese Gefäße erweitern, muß ein Abfall in der Aktivität des sympathischen Nervensystems auftreten oder eine Abnahme im sogenannten sympathikotonen Erregungsniveau. (Es scheint, daß mit dem Temperaturfeedback dem Patienten indirekt beigebracht werden kann, die Aktivität des peripheren sympathischen Nervensystems zu regulieren.) Sovak, Kunzel, Sternbach und Dalessio (1981) haben Daten von Migränepatienten präsentiert, die diese Annahmen bestätigen.

Die willentliche Kontrolle des sympathikotonen Erregungsniveaus kann einen prophylaktischen Effekt auf Migräne haben. Einige Personen werden sogar schmerzfrei. Es sind allerdings noch viele Forschungsarbeiten zur Bestätigung dieses Mechanismus notwendig.

Seit der Pionierarbeit der Menningergruppe sind viele Berichte über erfolgreiche Behandlung von Migräne mit Temperaturbiofeedback erschienen. Eine neuere statistische Analyse und Zusammenfassung nach denselben Aspekten wie für Spannungskopfschmerz in Tabelle 7.1 führte zu den in Tabelle 7.3 zusammengefaßten Ergebnissen (aus Blanchard & Andrasik, 1982).

Mehrere Aspekte der Tabelle 7.3 verlangen nach einer Erklärung. Wie Sie sehen, liegt die Medikationsplaceboreaktion für Migräne bei nur 16,5%, was ungefähr der Hälfte des Durchschnittswertes für Spannungskopfschmerz entspricht (siehe Tab.7.1). Die Tagebuchaufzeichnung der Kopfschmerzaktivität führt ungefähr zum selben Ausmaß an Erleichterung wie Medikationsplacebo und schneidet bei diesem Kopfschmerztyp überraschenderweise besser ab als bei Spannungskopfschmerz. Psychologisches Placebo unterscheidet sich bei Migränepatienten nicht von der Kopfschmerzaufzeichnung oder dem Medikationsplacebo; der Effekt entspricht ungefähr der Größenordnung bei Spannungskopfschmerz.

Temperaturbiofeedback allein ist zwar der Kopfschmerzaufzeichnung überlegen, unterscheidet sich auf Gruppenebene jedoch nicht vom psychologischen Pla-

Tabelle 7.3: Behandlung von Migräne

Bedingung	Durchschnittliche Prozentuale Besserung am Ende der Therapie	Anzahl der Studien
Temperaturbiofeedback in Kombination mit autogenem Training	64,9[a]	10
Entspannungstraining allein	47,9[a, b]	7
Cephales vasomotorisches Biofeedback	42,3[b]	4
Temperaturbiofeedback allein	34,6[b]	7
Psychologisches Placebo	27,6[b, c]	5
Kopfschmerzaufzeichnung allein	17,2[c]	6
Medikationsplacebo	16,5[c]	6

Anmerkung: Mittelwerte mit gleichem Index unterscheiden sich nicht auf dem .05 Niveau.

cebo und nur knapp auf mathematischer Basis (34,6% Besserung vs. 27,6% für das Placebo). Eigentlich unterscheidet sich nur eine Therapiebedingung, Temperaturfeedback in Kombination mit Autogenem Training, statistisch vom psychologischen Placebo. Sie ist dem Temperaturbiofeedback allein eindeutig überlegen (64,9% vs. 34,6% Besserung).

Cephales vasomotorisches Biofeedback umfaßt die Aufzeichnung der vasomotorischen Reaktion, gewöhnlich als Pulsamplitude oder relatives Ausmaß der Dilatation oder Konstriktion einer Arterie, wenn Blut durchfließt. Diese Messung erfolgt meist mittels photoelektrischer Instrumente, sogenannter Photoplethysmographen. Während der Schmerzphase einer Migräneattacke sind die externen zerebralen (und möglicherweise andere interne zerebrale Arterien) schmerzhaft erweitert, daher der pulsierende Schmerz. Im Biofeedbacktraining wird willentliche Kontrolle über die relative Dilatation und Konstriktion einer dominanten zerebralen Arterie, meist der Schläfenarterie, erworben.

Die Ausrüstung für diese Form des Biofeedback befindet sich noch im Versuchsstadium. Wir haben diese Therapieform nicht eingesetzt und verweisen den interessierten Leser auf Friar und Beatty (1976), Elmore und Tursky (1981) und auf Bild und Adams (1980).

Die verschiedenen Formen des Entspannungstrainings, die in dieser Analyse zusammengefaßt wurden, übersteigen auf Gruppenebene das Ausmaß der Besserung durch psychologisches Placebo zwar nicht statistisch, aber mathematisch (49,9% vs. 27,6%). Darüber hinaus ist Entspannung die einzige Bedingung, die vom sogenanten autogenen Biofeedback (Kombination von autogenem Training mit Temperaturbiofeedback) statistisch nicht übertroffen wird. Daher hat unserer Meinung nach Entspannung einen Platz in der Migränetherapie.

Die eindeutig beste Therapie auf Basis dieser Analyse ist die Kombination von Temperaturbiofeedback mit autogenem Training. Diese Kombination entspricht der ursprünglichen Vorgehensweise der Menningergruppe bei der Therapie von Migräne und ist jene, die wir verwenden. Deshalb wird sie etwas später auch ausführlich beschrieben werden.

Autogenes Biofeedback besteht darin, daß der Patient gewisse autogene Formeln nach Schultz und Luthe (1969) in Kombination mit Temperaturbiofeedback einsetzt. Er verwendet diese autogenen Formeln als Hilfsmittel beim Erwerb von Selbstkontrolle über die periphere Fingertemperatur. Diese Statements bilden den Kern einer selbstinstruktiven meditativen Form der Entspannungstherapie und sind ein fixer Bestandteil der Heimübungen.

Zusätzlich zu den in Tabelle 7.3 zusammengefaßten Ergebnissen gibt es mindestens drei Berichte zur Verwendung von frontalem EMG-Biofeedback bei Migräne. Die Ergebnisse rangieren zwischen 26–36% Besserung mit einem Mittelwert von 30%, es ist demnach weniger effektiv als Temperaturbiofeedback.

Biofeedbackbehandlung bei kombiniertem Kopfschmerz

Interessanterweise gibt es, wie wir schon früher in diesem Buch und in einer neueren Überblicksarbeit (Blanchard & Andrasik, 1982) bemerkt haben, einen generellen Mangel an Forschungsarbeiten, die sich mit der Behandlung kombinierter Kopfschmerzen befassen. Dieser Mangel besteht, obwohl ungefähr 30–35% der Kopfschmerzpatienten zu diesem Typ gehören.

Sturgis et al. (1978) berichteten über zwei Fälle, die mit einer Kombination aus cephalem vasomotorischem Biofeedback für die Migränekomponente und frontalem EMG-Biofeedback für die Spannungskomponente behandelt wurden. Ihre Ergebnisse deuten auf sehr spezifische Effekte der beiden Arten von Biofeedback.

In Kapitel 6 erwähnten wir den relativen Mangel an Erfolg, den wir mit Entspannungstraining bei kombiniertem Kopfschmerz hatten (nur 22% der Patienten besserten sich nach dem Entspannungstraining). Bei der Auswahl einer Biofeedbackmethode für diese Patienten beschlossen wir, die kombinierten Kopfschmerzpatienten als vaskuläre Kopfschmerzpatienten zu behandeln. Sie erhielten daher Temperaturbiofeedback.

Unsere Ergebnisse zusammen mit denen zweier ziemlich großer unkontrollierter Gruppen von Kopfschmerzpatienten können folgendermaßen zusammengefaßt werden: Zwischen 48% (Mathews, 1981) und 75% (Jurish et al., 1983) der Stichproben, die größenmäßig zwischen 14 und 134 Patienten schwankten, besserten sich, wenn sie eine multifaktorielle Behandlung erhielten. Unsere eigene Studie mit progressiver Entspannung allein erbrachte eher entmutigende Ergebnisse (22% Besserung). Wurde Temperaturbiofeedback hinzugefügt, stieg die Besserungsrate auf 54%. Die am häufigsten eingesetzten Kombinationen sind progressive Relaxation und Temperaturbiofeedback oder diese beiden Methoden mit frontalem EMG-Biofeedback. Unsere Ergebnisse deuten an, daß Temperaturbiofeedback und progressive Relaxation, gleichzeitig oder hintereinander eingesetzt, bei kombiniertem Kopfschmerz zu erfolgversprechenden Ergebnissen führen.

Tabelle 7.4: Temperaturbiofeedback bei Migräne und kombiniertem Kopfschmerz

Kopfschmerztyp	Anzahl der Probanden, die das Temperaturbiofeedback vollendet haben	Prozentsatz der Gebesserten (Reduktion der Kopfschmerzaktivität um 50% und mehr)
Migräne	14	43%
Kombiniert	14	64%

Vorgehensweise beim Temperaturbiofeedback im SUNYA-Kopfschmerzprojekt

Unsere Ergebnisse zum Temperaturbiofeedback bei Migräne oder kombiniertem Kopfschmerz beruhen ebenso wie jene zum frontalen EMG-Biofeedback bei Spannungskopfschmerz auf einer ungewöhnlichen Stichprobe: Patienten, die auf progressive Relaxation nicht angesprochen haben. Diese Patienten sind also etwas «zäher» als der Durchschnittspatient. Unsere Ergebnisse (Blanchard et al., 1982c) sind in Tabelle 7.4 zusammengestellt.

Erste Sitzung

Die einführenden Worte der ersten Sitzung lauten folgendermaßen:

Lassen Sie mich Ihnen zuerst etwas über das Biofeedbacktraining erzählen. Die Hauptidee besteht darin, Ihnen zu helfen, gewisse physiologische Reaktionen kontrollieren zu lernen. In Ihrem speziellen Fall möchten wir, daß Sie Ihre Hände und Finger mit rein geistigen Mitteln erwärmen lernen.

Es wurde erstmals in der Menningerklinik, einem berühmten psychiatrischen Zentrum in Kansas, beobachtet, daß Patienten mit vaskulären Kopfschmerzen, besonders mit Migräne, die schnell ihre Hände erwärmen lernten und diese Handerwärmung täglich praktizierten, eine deutliche Abnahme in Kopfschmerzintensität und -häufigkeit erreichten. Es ist nicht geklärt, warum es wirkt. Aber der Behandlungseffekt ist in vielen Labors und Kliniken nachgewiesen worden.

Biofeedback besteht aus drei Teilen: Erstens brauchen wir eine elektronische Vorrichtung, um sehr kleine Änderungen einer spezifischen Reaktion zu erfassen, so kleine Änderungen, daß Sie sie normalerweise nicht wahrnehmen. In Ihrem Fall sind es sehr kleine Änderungen in der Temperatur. Dieser kleine Sensor zeichnet die Temperaturveränderungen auf (zeigen Sie dem Patienten den Thermistor).

Zweitens müssen wir diese Änderungen in ein Signal umwandeln, das Sie leicht verarbeiten können. Wir machen dies ebenfalls elektronisch.

Schließlich melden wir diese Information an Sie zurück (daher Biofeedback). Zu diesem Zweck verwenden wir diesen elektronischen Zeiger. Wenn die Temperatur steigt, wird sich der Zeiger nach rechts bewegen.

Es gibt zwei wichtige Aspekte beim Erlernen von Kontrolle über eine Reaktion: Erstens können Sie die Biofeedbacksituation als ein Labor verwenden, in dem Sie herausfinden wollen, welche Strategien, Taktiken oder Manöver bei ihnen wirken. Wir ermutigen Sie zu experimentieren, Ideen oder Vorstellungen auszuprobieren, die wirken könnten.

Ein zweiter, sehr wesentlicher Aspekt ist, die Reaktion geschehen zu lassen, passiv zu sein. Wenn Sie Ihre Hände zur Erwärmung zwingen wollen, werden sie kühler werden. Denken Sie also daran, sich zu entspannen und die Hände warm werden zu lassen.

Wenn Sie gelernt haben, Ihre Hände zu erwärmen, sollten Sie dies täglich üben und versuchen, den Kopfschmerz damit zu vertreiben.

Haben Sie dazu Fragen?

Da dies ein Forschungsprojekt ist, werden wir verschiedene andere körperliche Reaktionen während der Sitzung aufzeichnen. Glücklicherweise sind es weniger Messungen als bei der Messung der Ausgangswerte.

Wir werden die Fingerspitzentemperatur aufzeichnen und Ihnen Rückmeldung darüber geben. Wir werden auch den Hautwiderstand, die Muskelspannung der Stirn und die Aktivität Ihrer Temporalarterie aufzeichnen.

Die Sitzung wird aus vier Teilen bestehen:

a) einer kurzen Phase, in der wir die Geräte einstellen werden,

b) einer kurzen Phase, in der wir Sie bitten werden zu versuchen, Ihre Hände ohne Feedback zu erwärmen,

c) dem Feedbacktraining von 20 Minuten und

d) einer kurzen Phase, in der wir das Feedback abschalten werden, um zu sehen, wie gut Sie die Kontrolle aufrechterhalten können.

Haben Sie dazu Fragen?

In dieser ersten Sitzung würde der Therapeut dann die Sensoren befestigen, den Raum verlassen, um die Geräte zu kalibrieren und mit der Aufzeichnung der Ausgangswerte beginnen. Bei uns stimmen die Temperaturbiofeedbacksitzungen im Aufbau und der zeitlichen Gestaltung mit den Biofeedbacksitzungen zum frontalen EMG überein (siehe S. 104):

1. Adaptation: 10 Minuten
2. Ausgangsmessung: 5 Minuten
3. Selbstkontrolle-1: 5 Minuten
4. Biofeedbacktraining: 20 Minuten
5. Selbstkontrolle-2: 5 Minuten

Tabelle 7.5: Sätze für das Autogene Training

1. Ich bin ganz ruhig.
2. Ich beginne mich zu entspannen.
3. Meine Füße sind schwer und entspannt.
4. Meine Fußgelenke, meine Knie und meine Hüften sind schwer, entspannt und angenehm.
5. Mein Sonnengeflecht und das ganze Zentrum meines Körpers sind ruhig und entspannt.
6. Meine Hände, meine Arme und meine Schultern sind schwer, entspannt und angenehm.
7. Mein Nacken, mein Kiefer und meine Stirn sind entspannt. Sie sind angenehm und weich.
8. Mein ganzer Körper ist ruhig, schwer, angenehm und entspannt.
9. (Gehen Sie nun die ganze Abfolge für sich selbst durch.)
10. Ich bin ganz entspannt.
11. Meine Arme und Hände sind schwer und warm.
12. Ich bin ganz ruhig.
13. Mein ganzer Körper ist entspannt und meine Hände sind warm, entspannt und warm.
14. Meine Hände sind warm.
15. Wärme strömt in meine Hände, sie sind warm, warm.
16. Ich kann fühlen, wie die Wärme durch meine Arme in die Hände strömt.
17. Meine Hände sind warm, entspannt und warm.
18. (Gehen Sie nun die ganze Abfolge für sich selbst durch.)

Die Phasen dienen demselben Zweck wie beim frontalen EMG.

In der ersten Sitzung betritt der Trainer den Raum wieder und postiert die Feedbackvorrichtung so, daß er sie sehen kann, der Patient aber nicht. Dann führt er die autogenen Sätze (Tab. 7.5) folgendermaßen ein:

In der heutigen Sitzung werde ich bei Ihnen in diesem Raum bleiben und Ihnen während der Feedbackphase eine Reihe sogenannter autogener Sätze vorlesen. Diese Sätze sollen Ihnen helfen, einen Zustand der generellen Entspannung zu erreichen und speziell die Erwärmung der Hände unterstützen. Viele Patienten verwenden andere Methoden, um ihre Handtemperatur zu erhöhen. Einige stellen sich z.B. vor, ihre Hände seien über einem Feuer, oder sie stellen sich vor, wie das Blut in ihre Fingerspitzen strömt usw. Lassen Sie uns heute die autogenen Sätze probieren und sehen, wie sie funktionieren.

Heute werde ich den Monitor beobachten und Ihnen Feedback darüber geben, wie Sie vorankommen. Während der nächsten Sitzungen werden Sie selbst den Monitor beobachten. Der Grund dafür, daß ich Ihnen heute das Feedback gebe, ist jener, daß Menschen sich oft Gedanken darüber machen, ob sich ihre Hände erwärmt haben, und dann unfähig sind, sich zu entspannen und ihre Hände zu erwärmen. Ich hoffe, daß das heute nicht geschehen wird.

Der Trainer sollte die Sätze in derselben Reihenfolge und im selben Wortlaut wie in Tabelle 7.5 mit der folgenden Einleitung präsentieren:

Ich werde Ihnen einen Satz vorlesen; wiederholen Sie diesen Satz dann selbst und versuchen Sie auch, während Sie dies tun, zu fühlen, was Sie sagen.

Wie Sie sehen, unterscheidet sich die erste Sitzung beim Temperaturbiofeedback in vier Punkten von der EMG-Biofeedbacksitzung:

1. Der theoretische Hintergrund ist etwas anders.
2. Der Therapeut ist beim Temperaturbiofeedback anwesend, nicht aber beim EMG-Biofeedback.
3. Der Patient hat beim Temperaturbiofeedback keinen direkten Zugang zum Feedbackmonitor.
4. Anfangs wird eine spezifische mentale Strategie, autogene Sätze, verwendet, während beim EMG-Biofeedback den Patienten keine spezifische Strategie vorgegeben wird.

Verstärken Sie am Ende der Sitzung den Patienten (leicht), wenn er erfolgreich war. Falls er nicht imstande war, seine Handtemperatur zu erhöhen, oder falls sich die Handtemperatur gesenkt hat, ermutigen Sie ihn dennoch und erklären Sie ihm, daß dies häufig vorkomme.

Wir vermuten, daß Patienten, deren Hände in der ersten Biofeedbacksitzung kühler werden, es zu sehr versuchen; absichtliche Anstrengung führt wahrscheinlich zu Vasokonstriktion und in weiterer Folge zu einer Abkühlung der Hand.

Sagen Sie dem Patienten, daß er zweimal pro Tag mit einem kleinen tragbaren Gerät die Handerwärmung und die autogenen Sätze üben soll. Geben Sie dem Patienten eine Kopie der autogenen Sätze mit nach Hause und erklären Sie, wie das Gerät zu bedienen und die Temperatur in die Tagebuchblätter einzutragen ist. Der Patient sollte im Tagebuch vermerken, wann er übt, sowie die Temperatur vor und nach der Übung.

Zweite Sitzung

Diese Sitzung besteht aus drei Teilen:

1. Einsammeln der Tagebuchseiten und Diskussion bemerkenswerter Aspekte, Verstärkung für das Heimtraining und Diskussion von Fragen.
2. Kurze Auffrischung des Therapieablaufes und Betonung der Aspekte, die sich von der ersten Sitzung unterscheiden werden.
3. Biofeedbacktraining

Die hauptsächlichen Unterschiede zwischen dieser Sitzung und der ersten sind, daß der Therapeut während der ganzen Sitzung abwesend ist, und dem Patienten visuelles und akustisches Feedback angeboten werden. Der Therapeut wird wieder die autogenen Sätze während des Feedbackteils vorlesen, diesmal aber über Gegensprechanlage. Er erklärt auch, daß sowohl akustisches als auch visuelles Feedback gegeben werden könnten. Dem Patienten soll erlaubt sein, beide zu versuchen und sich dann für eines zu entscheiden.

In den folgenden Sitzungen wird der Ablauf derselbe bleiben: Der Therapeut ist abwesend, und es wird keine formelle Präsentation der autogenen Sätze erfolgen.

Stattdessen bleibt es dem Patienten überlassen herauszufinden, welche Strategie für ihn am besten ist. Er wird an die autogenen Sätze erinnert und an mögliche «warme» Vorstellungen. Das Hauptgewicht der Instruktion liegt jedoch darauf, (a) den Patienten Verschiedenes versuchen zu lassen, um herauszufinden, was für ihn am besten ist, und (b) auf der Idee des passiven Wollens oder des Geschehenlassens der Reaktion.

Sobald die Patienten ihre Hände rasch erwärmen können, schlagen wir vor, sie mögen es in der Klinik mit bidirektionaler Kontrolle versuchen. Dabei werden sie vorerst gebeten, ihre Hände zu erwärmen; danach, sie leicht abzukühlen und schließlich wieder zu erwärmen (zu Hause sollen sie weiterhin die Hände nur erwärmen).

Diese bidirektionale Kontrolle sollte ein höheres Ausmaß an Kontrolle über die Reaktion demonstrieren.

Klinische Hinweise

Wie beim frontalen EMG-Biofeedback sind auch hier eine Reihe praktischer Fragen zu berücksichtigen. Zu einigen gibt es wiederum empirische Daten, bei den anderen müssen wir uns auf die klinische Erfahrung verlassen.

Die Biofeedbackausrüstung

Es gibt viele kommerziell erhältliche Geräte. Alle basieren auf der Verwendung von Thermistoren. Der Thermistor ist ein kleiner Gegenstand, dessen elektrische Charakteristika (nämlich der Widerstand) sich als Funktion der Temperatur verändern. Mit dem entsprechenden Stromkreis kann man Temperatur leicht mit einer Sensitivität von einem Zwanzigstel Grad Celsius, möglicherweise bis zu fünf bis zehn Tausendstel Grad erfassen. Die Ausrüstung, die wir verwenden, stammt von Med Associates (ANL-410). Anders als beim EMG-Biofeedback, wo ein eingeschränkter Bandpass verwendet wird, sind die kommerziell erhältlichen Geräte genauso exakt wie die Forschungsgeräte.

Temperaturbiofeedbackgeräte sind billiger als EMG-Geräte.

Feedbackmodalitäten. Wir bieten dem Patienten wahlweise akustisches oder visuelles Feedback an. Nach unserer Erfahrung wählen 80% der Patienten visuelles Feedback beim Temperaturtraining.

Eine digitale Vorrichtung, die alle 1–5 Sekunden angepaßt wird, scheint auch effektiv zu sein.

Trainingspläne. Wie beim frontalen EMG-Biofeedback sind auch beim Temperaturbiofeedback grundsätzlich zwei Trainingspläne verwendet worden:

a) kontinuierliche Durchgänge und

b) diskrete Durchgänge. Glücklicherweise gibt es zu dieser Frage einige empirischen Daten.

Taub und School (1978) empfehlen diskrete Durchgänge von ungefähr 60 Sekunden Dauer mit «Pausen» von 10–15 Sekunden. Dieser Trainingsplan entstand aus ihrer Arbeit mit Temperaturbiofeedback bei bezahlten normalen Freiwilligen. Sie haben diesen Plan zwar niemals einem formellen experimentellen Test unterzogen, er scheint aber empirisch durch Erprobung verschiedener Zeitabläufe entwickelt worden zu sein.

Wir haben zu dieser Frage eine Reihe empirischer Studien durchgeführt. In der ersten erhielten normale Freiwillige vier Sitzungen Temperaturbiofeedback zur Unterstützung der Handerwärmung. Die Hälfte der Probanden erhielt 20 Minuten kontinuierliches Feedback, die andere Hälfte 20 einminütige Feedbackdurchgänge mit 10 Sekunden langen Pausen dazwischen. Beide Gruppen zeigten über die Sitzungen vergleichbare Anstiege in der Handtemperatur.

In der zweiten und wichtigeren Studie (Andrasik, Pallmeyer, Blanchard & Attanasio, 1984c) erhielten Patienten mit vaskulären Kopfschmerzen, Migräne oder kombiniertem Kopfschmerz, die auf Entspannungstraining nicht angesprochen hatten, acht Sitzungen Temperaturbiofeedback. Die Hälfte (n = 8) erhielt 20 Minuten kontinuierliches Feedback, die andere Hälfte (n = 8) 20 einminütige Feedbackdurchgänge mit 10 Sekunden Pause. In dieser Studie waren die Ergebnisse eindeutig: Als Gruppe zeigten die Patienten mit kontinuierlichem Feedback mäßige Kontrolle über den Temperaturanstieg, während jene mit unterbrochenem Feedback überhaupt keine Kontrolle erwarben. Ihre Leistungen verminderten sich nach jedem Durchgang. Diese beiden Gruppen unterschieden sich statistisch in jedem der letzten drei 5-Minutenblocks des Feedbacktrainings.

Aus dieser Studie ergeben sich zwei wichtige Schlußfolgerungen:

a) Für Patienten mit vaskulären Kopfschmerzen ist kontinuierliches Feedback besser als viele kurze Durchgänge mit eingestreuten Pausen.

b) Man muß vorsichtig sein mit der Generalisierung von Schlußfolgerungen, die an normalen Freiwilligen gewonnen wurden, auf Patientengruppen. Die Ergebnisse sollten an Patienten überprüft werden.

In einer Diskussion mit den Patienten nach dieser Studie erfuhren wir, daß die häufigen Unterbrechungen als sehr störend empfunden worden waren, und daß die Patienten unter der kontinuierlichen Bedingung gelegentlich Pausen eingestreut hatten, aber nach ihrem eigenen Timing. Ein Kompromiß könnte darin bestehen, fünf Minuten dauernde Feedbackdurchgänge mit 30 Sekunden Pause dazwischen zu verwenden.

Bei visuellem Feedback muß sich der Therapeut um Pausen wahrscheinlich keine Gedanken machen. Falls der Patient eine Pause haben will, braucht er nur für eine gewisse Zeit den Blick vom Gerät zu wenden. Wird akustisches Feedback gewählt, werden Patient und Trainer es vielleicht mit mäßig langen Durchgängen, die von kurzen Ruhepausen unterbrochen werden, versuchen wollen. Unserer Erfahrung nach sollten die Feedbackdurchgänge länger als eine Minute sein, weil es nach Patientenberichten so lange dauert, um die volle Konzentration auf diese Selbstregulationsaufgabe wieder herzustellen.

Sensorenplazierung. Wir haben die Unterseite des Zeigefingers der nichtdominanten Hand als Plazierungsstelle gewählt. Andere (z.B. Fahrion, persönliche Mitteilung) verwenden den kleinen Finger. Taub (in Taub & School, 1978) empfiehlt das flächige Gebiet der Handunterseite zwischen Daumen und Zeigefinger. Wir kennen keine Arbeiten zum Vergleich von Sensorenplazierungen.

Flächenvorbereitung. Anders als beim EMG-Biofeedback ist keine besondere Oberflächenbehandlung notwendig, außer daß die Haut gereinigt wird. Der Sensor wird gewöhnlich mit Papierklebeband befestigt. Es ist wichtig, den Finger nicht vollkommen einzuhüllen. Das Band sollte die Blutversorgung nicht absperren. Das Kabel sollte zusätzlich an der Hand befestigt werden, um nach Taub und School (1978) Stammeffekte zu vermeiden.

An- oder Abwesenheit des Trainers. Es gibt dazu keine empirischen Studien. Taub empfiehlt, daß der Trainer anwesend sein und mit dem Patienten in «freundlicher und unterstützender Art» sprechen soll. Während wir dem zustimmen, daß der Trainer warm, freundlich und unterstützend sein soll, da dies wünschenswerte Charakteristika jedes Therapeuten sind, haben wir bezüglich seiner Anwesenheit unterschiedliche Ansichten.

Wie wir oben erwähnt haben, ist der Therapeut in den ersten beiden Sitzungen anwesend. Danach wird unter seiner Abwesenheit trainiert.

Trainingskriterium

Ähnlich wie beim EMG-Biofeedbacktraining divergieren die Ansichten darüber, wie lange der Patient Temperaturbiofeedback erhalten soll. Die am häufigsten vertretenen Positionen sind, eine fixe Anzahl von Sitzungen anzubieten oder bis zu einem bestimmten Kriterium zu trainieren. Die meisten Forschungsarbeiten haben den ersten Zugang gewählt, mit 8–12 Sitzungen.

Fahrion (1977) ist der hauptsächlichste Vertreter des Trainings bis zu einem Kriterium. Sargent et al. (1985) plädieren ebenfalls für ein Kriterium. Fahrion fordert, daß die Patienten trainieren sollen, bis sie ihre Hände regelmäßig auf 35,3 °C erwärmen können. Sargent meint, sie sollten solange trainieren, bis sie verläßlich innerhalb einer Minute einen Anstieg von 0,6 °C produzieren können.

Wie früher erwähnt, haben wir, da all unsere Arbeit auf Forschungsbasis geschieht, eine fixe Anzahl von Trainingssitzungen verwendet, meistens 12. Um die Frage des Trainingskriteriums zu beantworten, analysierten wir die Daten von 34 vaskulären Kopfschmerzpatienten, die, nachdem sie auf Entspannungstraining nicht reagiert hatten, Temperaturbiofeedback erhielten (Blanchard et al., 1982c). Wir berechneten bei diesen 34 Patienten (18 Migränefälle, 16 kombinierte Kopfschmerzfälle) Korrelationen zwischen der prozentuellen Reduktion in der Kopfschmerzaktivität und sechs verschiedenen Parametern.

Es ergaben sich trendmäßige Korrelationen zwischen Kopfschmerzreduktion und maximalem Anstieg in der Temperatur von der Ruhemessung zur Selbstkontrolle-1 ($r = .229$) und zur Feedbackphase ($r = .221$). Darüberhinaus ergab sich eine statistisch signifikante Korrelation ($r = .300$, $p < .05$) zwischen Kopfschmerzreduktion und der Anzahl der Sitzungen, in denen ein Temperaturanstieg erfolgte. Dies bestätigt einen Zusammenhang zwischen erfolgreichem Erwerb der Handwärmung und Kopfschmerzreduktion.

Um die Idee des Trainings bis zu einem Kriterium zu untersuchen, haben wir eine Dosis-Reaktionskurve geplottet, indem wir die gesamte Stichprobe auf Basis der maximal erreichten Temperatur während des Biofeedbacks in Gruppen unterteilten und dazu den Prozentsatz jeder Gruppe, der sich klinisch besserte, anführten.

Die Grafik deutet eher auf einen Schwelleneffekt als auf eine Dosis-Reaktionsbeziehung: die höchste Wahrscheinlichkeit erfolgreicher Kopfschmerzreduktion besteht, wenn die Patienten eine Temperatur von 35,9 °C oder höher erreichen. Diejenigen, die zumindest 34,4 °C erreichen, schneiden als Gruppe auch recht gut ab (4 von 6 besserten sich). Die Frage scheint also noch nicht geklärt zu sein.

Heimtrainingsgeräte

Alle Patienten, die Temperaturbiofeedback erhalten, bekommen irgendeine Form von Heimtrainingsgerät. Anfänglich verwendeten wir temperatursensitive Plastikstreifen, die die Farbe veränderten, wenn der Finger die Temperatur veränderte. Diese Vorrichtungen haben allerdings einen begrenzten Ablese-Bereich, und der Klebstoff nutzt sich bald ab.

Es gibt auch kleine Alkoholthermometer aus Glas, die bessere Ablesungen erlauben.

Erklärung an den Patienten zur Verwendung des Heimtrainingsthermometers: Wir geben Ihnen nun als Teil des Temperaturbiofeedbacktrainings eine kleine Heimtrainingsvorrichtung. Sie besteht aus einem kleinen Thermometer. (Zeigen sie dem Patienten das Gerät). Diese Vorrichtung ist zwar nicht so empfindlich wie das Gerät im Labor, aber es ist tragbar und kann zu Hause verwendet werden. Sie sollten es am Zeigefinger befestigen. Achten sie darauf, das Band nicht um den ganzen Finger zu wickeln. Wenn Sie beginnen Ihre Hände zu erwärmen, wird sich die Temperatur verändern.

Wir möchten, daß Sie die Handerwärmung ungefähr fünf Minuten lang mehrmals täglich üben. Sie sollten nach Möglichkeit viermal und öfter üben. Der Grund ist jener, daß Sie die Handerwärmung möglichst rasch erlernen sollten. Haben Sie

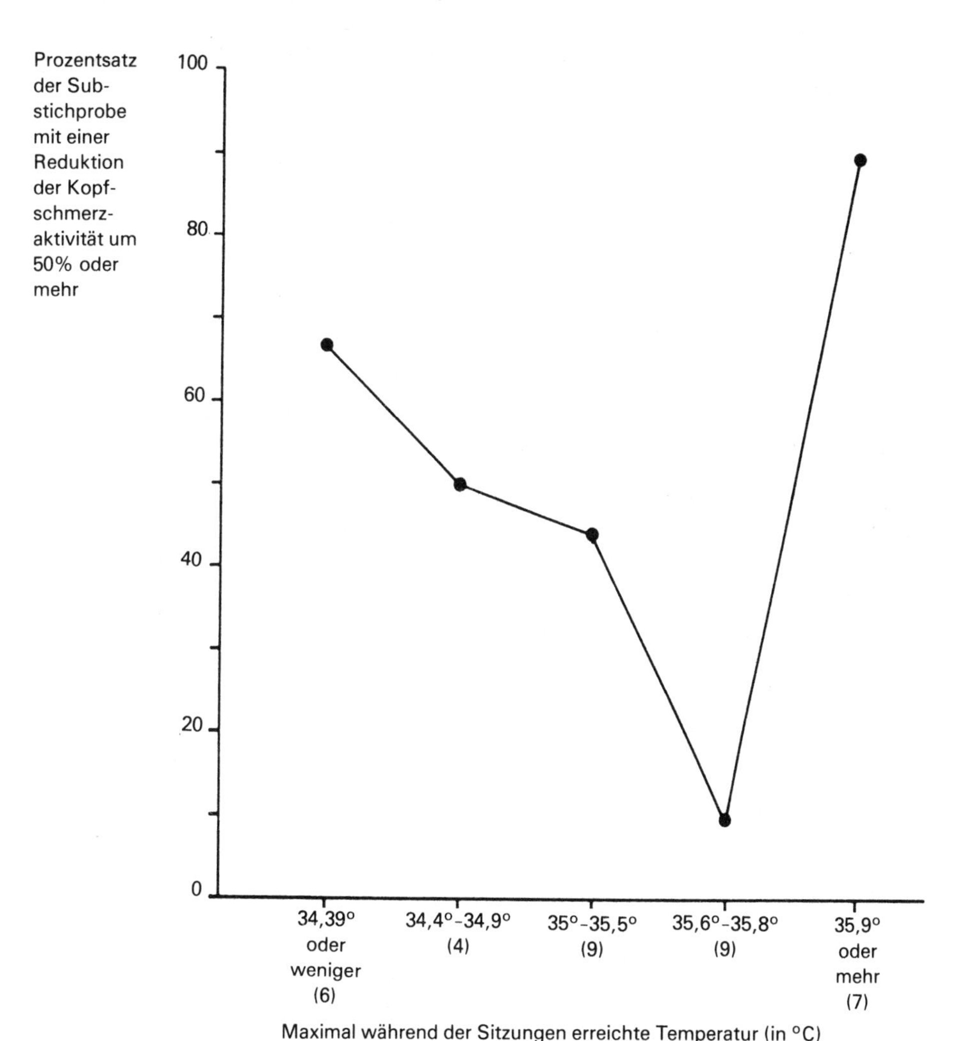

Abbildung 7.1: Dosis-Reaktionskurve für die Behandlung vaskulärer Kopfschmerzen mit thermalem Biofeedback

diese Reaktion erst einmal erworben, können Sie sie regelmäßig zur Entspannung und auch zur Abwehr von Kopfschmerzen einsetzen.

Sie sollten also zu Hause mit Hilfe dieses Thermometers die Handerwärmung für kurze Zeitspannen üben.

Haben Sie dazu Fragen?

Es gibt ausgefeiltere Heimtrainingsausrüstungen, z. B. das Biotic Band, einen temperatursensitiven Plastikstreifen, der den Finger umgibt und Temperatur innerhalb von 0,3 Grad Celsius registriert. Es ist ziemlich teuer. Elektronische Heimtrainingsgeräte beginnen bei 100 $ und gehen bis zu 800 $. Diese Geräte sind kommerziell erwerbbar und liefern digitales visuelles Feedback, gewöhnlich innerhalb eines zwanzigstels Grad Celsius. Die teureren Geräte liefern auch akustisches Feedback.

Wir empfehlen regelmäßiges Heimtraining sehr, sowohl die Handerwärmung als auch die Entspannungsübungen.

Andere klinische Hinweise. Wie wir oben erwähnt haben, kommt es zu Beginn häufig zu einer Abkühlung der Hände, wenn der Patient sich zu sehr um Erwärmung bemüht. Man kann dieses Phänomen bei sehr leistungsorientierten Probanden beinahe vorhersagen. Bei solchen Patienten ist es hilfreich, vorher darauf hinzuweisen; d.h. nach der Erklärung der Idee des passiven Geschehenlassens deuten wir an, daß der Patient sich wahrscheinlich sehr bemühen wird, seine Hände zu erwärmen - und dabei Abkühlung erfahren wird. Wenn das geschehen ist, wird der Patient bereitwilliger zuhören.

Wir schlagen den Patienten vor, die Feedbacksituation als Labor zu betrachten, in dem sie verschiedene Techniken ausprobieren können, um zu sehen, welche Strategie ihnen bei der Erwärmung hilft. Eine Strategie wird vorgegeben, autogene Sätze. Wir schlagen auch Vorstellungen, die sich auf Entspannung, und Vorstellungen, die sich auf Wärme beziehen vor, wie z. B. vor einem Feuer oder in der warmen Sonne am Strand sitzen.

Es gibt eine gewisse Anzahl von vaskulären Kopfschmerzpatienten, die das Training mit relativ warmen Händen beginnen (33,3° bis 33,9°C). Diese Patienten haben oft Probleme, eine deutliche Erwärmung zu erzielen. Wir erklären diesen Patienten, daß man keine große Erwärmung erwarten kann, wenn die Hände schon zu Beginn so warm sind. Wir schlagen auch vor, sie sollen abwechselnd Erwärmung und Abkühlung der Hände versuchen. So zeigt man ihnen, daß sie ein gewisses Ausmaß an Kontrolle erwerben können.

Tabelle 7.6: Ergebnisse zur Behandlung vaskulärer Kopfschmerzen mit einer Kombination aus Temperaturbiofeedback und Entspannungstraining

Studie	Therapieform	Kopfschmerztyp	Anzahl der Patienten	Reduktion der Kopfschmerzaktivität um mehr als 50%
Blanchard et al., 1982c	Entspannungstraining, dann 12 Sitzungen	Migräne	14	43%
	Temperaturbiofeedback	Kombiniert	14	64%
Jurish et al., 1983	Kombiniertes Entspannungs- und Temperatur-	Migräne	10	40%
	biofeedbacktraining für 16 Sitzungen	Kombiniert	11	64%

Kombinierte Verwendung von Temperaturbiofeedback und Entspannungstraining bei vaskulären Kopfschmerzen

Wir haben in diesem Kapitel auf die Idee angespielt, daß die Kombination von Entspannungstraining und Temperaturbiofeedback unsere physische Strategie der Wahl bei der Behandlung vaskulärer Kopfschmerzen ist. Beim derzeitigen Stand unserer Forschung empfehlen wir diesen Zugang besonders für kombinierten Kopfschmerz. In Tabelle 7.6 finden sie eine kurze Zusammenfassung unserer Ergebnisse bei dieser Vorgehensweise.

Die 16 Sitzungen umfassende Strategie von Jurish et al. (1983) ist in Tabelle 7.7 zusammengefaßt. Sie entspricht unserer gegenwärtigen Behandlungsstrategie bei vaskulären Kopfschmerzen. Alle Bestandteile sind entweder im Kapitel 7 oder vorher im Kapitel 6 besprochen worden.

Wir wissen, daß dies ein ziemlich langes Trainingsprogramm ist. Es hat jedoch zu guten Ergebnissen geführt und wir empfehlen es.

Tabelle 7.7: An der Klinik durchgeführtes Entspannungs- und Temperaturbiofeedbacktraining für Migräne und kombinierten Kopfschmerz

Woche	Sitzung	ungefähre Länge	Inhalt
1.	1.	60 Min.	Erklärung des Therapieprogrammes und seiner Grundlagen; Training mit 16 Muskelgruppen; entspannende Vorstellung; Anleitung für das Heimtraining, Patient erhält Heimübungstonband (siehe Kap.6, S.74–97)
	2.	45 Min.	Exploration von Problemen beim Entspannungstraining; Training mit 16 Muskelgruppen; entspannende Vorstellung
2.	3.	30 Min.	Training mit 16 Muskelgruppen; Diskriminationstraining; entspannende Vorstellung
	4.	30 Min.	Training mit 16 Muskelgruppen; Diskriminationstraining; entspannende Vorstellung
3.	5.	30 Min.	Erklärung der Reduktion der Muskelgruppenanzahl; Training mit 8 Muskelgruppen; entspannende Vorstellung
	6.	30 Min.	Training mit 4 Muskelgruppen; Einführung der Entspannung durch Vergegenwärtigung
4.	7.	60 Min.	Einführung des Temperaturbiofeedback; Training im Temperaturbiofeedback; Einführung in die Verwendung des Heimübungsgerätes; Üben der Entspannung durch Vergegenwärtigung; Therapeut ist während des Biofeedback anwesend, autogene Sätze; Therapeut gibt Feedback
	8.	60 Min.	Abklären von Problemen bei der Verwendung des Heimübungsgerätes; Temperaturbiofeedbacktraining; Einführung der konditionierten Entspannung; Therapeut ist anwesend, Klient sieht Feedbackmonitor
5.	9.	60 Min.	Temperaturbiofeedbacktraining; Üben der konditionierten Entspannung durch Vergegenwärtigung
	10.	60 Min.	Temperaturbiofeedbacktraining
6.	11.	60 Min.	Temperaturbiofeedbacktraining; Entspannung durch Vergegenwärtigung
	12.	60 Min.	Temperaturbiofeedback
7.	13.	60 Min.	Temperaturbiofeedbacktraining; Entspannung durch Vergegenwärtigung
	14.	60 Min.	Temperaturbiofeedbacktraining
8.	15.	60 Min.	Temperaturbiofeedbacktraining; Entspannung durch Vergegenwärtigung
	16.	60 Min.	Temperaturbiofeedbacktraining; Diskussion etwaiger Probleme; Zeitplan für Ruhemessung vier Wochen nach Therapieende

8. Kapitel

Kognitive Therapie

Ein Großteil der Interventionen, die wir bisher besprochen haben, betrifft nur einen einzigen Aspekt des Kopfschmerzes: die Regulation physiologischer Reaktionen mittels Entspannungs- und Biofeedbacktraining. Wie wir in den Kapiteln 6 und 7 gezeigt haben, sind diese Verfahren sehr nützlich. Ein substantieller Teil der Betroffenen scheint jedoch nicht von diesen Therapien zu profitieren. Meichenbaum (1976) meint in einem allgemein gehaltenen Kommentar zur Verwendung von Entspannung und Biofeedback, daß diese Fehlschläge zum Teil am engen Fokus dieser Therapien liegen könnten und an der Tatsache, daß sie kognitive, affektive, sensorische und verhaltensmäßige Komponenten der einzelnen Streßerkrankungen nicht berücksichtigen. Mitchell und White (1976) drückten bezüglich der Behandlung von Spannungskopfschmerz ähnliche Bedenken aus. «Symptomorientierte Intenventionen ignorieren nicht nur individualspezifische Reaktionen auf eine spannungserregende Umwelt, sondern auch die sich akkumulierenden und schädlichen Interaktionen von umweltbezogenen, situativen und psychologischen antezedenten Stressoren, die für die Entwicklung von Kopfschmerz von Bedeutung sind.» Die physiologisch orientierten Vorgehensweisen wurden auch von Mitchell und White «wegen der Konzentration auf das letzte, dem Schmerz vorausgehende Glied» (Muskelspannung und Kopfschmerzsymptome) kritisiert; es werde unterlassen, die Kopfschmerzpatienten mit alternativen Verhaltensweisen zur Bewältigung stressender Umgebungsmerkmale zu versorgen» (S. 387).

Die physiologisch orientierten Therapien, so wurde weiter argumentiert, sind relativ inflexibel und ermutigen das Individuum nicht, Reaktionen auf eigene Bedürfnisse zuzuschneiden. Bakal, Demjen und Kaganov (1981) illustrieren diesen Punkt mit einem klinischen Beispiel.

Eine weibliche Migränepatientin fand heraus, daß das Entspannungstraining ihre Kopfschmerzattacken eher verschlimmerte. Sie profitierte jedoch von einem Training in Aufmerksamkeitsablenkung, indem sie eine persönliche Strategie entwikkelte, «geschäftig zu werden», sobald sie eine Kopfschmerzattacke herankommen fühlte. Ihren Kopfschmerzen gingen regelmäßig Flimmerskotome voraus, die sie als Hinweisreiz für ihre Ablenkungsstrategie benutzte. In der Nachuntersuchung berichtete sie von keiner einzigen Kopfschmerzattacke. Ihre Skotome traten jedoch genau so häufig auf wie vor der Therapie (S. 85).

Kognitive Therapien haben im Vergleich zu Entspannung und Biofeedback einen viel breiteren Fokus; sie versuchen, den Patienten mit einer Reihe von Problemlösungs- und Bewältigungsfertigkeiten zu versorgen, die auf ein breites Gebiet von kopfschmerzauslösenden Situationen oder Stressoren angewendet werden können. Holroyd und Andrasik (1982a) weisen auf einen anderen Vorteil des kognitiv-behavioralen Zuganges hin: «Schließlich dürften kognitiv-behaviorale Interventionen besser zur Abwehr von Depressionen, die dem Kopfschmerz vorausgehen oder ihm nachfolgen, sowie der negativen Affekte, die einen Mißerfolg bei der Abwehr von Kopfschmerz begleiten mögen (Frustration, Hilflosigkeit und Mangel an Kontrolle z.B.), geeignet sein» (S.298).

Eine selektive Sichtung der Literatur

Es bieten sich verschiedene Schlußfolgerungen aus der Literatur zu kognitiv-behavioralen Therapien von Kopfschmerzen an. Erstens gibt es nur wenige publizierte Arbeiten (wir entdeckten nur 12 unabhängige Studien), und die meisten wurden nur an kleinen Stichproben vorgenommen. Anders als Entspannungstraining und Biofeedback, die in ziemlich ähnlicher Form an verschiedenen Kliniken und Labors durchgeführt wurden, divergieren, zweitens, die derzeitigen kognitiven Therapien sehr stark. Die Therapieansätze reichen von extensiver Kombination mentaler und differentieller Entspannung, Selbstdesensibilisierung, Gedankenstopp, Ausblenden von Besorgnissen, Fokussieren, Reizüberflutung, verdecktem und offenem Selbstsicherheitstraining, Zeitbegrenzung, imaginativem Modell-Lernen, Vergrößerung, Übungstransfer, in vivo Desensibilisierung, rationalem Denken und konditionierter Entspannung (Mitchell & White, 1976) bis zu einer Konzentration auf kognitive Neubewertung mit Biofeedback allein (Reeves, 1976). Es gibt keine einzige kognitive Therapieform, die in ähnlicher Weise in verschiedenen Forschungssettings angewendet worden ist.

Wahrscheinlich liegt es daran, daß sich die Behandlungen noch im Entwicklungsstadium befinden. Viele Forschungsteams haben, drittens, ihre kognitiven Behandlungen ausgedehnt und verwenden Komponenten behavioraler Ansätze wie Ehetherapie, Selbstsicherheitstraining und Zeitmanagement. Zudem haben alle bis auf zwei Forschungsteams (Holroyd & Andrasik; Knapp & Florin) ihre Prozeduren durch Entspannungstraining (Figueroa, 1982; Mitchell & White, 1976, 1977), Biofeedbacktraining (Kremsdorf et al., 1981; Lake et al., 1979; Reeves, 1976; Steger & Harper, 1979) oder eine Kombination beider (Bakal et al., 1981; Kohlenberg & Cahn, 1981) erweitert und es damit unmöglich gemacht festzustellen, ob kognitive Techniken die Behandlungseffektivität erhöhen und, falls ja, um wieviel. Um eine Ahnung vom Potential *reiner* kognitiver Therapie zu erhalten, werden wir die Forschungsarbeiten von Holroyd und Andrasik sowie Knapp und Florin etwas genauer betrachten. Beide Arbeiten erhalten einen direkten Vergleich mit Biofeedbacktherapie. Wir können also versuchen, Schlüsse über differentielle Effektivität und Nutzen zu ziehen.

Holroyd et al. (1977) waren unter den ersten, die eine kontrollierte Evaluation kognitiver Therapien vorgenommen haben. Einundreißig Probanden mit wiederkehrendem Spannungskopfschmerz wurden nach dem Zufall einer Wartekontrollgruppe (n = 10), frontalem EMG-Biofeedback (n = 11) oder einem Training kognitiver Streßbewältigungsfertigkeiten (n = 10) zugeteilt. Die Probanden der Kontrollgruppe erhielten eine kleine Geldsumme für das Führen eines Kopfschmerztagebuches vor, unmittelbar nach und 15 Wochen nach Beendigung der Therapie bei den übrigen Probanden. Die Vorgehensweise beim Biofeedbacktraining entsprach ungefähr der in Kapitel 7 besprochenen.

Die kognitive Therapie konzentrierte sich darauf, den Probanden beizubringen möglicherweise am Kopfschmerz beteiligte schädliche Kognitionen zu identifizieren und anschließend zu modifizieren. In den anfänglichen Therapiesitzungen wurde den Probanden beigebracht, (a) Reize, die bei ihnen Angst und Spannung auslösten, (b) Reaktionen unter Angst und Spannung, (c) Gedanken vor, während und nach der Anspannung, sowie (d) die Beziehungen zwischen ihren Kognitionen, Anspannungen und dem Kopfschmerz zu identifizieren. Sobald sie diese Analysen durchführen konnten, wurde ihnen beigebracht, diese beeinträchtigenden kognitiven Sequenzen im frühest möglichen Moment zu unterbrechen. Die Probanden erlernten drei spezifische kognitive Techniken - kognitive Neubewertung, Aufmerksamkeitsverlagerung und Einsatz von Phantasien. Beide Behandlungen erstreckten sich über vier Wochen, in denen acht 45 Minuten dauernde Sitzungen stattfanden.

Am Ende jeder Sitzung wurden Instruktionen zur Erwartungsreduktion nach Steinmark und Borkovec (1974) aus deren Forschung zur Schlaflosigkeit eingesetzt, um jegliche unbeabsichtigte experimentelle Forderung nach Besserung zu neutralisieren. Veränderungen dürften daher eher auf die spezifischen Maßnahmen selbst und weniger auf Placeboeffekte und generelle Erwartungseffekte zurückzuführen sein.

Ein Proband aus jeder experimentellen Bedingung beendete vorzeitig die Behandlung. Die erhobenen Effektivitätsmaße zeigten alle ein identisches Ergebnismuster. In Tabelle 8.1 ist dieses Ergebnismuster für das Maß «Kopfschmerzaktivität» angeführt. Die Probanden, die kognitive Therapie erhalten hatten, zeigten während der Behandlung eine deutliche Besserung, welche auch in der kurzfristigen Nachuntersuchung erhalten blieb; acht der neun Probanden (89%) reduzierten die Kopfschmerzaktivität um 50%, entsprechen also unserem Kriterium für klinische Signifikanz. Wenige Probanden mit Biofeedbacktherapie zeigten eine Besserung dieses Ausmaßes. Viele besserten sich überhaupt nicht oder verschlechterten sich deutlich. Statistisch gesehen unterscheiden sich die Biofeedbackprobanden nicht von der Kontrollgruppe; die Probanden mit kognitiver Therapie waren hingegen in jeder untersuchten Variable den beiden anderen Gruppen überlegen. Die Daten einer zwei Jahre später durchgeführten Nachuntersuchung zeigen ähnliche Ergebnisse wie jene 15 Wochen nach Beendigung der Therapie (siehe Abb. 8.1).

Abgesehen davon, daß die Studie von Holroyd et al. (1977) den Nutzen kognitiver Therapie aufzeigt, läßt sie Zweifel an der generellen Effektivität von Biofeedbackbehandlungen aufkommen. Die Vorgehensweise beim Biofeedback entsprach größtenteils jener vorangegangener Untersuchungen. Der einzige Unterschied bestand darin, daß Holroyd et al. die zuvor erwähnten Instruktionen zur Reduktion von Anfangserwartungen einsetzten. Die Autoren spekulierten, «starke implizite Erwartungen» könnten zumindest für einige Patienten eine not-

Tabelle 8.1: Beispiel einer auf Selbstbeobachtung beruhenden Aufzeichnung von Ereignissen, die mit dem Beginn von Kopfschmerzen verbunden sind

Zeit	Situation	physische Empfindungen	Gedanken	Gefühle (0–100)	Verhalten
8 Uhr	Frühstück, Ehemann sagt, ich wirke «schusselig».	–	Mache mir Sorgen, ob ich pünktlich zur Arbeit komme (z.B., Wenn ich zu spät komme, wird es Herr --- bemerken).	Angst (25) Verletztheit (20)	Esse hastig mein Frühstück. Lasse das Geschirr in der Spüle.
10 Uhr	Bekomme zuviele fachliche Briefe zum Schreiben.	Magen mit Kaffee verdorben, Muskeln angespannt.	Jeder glaubt, ich sei eine Superfrau. Niemand nimmt Rücksicht auf meine sonstigen Belastungen.	Angst (30) Ärger (20)	Hastiges Tippen, am Telephon kurz angebunden. Nehme eine extra lange Pause, um mich zu beruhigen.
12 Uhr	Jerry (Arbeitskollege und Vorgesetzter) lädt mich zum Mittagessen ein. Er spricht mehrdeutig über seine kürzlich erfolgte Scheidung.	Benommenheit, Kribbeln am Kopf und und Gesicht, Übelkeit.	Jerry ist sexhungrig. Ich mag es nicht, ihn abwehren zu müssen – warum bin ich hier. Verführerisch?	Angst (50) Verlegenheit (40) Ist das ein Gefühl?	Biete Mitgefühl an, aber ärgere mich über Hintergedanken. Wahrscheinlich kurz angebunden.
14 Uhr	Spencer gibt mir einen langen Bericht mit 5 Tabellen, der bis 17 Uhr fertig sein soll.	Kopfschmerz im hinteren Nackenbereich.	L---- – er hat nicht einmal gefragt, was ich sonst noch zu tun habe. Stelle mir vor, wie Spencer im Lift steckenbleibt. Keine Zeit für Entspannung.	Wut (60) Angst (60)	Tippe den Bericht – unaufmerksam.
16 Uhr	Bericht fertiggestellt.	Kopfschmerz verschlimmert sich, Übelkeit.	Wenn ich mit dem Grübeln aufhören könnte und planvoller vorginge, könnte ich mehr schaffen.	Wut (40) Angst (50)	Gebe den Bericht zur Korrektur. Beschwere mich bei Susanne. Tippe Briefe.

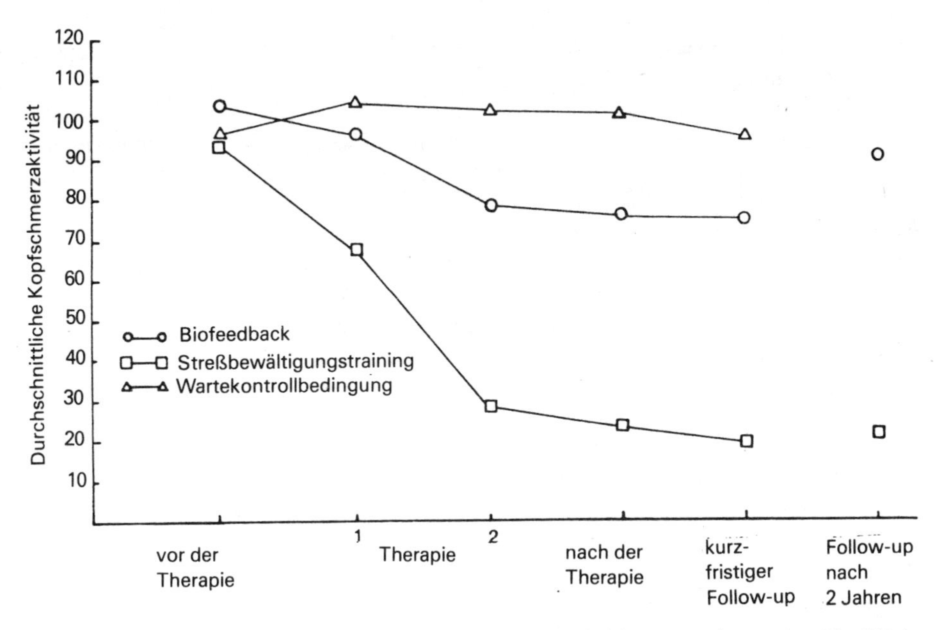

Abbildung 8.1: Durchschnittlicher wöchentlicher Kopfschmerzaktivitätsscore über zweiwöchige Blöcke für prätherapeutische Phase, Therapie, posttherapeutische Phase, kurzfristigen Follow-up und Follow-up nach 2 Jahren.

wendige Voraussetzung im Hinblick auf die Effektivität des Biofeedback sein (S.131).

Holroyd und Andrasik (1978) führten eine Replikationsuntersuchung durch, auch um abzuklären, ob diese kognitiven Therapiemaßnahmen auf Gruppenebene angewendet werden könnten, was für den Therapeuten eine wesentliche Zeitersparnis wäre. Es wurden vier experimentelle Bedingungen eingeführt, wovon zwei als Kontrolle dienten: keine Behandlung und Beschränkung auf Diskussion der Kopfschmerzen. Die beiden Behandlungsbedingungen bestanden aus kognitiver Therapie allein und kognitiver Therapie in Kombination mit progressiver Muskelentspannung. Die Behandlung wurde in Kleingruppen durchgeführt, welche sich über einen Zeitraum von vier Wochen fünfmal je 90 Minuten trafen. Beide Behandlungsgruppen waren der Gruppe ohne Behandlung überlegen, unterschieden sich aber nicht voneinander; es konnte also der klinische Nutzen kognitiver Therapie bestätigt werden. Das Hinzufügen eines Entspannungstrainings hat das Ergebnis nicht verbessert. Überraschenderweise zeigten die Teilnehmer der Diskussionskontrollgruppe ebenfalls eine Besserung ihrer Kopfschmerzsymptome. Den Probanden dieser Gruppe wurde ebenso wie den beiden Therapiegruppen beigebracht, kopfschmerzauslösende Situationen zu analysieren; sie erhielten jedoch keine speziellen Instruktionen zur Modifikation der Kognitionen in diesen Situationen. Interviews mit Teilnehmern der Kopfschmerzdiskussionsbedingung enthüllten, daß alle bis auf einen ihre eigenen kognitiven Selbstkontrollmaßnahmen nach einer detaillierten Analyse ihrer Kopfschmerzen entwickelt hatten. Interessanterweise waren viele dieser Strategien denen der Behandlungsgruppen ähnlich. Holroyd und Andrasik schlossen, daß die wesentliche Komponente der kognitiven Therapie darin bestehen dürfte, den Probanden Fertigkeiten zur Aufzeichnung und Analyse der Kopfschmerzauslösung beizubringen. Mit gut entwickelten kognitiv-analytischen Fertigkeiten sind die Probanden vielleicht selbst imstande, eine Reihe von Maßnahmen zur effektiven Unterbrechung der Kausalkette ihrer Kopfschmerzen zu entwickeln. Es muß daran erinnert werden, daß die Probanden den Vorteil hatten, auch an den Vorschlägen und Einsichten der übrigen Gruppenmitglieder zu partizipieren. Ob das Bereitstellen kognitiver Fertigkeiten bei Abwesenheit externer Führung und Unterstützung durch Gleichgesinnte für eine therapeutische Besserung ausreicht, ist nicht bekannt.

Die zweite Untersuchung, die als reine Evaluation der kognitiven Therapie gedacht war, ist jene von Knapp und Florin (1981). Zwanzig Migränepatienten wurden entweder einer Wartekontrollgruppe oder einer von vier experimentellen Bedingungen zugeordnet, welche sich im Hinblick auf Art, Abfolge und Ausmaß der Zeit, das jeder Behandlungskomponente gewidmet wurde, unterschieden. Alle Behandlungen fanden in zehn 60minütigen Einzelsitzungen, verteilt über fünf Wochen, statt. Eine Experimentalgruppe erhielt nur vasokonstriktorisches Biofeedback, eine zweite Gruppe nur Training in kognitiver Streßbewältigung, die dritte Gruppe erhielt fünf Sitzungen Biofeedback gefolgt von fünf Sitzungen kognitiver Therapie und die vierte Gruppe erhielt fünf Sitzungen kognitiver Therapie gefolgt von fünf Sitzungen Biofeedback. Das vasokonstriktorische Biofeedbacktraining entsprach in der Vorgehensweise der von Friar und Beatty (1976) (siehe Kap. 7).

Die Probanden, die kognitive Therapie erhielten, wurden auf folgende Aspekte hin trainiert:

Sie sollten sich selbst die folgenden sechs Frage stellen, wann immer sie die leisesten Anzeichen von Streß empfanden:

1. Was geht durch meinen Kopf?

2. Warum habe ich gerade jetzt diese Gedanken?

3. Wohin führen diese Gedanken: Was sind ihre kurz- und langfristigen positiven und negativen Folgen für (a) meine Gefühle, (b) meinen internen Erregungszustand, (c) mein äußeres Verhalten?

4. Sind meine Gedanken vernünftig und gerechtfertigt? Welche Argumente sprechen dafür und welche dagegen?

5. Falls meine Gedanken nicht vernünftig sind: Welche Gedanken scheinen der gegebenen Situation zu entsprechen? (Formulieren Sie den revidierten Gedanken in ein oder zwei Worten; überprüfen Sie die Revision auf pro und kontra.)

6. Welches äußere Verhalten resultiert aus meinen neuen Gedanken? Welches konkrete Verhalten werde ich daher in Zukunft bei der Konfrontation mit ähnlichen

Situationen zeigen? Welche kurz- und langfristigen positiven und negativen Folgen meines modifizierten Verhaltens kann ich erwarten? (S.270)

Die vier Behandlungsgruppen zeigten eine signifikante Reduktion der Kopfschmerzsymptome in ähnlicher Höhe, welche sich auch über die achtwöchige Nachuntersuchung fortsetzte. Die prozentuale Reduktion für die behandelten Gruppen insgesamt reichte in der Nachuntersuchung von 63% für Kopfschmerzhäufigkeit bis 87% für Medikamentenkonsum. Bei den Kontrollpersonen wurde keine Nachuntersuchung vorgenommen, daher konnten leider keine Vergleiche vorgenommen werden. Eine Nachuntersuchung nach einem Jahr zeigt ein gewisses Ausmaß an Aufrechterhaltung der Anfangseffekte (Knapp, 1982).

Der einzige Unterschied zwischen Biofeedback und kognitiver Therapie betraf den Selbstbericht von Depressivität, Emotionalität, und Irritierbarkeit. Die Probanden mit kognitiver Therapie wiesen stärkere Verbesserungen in diesen affektiven Komponenten auf, was mit den Spekulationen von Holroyd und Andrasik (1982a) zum potentiellen Vorteil kognitiver Therapien übereinstimmt. Die kognitive Therapie war dem Biofeedback im Hinblick auf die Kopfschmerzsymptomatik nicht überlegen. Die Stichprobengröße der einzelnen Experimentalgruppen war allerdings sehr klein ($n = 4$). Da die Autoren keine Mittelwerte für die einzelnen Kopfschmerzparameter geliefert haben, ist es uns nicht möglich abzuschätzen, ob eine größere Stichprobe zu anderen Interpretationen geführt hätte.

Kognitive Therapie ist eine relativ neue Erscheinung; die ersten experimentellen Arbeiten sind nicht vor 1976 erschienen, lange nach den ersten Publikationen zu den Behandlungserfolgen bei Entspannung und Biofeedback. Der unterentwickelte Status der kognitiven Therapie könnte zum Teil auf die Neuheit dieses Zugangs im allgemeinen und zum Teil auf seine Komplexität zurückzuführen sein. Die Merkmale, die sie nach Meinung einiger besonders vorteilhaft machen (breite und flexible Anwendung) sind mit einem schwieriger anzuwendenden Therapiekonzept verknüpft. Nichtsdestoweniger dürfte kognitive Therapie ein vielversprechender Ansatz zur Behandlung von Kopfschmerzen sein.

Obwohl Dr. Andrasik kognitive Therapie bei Kopfschmerz Mitte bis Ende der siebziger Jahre untersucht hatte, haben die Autoren dieses Buch in ihrer früheren Arbeit am SUNYA-Kopfschmerzprojekt sie nicht aufgegriffen. Wir sind erst kürzlich zu diesem Ansatz zurückgekehrt und untersuchen nun zwei leicht unterschiedliche kognitive Behandlungsaspekte für Kopfschmerzen. Unsere Arbeit mit Migränepatienten vergleicht ein kognitiv-behaviorales Behandlungspaket (Entspannung, Temperaturbiofeedback und kognitive Therapie), das entweder mit maximaler oder minimaler Therapeutenanleitung übermittelt wird, mit behavioraler Behandlung allein (Entspannung und Biofeedback), ebenfalls mit unterschiedlicher Therapeutenanleitung. Unsere Forschungsarbeit bei Spannungskopfschmerz vergleicht in ähnlicher Weise ein kognitiv-behaviorales Behandlungspaket (Entspannung und kognitive Therapie) mit Entspannungstraining allein. Beide Varianten werden mit maximaler oder minimaler Therapeutenanleitung übermittelt.

Bis jetzt sind zu wenige Probanden damit behandelt worden; es gibt noch kaum schlüssige Ergebnisse zu berichten. Die zur Zeit vorliegenden Resultate wirken jedoch ermutigend. Praktiker, die diese Verfahren mit uns untersuchen wollen, können gegen Kostenersatz unsere Behandlungsmanuale und Tonbänder erhalten. Wir ermutigen sie alle, uns ihre Erfahrungen mitzuteilen.

Ein Manual zur kognitiven Therapie von Kopfschmerzen

Die rein kognitive Therapie von Holroyd und Andrasik ist wohl jene mit der größten empirischen Basis. Obwohl die Strategien an Patienten mit Spannungskopfschmerz entwickelt und überprüft wurden, sind sie so gestaltet, daß sie auch bei Migränepatienten angewendet werden können. Das Behandlungsmanual von Holroyd und Andrasik wird im folgenden mit kleineren Modifikationen dargestellt.

Überblick

Diese Behandlung ist entwickelt worden, um (a) eine überzeugende kognitiv orientierte Erklärung für Kopfschmerzen zu liefern; (b) dem Patienten beizubringen, seine kognitive Aktivität in streßbezogenen Situationen zu beobachten; und (c) ihn mit expliziten kognitiven Strategien für den Umgang mit den kognitiven Komponenten von psychischem Streß zu versorgen.

1. Sitzung: Spezifische Verfahren

Beantwortung von Fragen und Herstellen einer guten Beziehung. Diese Phase ist relativ kurz und dient primär als Eisbrecher und zum Aufbau eines guten Verhältnisses. Der Therapeut sollte (a) die Fragen des Klienten bezüglich des Forschungsprojektes beantworten (Zeitplan, Verabredungen, Parkplätze usw.); (b) die Kopfschmerzgeschichte des Klienten überblicksmäßig erfassen; und (c) nach Hypothesen fragen, die der Klient im Hinblick auf seine Kopfschmerzen hat. Das sollte in den ersten zehn Minuten erledigt werden.

Ursachen und Analyse des Spannungskopfschmerzes. Sprechen Sie auf jeden Fall die folgenden Punkte an und versichern Sie sich, daß der Klient die Ursachen versteht und sie in seinen eigenen Worten wiederholen kann.

1. Die Wurzel des Kopfschmerzes ist psychischer Streß. Daher sind Spannung, Angst und Sorgen seine Hauptursachen. Kopfschmerz ist ein Signal des Körpers, daß das Individuum nicht in effektiver Form mit psychischem Streß zurechtkommt.

2. Jede Situation kann stressend sein. Liefern Sie Beispiele zu Situationen, die manche Menschen stressend finden, wie soziale Situationen, Forderungen ablehnen, Kritik, zuviele Aufgaben übernehmen usw. Ob eine Situation stressend ist, hängt davon ab, wie sie interpretiert wird, und nicht einfach von der Situation an sich. Diskutieren Sie das folgende Partybeispiel von Goldfried, Decenteceo und Weinberg (1974): Nehmen Sie an, Sie gehen zu einer Party; es werden 10 Paare dort sein, aber nur drei sind Ihnen bekannt.

   Eine Person mag dies aufgrund dessen, wie sie gelernt hat, Dinge zu betrachten, als sehr stressend empfinden. Vielleicht nimmt sie an, daß die 7 Paare sie ablehnen werden. Eine andere Person findet es vielleicht sehr spannend, neue Menschen zu treffen und kennenzulernen. Diese Person antizipiert eine angenehme Diskussion und Begegnung mit neuen Interessen. Die Situation ist in beiden Fällen dieselbe. Die Gedanken der Individuen sind jedoch sehr verschieden.

3. Was wir also über eine Situation denken, bestimmt ihren stressenden Charakter. Wir haben herausgefunden, daß eine Vielzahl allgemeiner Erwartungen und Annahmen Menschen dazu veranlassen, Situationen als stressend zu erleben und damit möglicherweise Kopfschmerzen auszulösen. Zwei davon sind die Annahme, daß man von jedermann gemocht werden muß (jedes Zeichen von Ablehnung verursacht ein großes Ausmaß an Streß), und daß man keine Fehler machen darf (ein kleiner Irrtum löst hohen Streß aus). An dieser Stelle sollte der Therapeut ein Beispiel für kognitiv induzierten Streß aus der eigenen Erfahrung einfügen, um die Kognitionen, die die Streßreaktion verursachen, aufzuzeigen.

4. Präsentieren Sie als Zusammenfassung des Gesagten das ABC-Modell von Ellis (1971) und unterstreichen Sie, daß die mediierende Kognition (B) ein kritisches und veränderbares Glied in dieser Kette darstellt.[1]
   A - repräsentiert die Situation (die an sich neutral ist)
   B - repräsentiert die Gedanken, die die Person über das Geschehene hat
   C - repräsentiert die Reaktion der Person, in diesem Fall das Erleben von Streß und Kopfschmerz.

5. Bitten Sie an dieser Stelle den (die) Probanden(in), die genannten Erklärungen wiederzugeben, bis klar ist, daß er oder sie die kognitive Interpretation des Kopfschmerzes versteht.

Erklärung des Behandlungsverfahrens. Erklären Sie das Behandlungsverfahren folgendermaßen:

1. Sie können durch den Erwerb von Strategien zur Streßkontrolle lernen, den Kopfschmerz zu kontrollieren. Wir werden Ihnen Methoden zur Spannungskontrolle beibringen; wir werden uns weniger mit der Untersuchung der Vergangenheit, der Enthüllung von persönlichen Geheimnissen usw. befassen.

[1] vgl. dazu auch: T. Schelp et al., Rational-Emotive Therapie als Gruppentraining gegen Streß. Verlag Hans Huber, Bern 1990.

2. Zu Beginn werden Sie lernen, Gedankenabläufe zu verfolgen, wann immer Sie angespannt, ängstlich oder besorgt sind. Da Gedanken oft gewohnheitsmäßig ablaufen und kaum wahrgenommen werden, wird der Erwerb dieser Fähigkeit einige Übung erfordern. Einige beziehen sich auf «automatische Gedanken», die so rasch einsetzen, daß sie uns kaum bewußt werden.
3. Haben Sie Ihre gewohnheitsmäßigen Gedanken erst einmal erfaßt, werden Sie lernen, die Entwicklung dieser Streßreaktion mit Techniken, die wir Ihnen in den Sitzungen beibringen werden, zu unterbrechen. An dieser Stelle sollte sich der Therapeut wieder auf sein Beispiel beziehen und eine Form der kognitiven Bewältigung dieser Situation aufzeigen.
4. (Beantworten Sie alle Fragen und versichern Sie sich, daß der Klient die Grundlage der Behandlungsmaßnahmen versteht.)
5. (Betonen Sie Zuversicht.)

Analyse ausgewählter angstauslösender Situationen

1. Machen Sie während der Arbeit mit dem Klienten eine Liste von Situationen, die Angst auslösen und/oder die der Klient als kopfschmerzauslösend identifiziert. Der Klient möchte möglicherweise Situationen diskutieren; falls nicht, verwenden Sie Situationen, die er als kopfschmerzauslösend bezeichnet oder Situationen, in denen nach dem Kopfschmerztagebuch Kopfschmerzen auftreten. Wählen Sie eine der weniger stressenden Situationen zur Analyse.
2. Führen Sie die folgende Analyse durch. Bestimmen Sie (a) die Hinweisreize, die Spannung und Angst auslösen, (b) wie der Klient auf Streß reagiert (Rückzug, Angriff usw.) und, was am wichtigsten ist, (c) was er unmittelbar vor dem Bewußtwerden der Spannung denkt, während der Spannung und danach. Sie werden den Klienten vielleicht auf Vorstellungsebene durch die Situation führen wollen, während Sie ihn ermutigen, die Gedanken und Vorstellungen zu identifizieren.

Hausübung

1. Bitten Sie den Klienten, jede stressende Situation, die während der Woche auftritt, wie die ausgewählte Situation in der Sitzung zu analysieren. Bei der Aufzeichnung der Kopfschmerzen sollten Gedanken und Vorstellungen, die vor dem Kopfschmerzeinsatz auftraten, mit notiert werden. Bitten Sie den Klienten am Abend, die Ereignisse des Tages 10–15 Minuten lang in der Vorstellung vorüberziehen zu lassen (wie auf einer Kinoleinwand) und dabei auf kognitive Reaktionen, die den Streß begleiten, zu achten.
2. Verteilen Sie Therapieevaluationsformulare (um eine Glaubwürdigkeit der Behandlung zu erreichen).

2. Sitzung

Fortsetzung der Analyse der Klientenreaktionen auf Streß

1. Beantworten Sie Fragen, die seit der letzten Sitzung aufgetaucht sind.

2. Analysieren Sie Situationen, die der Klient als stressend identifiziert hat, wie in der ersten Sitzung. Unterstützen Sie den Klienten bei der Aufdeckung von Beziehungen zwischen situativen Variablen (z.B. Kritik durch den Ehepartner), Gedanken des Klienten (z.B. «Ich kann nichts recht machen») und emotionalen Reaktionen und Symptomen (z.B. Depression und Kopfschmerz). Betonen Sie, daß angsterzeugende Gedanken ein entscheidendes, modifizierbares Glied in dieser Kette darstellen.

3. Analysieren Sie «hier und jetzt» Anzeichen von Angst in einer ähnlichen Form, falls diese offensichtlich sind; z.B. Angst zur Sitzung zu kommen, oder während der Sitzung erlebtes Unbehagen.

4. Unterstützen Sie den Klienten bei der Identifikation unrealisierbarer Erwartungen oder Einstellungen, die seine Streßreaktionen auf eine Vielzahl von Situationen erklären könnten. (Zum Beispiel: «Sie scheinen von sich zu erwarten, alles perfekt zu machen; so haben Sie sich in jeder Situation, in der Sie einen Fehler gemacht haben, selbst sehr hart kritisiert, sind ängstlich geworden und haben schließlich Kopfschmerzen bekommen.»)

5. Beginnen Sie den Klienten zu drängen, die logische Gültigkeit und die verhaltens- und gefühlsmäßigen Konsequenzen der fortgesetzten Aufrechterhaltung dieser unangemessenen Erwartungen und Einstellungen zu untersuchen. Das erstgenannte kann dadurch erreicht werden, daß man sich die negativste Konsequenz der gefürchteten Ereignisse (z.B.: «Was würde geschehen, wenn Sie wirklich diesen Fehler machen würden?») und die Auftretenswahrscheinlichkeit dieses Ereignisses (z.B.: «Wie wahrscheinlich ist es, daß Ihr Boß aufhört, Sie zu respektieren, wenn Sie diesen Fehler machen?») vorstellt und dann den Klienten ermutigt, seine Erwartungen stärker mit den tatsächlichen Konsequenzen in Übereinstimmung zu bringen. Das zweite kann dadurch erreicht werden, daß die emotionalen, verhaltensmäßigen und symptomatischen Konsequenzen der unangemessenen Einstellungen des Klienten aufgezeigt werden. (Zum Beispiel: «Ihre Einstellung, Sie müßten perfekt sein, verhindert, daß Sie neue Fähigkeiten erwerben, führt dazu, daß Sie unnötige Qualen wegen einfacher menschlicher Irrtümmer erleiden, trägt zu Ihren Kopfschmerzen bei und dazu, daß Sie früher nach Hause und ins Bett gehen müssen – Sie zahlen einen hohen Preis für diese Einstellung!»)

6. Ermutigen Sie den Klienten, den Analyseprozeß selbst zu übernehmen; verstärken Sie z.B. Berichte über Selbstbeobachtung und Analysen der kognitiven Basis von emotionalem Streß.

3.–8. Sitzung

Die Sitzungen 3–8 folgen einem ähnlichen Schema. Es werden Situationen mit ansteigender Schwierigkeit behandelt und kognitive Strategien zur aktiven Bewältigung von Streß zur Verfügung gestellt.

1. Fahren Sie mit der Analyse stressender Situationen fort wie in der ersten und zweiten Sitzung, bis die Klienten zur unabhängigen Selbstbeobachtung von Kognitionen, die die Streßreaktionen begleiten, fähig sind.

2. Ermutigen Sie die Klienten, Situationen für die Übung kognitiver Bewältigungsmaßnahmen auszuwählen (geben Sie acht, daß nicht mit den schwierigsten Situationen begonnen wird). Beginnen Sie mit der Bearbeitung dieser Situationen in der Vorstellung indem Sie die Klienten ermutigen, (a) die Kette der Unbehagen auslösenden Kognition zum frühest möglichen Zeitpunkt zu unterbrechen, vor emotionaler Aufregung oder dem Einsetzen von Kopfschmerzen, und (b) eine oder mehrere der unten beschriebenen Bewältigungsstrategien anzuwenden:
   Neubewertung: Der Klient wird ermutigt, innezuhalten, was immer er auch tun mag, seine Aufmerksamkeit von den angsterregenden Reizen, die ihn beschäftigen, abzuwenden und die tatsächlich mit der Situation verbundene Gefahr einzuschätzen. Der Klient versucht – unter Verwendung der Fertigkeit, die in der ersten und zweiten Sitzung eingeführt wurden – seine irrealen Ängste von den tatsächlichen Konsequenzen zu trennen und unrealistische Forderungen an sich selbst von den tatsächlichen Notwendigkeiten der Situation zu trennen.
   Selbstinstruktionen: Der Klient wendet Selbstinstruktionen an, die sich auf die spezifischen Gedanken richten, die zur unrealistischen Einschätzung der streßauslösenden Situation durch den Klienten beitragen («Ich mache mir keine Sorgen darüber, was sie über mich denken, sondern konzentriere mich darauf, was ich tun will»). Die Instruktionen sollten so gestaltet sein, daß sie die Aufmerksamkeit des Klienten auf die aktuellen Anforderungen der Situation und auf seine Bewältigungsresourcen konzentrieren.
   Imagination: Der Klient verwendet eine Antistreßvorstellung, um sich geistig aus der streßauslösenden Situation zu entfernen und die Kognitionen, die Streß erzeugen, zu kontrollieren. Das kann am besten dann eingesetzt werden, wenn die Sorgen den Klienten zu überwältigen beginnen, aber keine unmittelbaren Handlungsanforderungen bestehen. Der Klient begibt sich total in eine beruhigende Vorstellung seiner Wahl, vergegenwärtigt sich alle Einzelheiten und beschäftigt seine Gedanken mit dem Vorstellungsinhalt, um gegenwärtige Sorgen auszuschließen (z.B. «Ich laufe an einem sonnigen Tag meinen liebsten Strandabschnitt entlang»).

3. Der Klient wird nicht gleich beim ersten Versuch diese Strategien einsetzen können. Beim Auftreten von Schwierigkeiten führt der Therapeut vor, wie die Bewältigungsstrategien eingesetzt werden sollten, indem er laut seine kognitiven und emotionalen Reaktionen auf eine Situation analysiert und dann die spezifi-

schen Bewältigungsmaßnahmen, die er zur effizienten Bewältigung der stressenden Situation einsetzen würde, bestimmt. Wenn die Klienten imstande sind, diese Strategien effektiv in der Vorstellung einzusetzen, werden sie ermutigt, dies in tatsächlich stressenden Situationen beim ersten Anzeichen von Streß zu tun.

4. Verstärken Sie Fortschritte bei der Bewältigung realer Streßsituationen, sobald diese aufzutreten beginnen.

Tabelle 8.1 enthält ein von Holroyd und Andrasik verwendetes Beispiel einer Selbstbeobachtungsaufzeichnung.

Klinische Hinweise

Unerfahrene kognitive Therapeuten haben oft Probleme, dem Klienten bei der Identifikation der zentralen dysfunktionalen Kognitionen oder automatisierten Gedanken zu helfen. Beck und Emery (1979) liefern in ihrem Manual *Cognitive Therapy of Anxiety and Phobic Disorders* einige Vorschläge, die wir beim Aufdekken dysfunktionaler Gedanken hilfreich gefunden haben. Sie sind im folgenden angeführt.

a) *Hausaufgabe:* Der Patient wird sich zwischen den Therapiesitzungen automatischer Gedanken (A.G.) bewußt und zeichnet sie sofort auf.

b) «Technik der sofortigen Wiederholung»: Der Patient ist sich zwar der negativen Gefühle bewußt, aber nicht der unmittelbar vorausgehenden A.G. Er überblickt nochmals die Reiz-Reaktions-Folge und vergegenwärtigt sich die intervenierenden A.G.

c) *Ferne Erinnerung:* Der Patient erinnert sich an zurückliegende Ereignisse, ist sich aber der A.G. nicht sicher. Beim Rückblick auf das Ereignis in Zeitlupe erinnert er sich der A.G. Häufig kann der Patient nicht mit absoluter Sicherheit sagen, daß dies seine A.G. waren.

d) *«Als-ob»-Technik (Kognitive Erprobung):* Der Patient erinnert sich an die Vergangenheit, ist aber unfähig, eine klare Kognition zu identifizieren. Er wird gebeten, das Ereignis nochmals zu erleben oder sich vorzustellen, «als ob es jetzt geschehen würde», um so die A.G. zu erfassen. Falls der Patient eine visuelle Vorstellung des Ereignisses hat, ist der Effekt noch stärker.

   Die «Als-ob»-Technik kann manchmal verstärkt werden, indem der Therapeut die Rolle der anderen Person in einer bestimmten Interaktion einnimmt.

e) *Die Bedeutung eines Ereignisses feststellen:* Der Patient kann seine A.G. nicht mit Präzision identifizieren. So fragt ihn der Therapeut, welche Bedeutung das Ereignis für ihn hat. (S.37)

Holroyd und Andrasik (1982a) stellen fest, daß die effektivsten Therapeuten diejenigen sind, die fähig sind, detaillierte Darstellungen der Reaktionen des Klienten auf Streß zu erreichen, im Gegensatz zu Darstellungen, die auf allgemeinen Rekonstruktionen basieren.

Beck (1976) zählt typische kognitive Irrtümer von Klienten auf. Im folgenden sind diejenigen angeführt, die wir am häufigsten bei Kopfschmerzpatienten festgestellt haben.

1. Personalisation - der Proband überidentifiziert sich mit einer Situation, die für ihn Sorgen, Streß und Anspannung bedeutet.
2. Vergrößerung - Ausweitung von Daten mit bedrohlicher Bedeutung: Der Proband nimmt z.B. an, daß ein kleiner Fehler ihn zu einem vollkommenen Versager macht.
3. Minimierung - der Proband minimiert, vertuscht oder vergißt nichtbedrohliche Faktoren einer Situation; z.B. indem er die ganze Verantwortung bei der Arbeit übernimmt, vergißt der Proband, daß andere die Verantwortung teilen, was zu einer nahezu hoffnungslosen Situation führt.
4. Dichotome Argumentation - der Proband glaubt, daß alles, was weniger als totaler Erfolg ist, Mißerfolg bedeutet. Er betrachtet Situationen als schwarz oder weiß ohne Schattierungen; z.B. bedeute, kompetent bei der Arbeit zu sein, alles richtig zu machen und von allen Mitarbeitern respektiert zu werden; weniger sei Inkompetenz.
5. Selektive Abstraktion - eine Einstellung regt auf, weil der Proband sie außerhalb des Kontexts betrachtet.
6. Willkürliche Schlußfolgerungen - der Proband zieht Schlüsse auf der Basis minimaler oder keiner Daten; z.B. regt sich jemand auf, wenn ein Rendezvouspartner absagt, und nimmt an, daß der Partner sich nichts mehr aus ihm macht.
7. Übergeneralisierung/Externalisierung - der Proband extrapoliert zukünftige Disaster aus harmlosen Daten, oder betrachtet eine zeitweilige Situation als eine, die ewig andauern wird.

Eine Berücksichtigung der unten angeführten Fragen durch den Therapeuten kann bei der Identifizierung dysfunktionaler oder unangepaßter Einstellungen des Klienten hilfreich sein (Beck & Emery, 1979).

1. Welche Anhaltspunkte gibt es für diesen Gedanken?
2. Vereinfacht der Proband eine kausale Beziehung? Nimmt der Proband an, ein Fehler würde alles zum Einsturz bringen?
3. Verwechselt der Proband einen Gedanken mit einer Tatsache? Einen Gedanken haben, macht ihn nicht wahr. Hinterfragen Sie die Grundlagen für eine gegebene Einstellung.

4. Sind die Interpretationen des Probanden zu weit von den Tatsachen entfernt, um wahr zu sein? Wie würde ein neutraler Beobachter dies beschreiben?
5. Verwechselt der Proband seine Version der Tatsachen mit den Tatsachen an sich? Denken Sie daran: Man kann nicht alle Fakten kennen!
6. Denkt der Proband eher in Alles-oder-nichts-Termini als in Abstufungen? Ergebnisse sind selten ganz weiß oder schwarz.
7. Verwendet der Proband ultimative Wörter, die Fehleinschätzungen enthalten und nicht mit der Realität übereinstimmen? Begriffe wie *immer, für immer, niemals, sollen, müssen, nicht können* und *jederzeit* fallen darunter.
8. Verwendet der Proband aus dem Zusammenhang gerissene Beispiele?
9. Verwendet der Proband Ihrer Meinung nach kognitive Abwehrmechanismen wie Realisierung, Leugnung oderProjektion?
10. Wo liegt die Wurzel der Fakten?
11. Denkt der Proband in Begriffen von Wahrscheinlichkeiten oder Gewißheiten?
12. Verwechselt der Proband niedrige Wahrscheinlichkeiten mit hohen?
13. Nimmt der Proband an, daß gewisse Situationen identisch sind, ohne Zeit, Lokalisation oder feine Unterschiede zu beobachten?
14. Basieren die Einschätzungen des Probanden eher auf Introspektion als auf Tatsachen?
15. Konzentriert sich der Proband auf irrelevante Faktoren? (S.39–40)

Kognitive Therapeuten müssen lernen, den Klienten zu helfen, die Unangemessenheit identifizierter Kognition zu erkennen und sie zu befähigen, die Vorteile einer Modifikation gewisser dysfunktionaler Einstellungen zu begreifen. Sind dysfunktionale Einstellungen erst einmal identifiziert, muß der Proband dazu gebracht werden, die Konsequenzen dieser Einstellungen zu untersuchen. Die Anerkennung dieser Konsequenzen hilft den Klienten motivieren, die gedanklichen Prozesse zu modifizieren oder zu diskutieren und das Verhalten dementsprechend zu ändern. Wiederum haben wir eine Reihe von Maßnahmen, die Beck und Emery (1979) vorschlagen, besonders hilfreich gefunden.

Alternative Bedeutungen erforschen. Worin ist diese Einstellung begründet? Wie würde ein neutraler Außenstehender diese Situation sehen? Was ist die Wurzel der Fakten? Denkt der Proband in Begriffen von Gewißheit statt Wahrscheinlichkeit? Werden niedrige Wahrscheinlichkeiten mit hohen verwechselt? Lassen Sie die Probanden die Wahrscheinlichkeit des Eintretens ihres anfänglich geglaubten Ergebnisses tatsächlich einstufen und die Wahrscheinlichkeit des Auftretens der erarbeiteten alternativen Erklärungen.

Dekatastrophierung/«Was-wäre-wenn»-Technik. Erforschen Sie die gefürchteten Konsequenzen einer fehlerhaften Einstellung. Bestimmen Sie die negativste mögliche Konsequenz des gefürchteten Ereignisses. (Zum Beispiel: Was würde geschehen, wenn Sie wirklich etwas falsch machten? Behalten Sie diese Möglichkeiten im Gedächtnis. Was würde das in einer Woche, zwei Wochen, sechs Monaten, zwei Jahren von jetzt an bedeuten?)

Erforschung der Eintretenswahrscheinlichkeiten. Wie groß ist die Wahrscheinlichkeit, daß die Annahme des Probanden eintritt? (Zum Beispiel: Wie wahrscheinlich ist es, daß ihr Boß aufhört, Sie zu respektieren, wenn Sie einen Fehler machen?)

Reattribuierung der Verantwortung. Welche Parameter einer gegebenen Situation befinden sich unter der Kontrolle des Probanden? Wie sehr ist er persönlich für jeden einzelnen Aspekt verantwortlich (auf einer Skala von 1–100%)? Es können Wahrscheinlichkeitstabellen usw. gezeichnet werden. (Eine Probandin meint z.B., sie müsse Überstunden machen, um das Büro vor dem Untergang zu bewahren. Frage: Wieviel tragen Sie dazu bei? Wieviel machen andere Personen? Was geschieht, wenn Sie auf Urlaub sind oder krank? Was, wenn Sie nicht alle Aufgaben erledigen?)

Überprüfung der Annahmen in einem Experiment. Der Proband bekommt den Auftrag, hinauszugehen und seine Annahmen zu überprüfen, entweder, indem er das Verhalten ausführt oder eine kurze Umfrage durchführt, um herauszufinden, was andere über ihn denken würden, wenn das einträfe. (Zum Beispiel nimmt der Proband an, daß ein Fehler ihn zu einem Versager bei der Arbeit machen würde. Proband und Therapeut entwerfen eine Umfrage, und 10 Mitarbeiter werden gebeten einzustufen, was sie über den Probanden denken würden, wenn sie herausfänden, er/sie hätte einen kleinen Fehler gemacht.)

Rollenumkehr. Häufig hilft es Klient und Therapeut, wenn die Rollen vertauscht werden. Der Therapeut übernimmt das Einstellungssystem des Klienten und gibt vor, es zu verteidigen. Die Aufgabe des Probanden besteht darin, den Therapeuten von der Irrationalität der Einstellungen, die er verteidigt, zu überzeugen.

Abschätzen der positiven und negativen Merkmale, die eine Einstellung aufrechterhalten. Dies besteht darin, daß der Proband eine Liste der Konsequenzen anfertigt, die das Festhalten an einer fixen Einstellung hat. Die positiven Folgen, die zur Zeit bestehen, werden aufgelistet. Der Proband wird gebeten zu jeder positiven Folge eine negative Folge des Festhaltens an der Einstellung zu finden.

Konzentrieren Sie sich nach jedem Untersuchungsschritt auf die verhaltensmäßigen und emotionalen Konsequenzen der fortgesetzten Aufrechterhaltung dieser unangepaßten Erwartungen und Einstellungen. Dies wird primär dadurch erreicht, daß auf die emotionalen, verhaltensmäßigen und symptomatischen Konsequenzen, die der Proband bereits berichtet hat, hingewiesen wird.

Kognitive Therapie konzentriert sich auf die Ereignisse, die den Kopfschmerzen vorausgehen oder mit ihnen einhergehen, wobei die hauptsächliche Stoßrichtung in der Modifikation vorausgehender Ereignisse besteht. Viele Kopfschmerzpatienten sind jedoch nicht imstande, zuverlässig zu unterscheiden, wann und unter welchen Bedingungen ihre Kopfschmerzen auftreten. Bei diesen Patienten, so meinen Holroyd und Andrasik (1982), muß man sich konzentrieren auf die Modifikation der «psychologischen Korrelate des Kopfschmerzes (z.B. Gefühle der Hilflosigkeit, emotionaler Distreß) und auf die sich verändernden Faktoren im Leben des Klienten, die die Vulnerabilität für Kopfschmerzen erhöhen könnten - selbst wenn sie nicht in unmittelbarer Nähe der Kopfschmerzattacken selbst auftreten (z.B. Depression, chronischer täglicher Streß)» (S.302).

Bakals kognitiv-behaviorale Therapie mißt der Modifikation situativer oder antezedenter Stressoren geringe Bedeutung bei. Der Brennpunkt seiner Bemühungen liegt im «kopfschmerzbezogenen Streß»:

> Chronische Kopfschmerzpatienten, besonders jene, die täglich oder nahezu täglich Kopfschmerzattacken erleben, weisen oft die Annahme zurück, daß psychischer Streß die Hauptursache der Attacken sei; wenn überhaupt, meinen sie, sei eher der Streß das Ergebnis der unkontrollierbaren Kopfschmerzen. Bei diesen Individuen ist es wichtig anzuerkennen, daß die Bedingungen, die zu einer Störung führen, nicht dieselben sein müssen, die die Störung aufrechterhalten. Kopfschmerz mag als Reaktion auf psychischen Streß beginnen, aber bei wiederholten Attacken sind vielleicht die zugrundeliegenden psychologischen Mechanismen nicht mehr nur involviert, sondern operieren relativ unabhängig. Diese Beobachtung ist für die Therapie von großer Bedeutung, weil sie zu einer Verschiebung des Schwerpunktes von der Befassung mit antezedenten Ereignissen zu einer Einbeziehung von Verfahren zwingt, die Empfindungen, Gefühle und Kognitionen verändern, von denen Kopfschmerzattacken begleitet werden. (Bakal, 1982, S.82)

Es mag von Vorteil sein, andere verhaltenstherapeutische Verfahren miteinzubeziehen. Holroyd und Andrasik (1982a) haben kürzlich ihren Zugang um verhaltenstherapeutische Komponenten erweitert. (Dieses erweiterte Modell ist detailliert in Holroyd & Andrasik, 1982a, S.298-305, beschrieben.) Leider ist dieses erweiterte kognitiv-behaviorale Modell nicht direkt überprüft worden. Bakals (1982) Text enthält auf den Seiten 120-147 eine detaillierte Beschreibung seines kognitiv behavioralen Behandlungsprogrammes für Kopfschmerzpatienten. Diesem Therapieprogramm mangelt es an einer expliziten Validierung und es stützt sich zusätzlich auf Entspannungs- und Biofeedbackverfahren. Es ist daher schwierig festzustellen, in welcher Form die einzelnen Komponenten zum Veränderungsprozeß beitragen und welche Komponenten für welche Probanden besonders hilfreich sind. Dennoch wollen die Leser vielleicht diese Quellen nach weiteren Anregungen zur Anwendung kognitiv behavioraler Therapieprogramme bei Kopfschmerzpatienten absuchen.

Schließlich sind nach unserer Erfahrung gewisse Kopfschmerzpatienten sehr resistent gegenüber kognitiven Therapieprogrammen und schneiden in der Folge schlecht ab, während andere gut darauf ansprechen. Die besten Kandidaten für kognitive Therapie scheinen psychologisch eingestellte Probanden zu sein, d.h. Probanden, die bereitwillig ein psychologisches Begründungsmodell für ihre Kopfschmerzen akzeptieren und gewohnt sind, in Begriffen psychologischer Ereignisse, die physische Ereignisse verursachen, zu denken.

Die weniger geeigneten Kandidaten für kognitive Therapie sind in gewisser Weise das Gegenteil: Sie widersetzen sich einem psychologischen Kausalmodell und sind nicht besonders psychologisch eingestellt. Interessanterweise sind (so ist unser Eindruck) die letztgenannten Patienten physiologischen Prozeduren wie Biofeedback eher zugänglich.

9. Kapitel

Vorhersage des Therapieerfolges

Die Frage der Vorhersage des Therapieerfolges ist für den Patienten und höchstwahrscheinlich auch für den Therapeuten von großer Bedeutung. Im Durchschnitt reagieren 60% der Patienten mit chronischen Kopfschmerzen gut auf die verschiedenen Therapiekonzepte, obwohl die Erfolgsraten zwischen 30% und 80% schwanken. Genaue Vorhersagen würden anzeigen, welche Therapie dem jeweiligen Patienten am meisten nützt. Abgesehen von der Befreiung von den Kopfschmerzen, zeigt sich der Anreiz für eine Erfolgsprognose darin, daß der Patient oder seine Versicherungsgesellschaft die Behandlung ja bezahlen müssen.

Literatur zur Vorhersage des Therapieerfolges

Bedenkt man die Anreize für diese Art von Forschung, überrascht es etwas, wie wenig bisher unternommen worden ist. Dieser Mangel an Forschungsarbeiten ist möglicherweise darin begründet, daß bei einer guten Prädiktionsstudie eine große Zahl von Patienten vor Beginn der Therapie eine umfassende Testbatterie durchlaufen und dann alle dieselbe Behandlung erhalten müssen. Der letztgenannte Punkt ist oft schwierig, da sich ein Großteil der bis jetzt durchgeführten Forschungsarbeiten mit dem Vergleich verschiedener Therapiemethoden befaßt hat.

Eine Alternativstrategie zur genannten Form der Prädiktionsstudie wäre, im nachhinein zu untersuchen, welche Faktoren mit guten Ergebnissen in Zusammenhang stehen und welche nicht. Bei einer großangelegten klinischen Untersuchung mit einer relativ standardisierten Behandlungsstrategie ist dieser Zugang möglich. Die Publikationen der Diamond Headache Clinic und des Institute of Living basieren auf solchen Studien.

Seymour Diamond et al. (Diamond, Medina, Diamond-Falk & DeVeno, 1979) stellten eine retrospektive Studie über 556 männliche und weibliche Kopfschmerzpatienten vor, die alle die folgende Therapie erhalten hatten:

a) Temperaturbiofeedback in Kombination mit autogenem Training;

b) Muskelentspannungsübungen;

c) frontales EMG-Biofeedback. Der Entspannung und dem Temperaturbiofeedback waren Heimübungen angeschlossen.

Die Stichprobe umfaßte 123 Patienten mit vaskulären Kopfschmerzen (Migräne), 265 mit kombinierten vaskulären und Muskelkontraktionskopfschmerzen und 19 mit Muskelkontraktionskopfschmerz allein. Es gab keine signifikanten Effektivitätsunterschiede zwischen den einzelnen Kopfschmerztypen, aber die Patienten mit rein vaskulären Kopfschmerzen schnitten tendenziell besser ab. Die Patienten wurden mittels Fragebogen drei Monate bis fünf Jahre nach Abschluß der Therapie nachuntersucht.

Drei Faktoren haben signifikant zum Therapieerfolg beigetragen, sowohl kurzals auch langfristig: Alter, Geschlecht und ob der Patient an schmerzstillende Medikamente gewöhnt war (möglicherweise Medikamentenmißbrauch). Die Ergebnisse sind in Tabelle 9.1 zusammengefaßt:

Tabelle 9.1: Zusammenfassung der Ergebnisse der Diamond Headache Clinic

Variable		kurzfristige Ergebnisse		langfristige Ergebnisse	
		Behandlung hat geholfen	Behandlung hat nicht geholfen	permanente Effekte	keine Effekte
Alter:	30 und darunter	86,5%	13,5%	36,1	13,5%
	31–46	74,7	25,3	33,1	25,3
	46 und älter	59,3	40,7	16,8	40,7
Geschlecht:	weiblich	77,4%	22,6%	31,0%	22,6%
	männlich	61,2	38,7	23,8	38,7
Frühere Medikamentengewöhnung:	ja	65,8%	34,2%	24,2%	34,2%
	nein	79,1	20,9	32,7	20,9

Es wird deutlich, daß jüngere Patienten kurz- und langfristig besser abschneiden – Patienten im Alter von 20 Jahren und darunter haben eine um ein Drittel geringere Mißerfolgsrate als jene über 46 Jahre. Weibliche Patienten schneiden ebenfalls etwas besser ab (um etwa 25%) als männliche, sowohl kurz- als auch langfristig. Schließlich stehen frühere Probleme mit Gewöhnung an schmerzstillende Medikamente (oder Mißbrauch) in Zusammenhang mit geringerem Therapieerfolg.

In einer weiteren großangelegten Studie haben Stroebel, Ford et al. (Stroebel, Ford, Strong & Szarek, 1981; Ford, Stroebel, Strong & Szarek, 1982) 209 Kopfschmerzpatienten (33 mit Muskelkontraktionskopfschmerz, 45 mit Migräne und 133 mit kombiniertem Kopfschmerz) bis zu zwei Jahre nach Beendigung eines multikomponentiellen Therapieprogrammes, das sich aus Temperaturbiofeedback, frontalem EMG-Biofeedback, autogenem Training, progressiver Muskelentspannung, Atemübungen und Training in Ruhigstellung zusammensetzte, verfolgt. Die globalen Ergebnisse zeigten, daß sich über 60% der Patienten mit vaskulärem Kopfschmerz, aber nur 39% derjenigen mit Spannungs- oder Muskelkontraktionskopfschmerz besserten.

In einer größeren multivariaten Prädiktionsuntersuchung verwendeten Ford et al. eine multivariate Diskriminanzanalyse auf Basis einer Kombination von demographischen Variablen und MMPI-Werten vor der Therapie. Es gingen die Skalen F, Hy, D, K und Pd in die Berechnung ein. Sie erzielten nur eine relativ schwache Vorhersagegüte: 62,3% der Patienten konnten richtig als verbessert oder verschlechtert klassifiziert werden.

Es spricht für die Autoren, daß Ford et al. eine lange Liste von Variablen angeführt haben, die nichts zur Vorhersage des Therapieerfolges beigetragen haben - wie die Life Events Skala, gegenwärtige soziale Anpassung, Variablen, die sich auf Kindheitserfahrungen und -anpassung beziehen, Selbsteinstufungen der Persönlichkeit, und die Einschätzung der Kopfschmerzbesserung durch das Personal. Dieser heroische Aufwand hatte unglücklicherweise kaum klinischen Nutzen.

Die Menningergruppe um Werder, Sargent und Coyne (1981) präsentierte MMPI-Daten, die zwischen erfolgreichen (n = 32) und nichterfolgreichen (n = 19) Kopfschmerzpatienten differenzieren. Die Stichprobe setzte sich aus 39 weiblichen und 12 männlichen Patienten zusammen, von denen 27 an Migräne, 9 an Spannungskopfschmerz und 15 an kombiniertem Kopfschmerz litten. Die Therapie bestand aus einer Kombination von progressiver Muskelentspannung, autogenen Phrasen, Imaginationsübungen, frontalem EMG-Biofeedback und Temperaturbiofeedback; sie dauerte zehn Stunden.

Die Variablen, die zur Diskrimination erfolgreicher und nichterfolgreicher Teilnehmer beitrugen - einschließlich derjenigen, die erhoben wurden, aber nichts zur Diskrimination beitrugen -, sind in Tabelle 9.2 angeführt. Diese Ergebnisse, von einer zugegebenermaßen kleineren Stichprobe, bestätigen nicht jene von Diamond zu Geschlecht und Medikamentengewöhnung.

Andere Forscher stellten in einer weniger umfangreichen Untersuchung bei Patienten mit Spannungskopfschmerz, die eher in Richtung Typ A auf der Jenkins Activity Survey Scale of Coronary Behavior (Jenkins et al., 1965) tendierten, eine hohe Kopfschmerzreduktion durch frontales EMG-Biofeedback fest (Stephenson et al., 1979); jene mit sehr hohem frontalem EMG-Ausgangsniveau schnitten tendenziell schlechter ab (Epstein & Abel, 1976).

Tabelle 9.2: Variablen der Menningergruppe, die zwischen erfolgreichen und nichterfolgreichen Patienten unterscheiden

ausschlaggebende Variablen	nicht ausschlaggebende Variablen
Alter (in Jahren): Erfolg-35,6;	Geschlecht
kein Erfolg-45,0	Kopfschmerztyp
MMPI-Skala 3 (Hy); Skala 10 (Si)	Familienstand
Basale Anzahl der Kopfschmerztage pro Monat:	Ausbildungsniveau
Erfolg-16,3;	Jahre mit Kopfschmerzen
kein Erfolg- 24,5	Medikamentenmißbrauch
	Alle übrigen MMPI-Skalen

Schließlich fanden Jacob et al. (1983), daß eine Kombination aus BDI-Wert (über 8 [nicht erfolgreich] oder unter 3 [erfolgreich]) und Ausgangskopfschmerzindex 9 von 11 Patienten mit Spannungskopfschmerz, die mit einer abgekürzten Form der progressiven Muskelentspannung behandelt worden waren, richtig klassifizierte. Es nahmen insgesamt 17 Patienten an der Untersuchung teil, so daß die globale Klassifikationstrefferrate bei 53% liegt (9/17). Jacob et al. (1983) stellten auch eine signifikante Beziehung zwischen prozentueller Besserung der Kopfschmerzaktivität und dem Ausgangskopfschmerzindex fest ($r = -.44$, $p < .025$).

Wie wir im nächsten Abschnitt dieses Kapitels feststellen werden, stimmt der von Jacob et al. (1983) festgestellte Trennwert von 8 auf dem BDI mit unseren Ergebnissen überein.

Die Ergebnisse der Prädiktionsstudien des SUNYA-Kopfschmerzprojektes

Ein Großteil unserer klinischen Forschungsarbeit befaßte sich mit der Identifikation möglicher Erfolgsprädiktoren für nichtpharmakologische Behandlung. Die Ergebnisse unserer frühen Studien sind in einer Reihe von Artikeln publiziert worden (Blanchard et al., 1982c; Blanchard et al., 1983b; Blanchard et al., 1983c). Zusätzlich haben wir noch die Prädiktionskraft einzelner Variablen wie der Absorption Scale (Tellegen & Atkinson, 1974; Neff, Blanchard & Andrasik, 1983) und der Muskeldiskriminationsfähigkeit (Blanchard, Jurish, Andrasik & Epstein, 1982b) an kleineren Stichproben untersucht.

In diesem Abschnitt werden zuerst unsere früheren Publikationen besprochen. Daran anschließend werden wir im Hinblick auf die klinische Anwendung Neuanalysen unserer frühen Arbeiten sowie neue Therapieergebnisse präsentieren. Diese Neuanalysen wurden vor allem vorgenommen, um die Diskriminationskraft einzelner Variablen aufzuzeigen, was im Hinblick auf klinische Anwendung von großer Bedeutung ist.

Frühere Publikationen

Wir haben in unseren früheren Publikationen zwei unterschiedliche multivariate statistische Zugänge zum Problem der Vorhersage des Therapieerfolges verwendet. Im ersten Zugang wurde versucht, mittels *schrittweiser multipler Regressionsanalysen* (Nie, Hull, Jenkins, Steinbrenner & Bent, 1975) die Kopfschmerzaktivitätsniveaus *nach* der Therapie vorherzusagen (den durchschnittlichen Kopfschmerzindex). Dieses statistische Verfahren selegiert zuerst den besten einzelnen Prädiktor. Dann werden zusätzliche Prädiktoren hinzugefügt und bei jedem Schritt wird überprüft, welcher Prädiktor die Genauigkeit der globalen Prädiktionsgüte am meisten erhöht (technisch gesprochen, den R^2-Wert oder den aufgeklärten Varianzanteil) und ob die Hinzufügung einer neuen Variablen die Prädiktionsgüte statistisch signifikant verbessert. Auf diese Art bleibt von den Prädiktoren, die etwas redundant sind (z.B. BDI und Skala 2 des MMPI) oder hoch korrelieren, nur einer in der endgültigen Prädiktionsgleichung. Es werden so lange Variablen hinzugefügt, bis keine signifikante Veränderung der Kriteriumsvarianz mehr auftritt.

Im zweiten Zugang wurde die *kanonische Diskriminanzanalyse* (Nie et al., 1975) eingesetzt. Dabei werden die Patienten auf Basis der prozentuellen Reduktion der Kopfschmerzaktivität von der prä- zur posttherapeutischen Phase als erfolgreich oder nicht erfolgreich klassifiziert. (Wir haben in unseren Arbeiten das in Kapitel 7 und 8 beschriebene Kriterium verwendet, d.h. Patienten gelten als gebessert, wenn sie ihre Kopfschmerzaktivität um 50% oder mehr reduziert haben.) Die statistische Analyse deckt dann auf, welches Set von Prädiktoren am besten zwischen diesen beiden Gruppen differenziert. Es werden wiederum schrittweise Variablen hinzugefügt; bei jeder neuen Variable wird geprüft, ob sie die Klassifikation signifikant verbessert, bis die bestmögliche Klassifikationsleistung erreicht ist.

Aufgrund der Erfahrungen, die wir bei der Präsentation dieser Daten auf Kongressen und Workshops gesammelt haben, sind wir der Ansicht, daß die Diskriminanzanalyse von größerem klinischen Nutzen ist. Wir werden daher nur diese Ergebnisse detailliert berichten.

Wir haben auch zeigen können, daß wir eine bessere Prädiktionsgüte erreichen, wenn wir zwei elementare Subklassifikationen vornehmen. Wir führen daher separate Analysen für jeden der drei Kopfschmerztypen - Migräne, Spannungskopfschmerz und kombinierten Kopfschmerz - durch und unterziehen zudem die Patientengruppen, die unterschiedliche therapeutische Behandlung erhalten haben (Entspannungstraining oder Biofeedback), separaten Analysen. Es werden daher die Ergebnisse für fünf getrennte Prädiktionsprobleme präsentiert: einerseits für jeden der drei Kopfschmerztypen, die mit Entspannungstraining nach Kapitel 7 behandelt wurden, dann für Spannungskopfschmerz behandelt mit frontalem EMG-Biofeedback; schließlich für vaskulären Kopfschmerz (Migräne oder kombiniert) mit Temperaturbiofeedback.

Multiple Regressionsanalysen. In Tabelle 9.3 sind die R-Werte (das ist der Wert des multiplen Regressionskoeffizienten des posttherapeutischen Kopfschmerzindex, der durch die Prädiktoren erklärt wird) für jedes Prädiktionsproblem und die Anzahl der Variablen, die in die Gleichung Eingang gefunden haben, zusammengefaßt. Eine Beschreibung der Variablen sowie die spezifischen Regressionskoeffizienten finden sich in den publizierten Arbeiten.

Wie die Ergebnisse in der Tabelle zeigen, können 26–70% der Varianz des posttherapeutischen Kopfschmerzindex mit neun Kombinationen psychologischer oder psychophysiologischer Variablen aufgeklärt werden.

Diskriminanzanalysen. Zusätzlich zu separaten Darstellungen über die Verwendung der Diskriminanzanalyse zur Klassifikation von Patienten als erfolgreich oder nicht erfolgreich mittels psychologischer (Blanchard et al., 1982c) oder psychophy-

Tabelle 9.3: Zusammenfassung der Ergebnisse der multiplen Regressionsanalysen zur Prädiktion des posttherapeutischen Kopfschmerzindex

		Entspannung			Biofeedback	
Studie und Variablenklasse		Spannungs-kopfschmerz	Migräne	kombinierter Kopfschmerz	Spannungs-kopfschmerz	Migräne
Blanchard et al. (1982)						
Psychologische Tests	R	.639	.573	.511	.763	.602
Anzahl der Patienten		31	27	28	15	28
Anzahl der Variablen		6	2	2	3	3
Blanchard et al. (1983)						
Psychophysiologische Maße	R	.665	.779	.561	.838	.688
Anzahl der Patienten		37	29	27	21	32
Anzahl der Variablen		4	5	2	4	4

siologischer Variablen (Blanchard et al., 1983c) allein, haben wir Diskriminanzanalysen für jedes von vier potentiellen Prädiktorvariablensets (psychologische Tests, psychophysiologische Maße, Kopfschmerzanamnese, prätherapeutische Ausgangswerte im Kopfschmerztagebuch) allein und in Kombination durchgeführt (Blanchard et al., 1983b). Die Zusammenfassung findet sich in Tabelle 9.4.

Tabelle 9.4: Vorhersage des Therapieergebnisses aus multiplen Datenquellen

	Prozentsatz der durch verschiedene Datenquellen richtig als erfolgreich oder nichterfolgreich klassifizierten Patienten				
Kopfschmerztyp und Behandlungsstrategie	Psychologische Tests	Psychophysiologische Tests	Ausgangswert im Kopfschmerztagebuch	Kopfschmerzanamnese	Kombination aller vier Quellen
Spannungskopfschmerz-Entspannungstraining (n = 37)	75,7%	78,4%	70,3%	88,2%	90,0%
Migräne-Entspannungstraining (n = 29)	82,8%	89,7%	n.s.	89,7%	93,1%
Kombinierter Kopfschmerz-Entspannungstraining (n = 27)	88,9%	81,5%	n.s.	88,9%	92,6%
Spannungskopfschmerz - EMG-Biofeedback (n = 21)	85,7%	76,2%	66,7%	95,2%	95,8%
Vaskulärer Kopfschmerz (Migräne und kombinierter) - Temperaturbiofeedback (n = 32)	90,6%	84,4%	n.s.	87,5%	100,0%

Aufgrund dieser Analysen bieten sich zwei Schlußfolgerungen an:

1. «durch Informationen aus der Kopfschmerzanamnese allein können 89-95% der Patienten richtig klassifiziert werden. Kein anderes Prädiktionsset war konsistent besser als die Kopfschmerzanamnese» S.1596, Blanchard et al., 1983b).
2. Obwohl durch eine Kombination aller vier Prädiktorsets eine etwas bessere Klassifikation (93–100% richtige Zuordnungen) erreicht werden kann, lohnt es sich nur bei vaskulären Kopfschmerzpatienten, die Temperaturbiofeedback erhalten, diesen Weg zu verfolgen.

Diese Kalkulationen sind etwas mühsam, wenn sie von Hand durchgeführt werden, aber mit dem Computer führt die bloße Eingabe der richtigen Variablen schnell zu einer Berechnung der potentiell erfolgreichen vs. der nicht erfolgreichen Prädiktoren. Da diese von Hand durchzuführenden Kalkulationen etwas zeitaufwendig sind, haben wir diese Formeln ausgelassen. Die tatsächlichen Gleichungen und Koeffizienten für jedes einzelne Prädiktorset finden sich in den publizierten Arbeiten zusammen mit einer Definition der Variablen.

Einzelne Prädiktoren des Therapieerfolges

Unserer Meinung nach stellt die Identifikation einzelner Prädiktoren mit Diskriminationsstärke den am meisten versprechenden Zugang zur Vorhersage des Therapieerfolges dar. Wir haben einige Informationen zu diesem Thema für eine eingeschränkte Subgruppe unserer mit Biofeedback behandelten Patienten in Blanchard et al. (1982c) dargestellt

Der ideale Prädiktor ist derjenige, der vollkommen zwischen erfolgreichem und nichterfolgreichem Therapieausgang diskriminiert. Wenn z.B. alle Patienten mit Spannungskopfschmerz, die frontales EMG-Biofeedbacktraining erhalten, mit einem BDI-Wert von 8 oder größer Versager wären und alle mit einem Wert von 7 und kleiner erfolgreich, hätten wir den perfekten Prädiktor (den BDI) und einen perfekten Trennwert (8 oder darüber).

Unglücklicherweise gibt es keine perfekten oder idealen Prädiktoren. Es gibt einen gewissen Prozentsatz falsch Positiver (z.B. Patienten, die nach dem Testscore als erfolgreich vorhergesagt werden, es aber nicht sind) und einen gewissen Prozentsatz an falsch Negativen (z.B. Patienten, die nach dem Testscore als Versager vorhergesagt werden, aber erfolgreich abschneiden). Beide Fehler, falsch Positive (oder Typ I Fehler - Fehler 1.Ordnung) oder falsch Negative (Fehler 2.Ordnung) haben ihren Preis (z.B. die Therapie eines falsch Positiven, der nicht anspricht, aber die Therapiekosten erhöht, oder das Abraten von einer Therapie bei einem falsch Negativen, der erfolgreich gewesen wäre, hätte er oder sie eine Therapie erhalten).

In den folgenden Tabellen (Tab.9.5 bis 9.10) ist die Information zur Prädiktionsstärke einzelner Variablen bei einem bestimmten Kopfschmerztyp und einer bestimmten Therapie zusammengefaßt. Diese Tabellen basieren auf den Therapieergebnissen von etwa 240 Patienten.

Tabelle 9.5: Einzelne Prädiktoren des Therapieergebnisses
Spannungskopfschmerz-Entspannungstraining allein

Prädiktoren		Ergebnis		
		nicht gebessert (< 25%)	leicht gebessert (25–49%)	gebessert (50%+)
Alter:	30 oder jünger	10	5	16
		32,3%	16,1%	51,6%
		25,0%	**35,7%**	**42,1%**
	39 oder jünger	19	7	27
		35,8%	13,2%	50,9%
		47,5%	**50,0%**	**71,1%**
	40 oder älter	21	7	11
		53,8	17,9%	28,2%
		52,5	**50,0**	**28,9%**
	45 oder älter	17	6	5
		60,7%	21,4%	17,9%
		42,5%	**42,9%**	**13,2%**
	55 oder älter	7	2	0
		77,8%	22,2%	0,0%
		17,5%	**14,3%**	**0,0%**
Beck Depressionsinventar:	4 oder weniger	9	4	19
		28,1%	12,5%	59,4%
		22,5%	**28,6%**	**50,0%**
	7 oder weniger	14	7	22
		32,6%	16,3%	51,2%
		35,0%	**50,0%**	**57,9%**
	8 oder weniger	26	7	16
		53,1%	14,3%	32,7%
		65,0%	**50,0%**	**42,1%**
Trait Angst:	40 oder weniger	9	3	20
		28,1%	9,4%	62,5%
		22,5%	**23,1%**	**54,1%**
	41 oder mehr	31	10	17
		53,4%	17,2%	29,3%
		77,5	**76,9%**	**45,9%**
	45 oder mehr	25	7	12
		56,8%	15,9%	27,3%
		62,5%	**53,8%**	**32,4%**
Psychosomatic Symptom Checklist Anzahl der Symptome:	7 oder weniger	17	7	26
		34,0%	14,0%	52,0%
		42,5%	**53,8%**	**72,2%**
	8 oder mehr	23	6	10
		59,0%	15,4%	25,6%
		57,5%	**46,2%**	**27,8%**

PSC-Gesamtwert:	30 oder weniger	14	7	22
		32,6%	16,3%	51,2%
		35,0%	**53,8%**	**61,1%**
	31 oder mehr	26	6	14
		65,5%	13,0%	30,4%
		65,0%	**46,2%**	**38,9%**
	50 oder mehr	13	0	3
		81,3%	0,0%	18,7%
		32,5%	**0,0%**	**8,3%**
MMPI-1	59 oder weniger	8	3	18
		27,6%	10,3%	62,1%
		20,0%	**21,4%**	**48,6%**
	60 oder mehr	32	11	19
		51,6%	17,7%	30,6%
		80,0%	**78,6%**	**51,4%**
MMPI-2	66 oder weniger	14	11	21
		30,4%	23,9%	45,7%
		35,0%	**78,6%**	**56,8%**
	67 oder mehr	26	3	16
		57,8%	13,3%	35,6%
		65,0%	**21,4%**	**43,2%**
MMPI-3	64 oder weniger	15	7	19
		36,6%	17,1%	46,3%
		37,5%	**50,0%**	**51,4%**
	65 oder mehr	25	7	18
		50,0%	14,0%	36,0%
		62,5%	**50,0%**	**48,6%**
	70 oder mehr	18	4	13
		51,4%	11,4%	37,1%
		45,0%	**28,6%**	**35,1%**
MMPI-6	58 oder weniger	11	9	21
		26,8%	22,0%	51,2%
		27,5%	**64,3%**	**56,8%**
	59 oder mehr	29	5	16
		58,0%	10,0%	32,0%
		72,5%	**35,7%**	**43,2%**
MMPI-7	60 oder weniger	14	9	23
		30,4%	19,6%	50,0%
		35,0%	**64,3%**	**62,2%**
	61 oder mehr	26	5	14
		57,8%	11,1%	30,4%
		65,0%	**35,7%**	**37,8%**
	70 oder mehr	15	1	6
		68,2%	4,5%	27,3%
		37,5%	**7,1%**	**16,2%**

Tabelle 9.6: Einzelne Prädiktoren des Therapieergebnisses
Spannungskopfschmerz-Entspannungstraining, anschließend EMG-Biofeedback

Prädiktoren		Ergebnis		
		nicht gebessert (< 25%)	leicht gebessert (25-49%)	gebessert (50%+)
Alter:	39 oder jünger	2	4	7
		15,4%	30,8%	53,8%
		15,4%	**66,7%**	**53,8%**
	40 oder älter	11	2	6
		57,9%	10,5%	31,6%
		84,6%	**33,3%**	**46,2%**
	50 oder älter	8	1	4
		61,5%	7,8%	30,8%
		61,5%	**16,7%**	**30,8%**
Familienstand:	Verheiratet	13	2	7
		59,1%	9,1%	31,8%
		100,0%	**33,3%**	**53,8%**
	Nicht verheiratet	0	4	6
	(ledig, geschieden)	0,0%	40,0%	60,0%
		0,0%	**66,7%**	**46,2%**
Beck Depressions Inventar:	4 oder weniger	2	2	5
		22,2%	22,2%	55,6%
		15,4%	**33,3%**	**38,5%**
	6 oder weniger	3	3	7
		23,1%	23,1%	53,8%
		23,1%	**50,0%**	**53,8%**
	7 oder mehr	10	3	6
		52,6%	15,8%	31,6%
		76,9%	**50,0%**	**46,2%**
Trait Angst:	49 oder weniger	7	4	9
		35,0%	20,0%	45,0%
		53,8%	**66,7%**	**69,2%**
	50 oder mehr	6	2	4
		50,0%	16,7%	33,3%
		46,2%	**33,3%**	**30,8%**
Rathus Assertiveness Skala:	-10 oder weniger	10	2	7
		52,6%	10.5%	36,8%
		76,9%	**40,0%**	**53,8%**
	-9 oder höher	3	3	7
		25,0%	25,0%	50,0%
		23,1%	**60,0%**	**46,2%**
Psychosomatic Symptom Checklist Anzahl der Symptome:	5 oder weniger	1	0	5
		16,7%	0,0%	83,3%
		7,8%	**0,0%**	**38,5%**
	7 oder weniger	3	1	9
		23,1%	7,7%	69,2%
		23,1%	**16,7%**	**69,2%**
	8 oder mehr	10	5	4
		52,6%	26,3%	21,2%
		76,9%	**83,3%**	**30,8%**

MMPI-2	69 oder weniger	4	4	9
		23,5%	23,5%	52,9%
		30,8%	**66,7%**	**69,2%**
	70 oder mehr	9	2	4
		60,0%	13,3%	26,7%
		69,2%	**33,3%**	**30,8%**
MMPI-6	62 oder mehr	5	4	9
		27,8%	22,2%	50,0%
		38,5%	**66,7%**	**69,2%**
	63 oder mehr	8	2	4
		57,1%	14,3%	28,6%
		61,5%	**33,3%**	**30,8%**
	67 oder mehr	7	1	2
		70,0%	10,0%	20,0%
		53,8%	**16,7%**	**15,4%**
MMPI-7	61 oder weniger	8	3	3
		57,1%	21,4%	21,4%
		61,5%	**50,0%**	**23,1%**
	62 oder mehr	5	3	10
		27,8%	16,7%	55,6%
		38,5%	**50,0%**	**76,9%**

Tabelle 9.7: Einzelne Prädiktoren des Therapieergebnisses
Migräne-Entspannungstraining allein

Prädiktoren		Ergebnis		
		nicht gebessert (< 25%)	leicht gebessert (25–49%)	gebessert (50%+)
Alter:	35 oder jünger	3	3	5
		27,3%	27,3%	45,5%
		20,0%	**37,5%**	**55,6%**
	39 oder jünger	5	5	5
		33,3%	33,5%	33,3%
		33,3%	**62,5%**	**55,6%**
	40 oder älter	10	3	4
		58,8%	17,6%	23,5%
		66,7%	**37,5%**	**44,4%**
	44 oder älter	8	2	2
		66,7%	16,7%	16,7%
		53,3%	**25,0%**	**22,2%**
Trait Angst:	39 oder weniger	10	4	8
		45,5%	18,2%	36,4%
		66,7%	**50,0%**	**88,9%**
	40 oder mehr	5	4	1
		50,0%	40,0%	10,0%
		33,3%	**50,0%**	**11,1%**

Tabelle 9.7: Einzelne Prädiktoren des Therapieergebnisses
Migräne-Entspannungstraining allein (Fortsetzung)

Prädiktoren		Ergebnis		
		nicht gebessert (< 25%)	leicht gebessert (25–49%)	gebessert (50%+)
Psychosomatic Symptom Checklist Anzahl der Symptome:	6 oder weniger	7	4	7
		38,9%	22,2%	38,4%
		50,0%	**50,0%**	**77,8%**
	7 oder mehr	7	4	2
		53,4%	30,8%	15,4%
		50,0%	**50,0%**	**22,2%**
	8 oder mehr	6	3	0
		66,7%	33,3%	0,0%
		42,9%	**37,5%**	**0,0%**
MMPI-1	57 oder weniger	4	4	5
		30,8%	30,8%	38,5%
		26,7%	**50,0%**	**55,6%**
	59 oder weniger	5	5	5
		33,3%	33,3%	33,3%
		33,3%	**62,5%**	**55,6%**
	60 oder mehr	10	3	4
		58,8%	17,6%	23,5%
		66,7%	**37,5%**	**44,4%**
	67 oder mehr	4	1	0
		80,0%	20,0%	0,0%
		26,7%	**12,5%**	**0,0%**
MMPI-3	59 oder weniger	4	5	5
		28,6%	35,7%	35,7%
		26,7%	**62,5%**	**55,6%**
	60 oder mehr	11	3	4
		61,1%	16,7%	22,2%
		73,3%	**37,5%**	**44,4%**
	65 oder mehr	10	2	2
		71,4%	14,3%	14,3%
		66,7%	**25,0%**	**22,2%**

Tabelle 9.8: Einzelne Prädiktoren des Therapieergebnisses
Migräne-Entspannungstraining und Temperaturbiofeedback

Prädiktoren		Ergebnis		
		nicht gebessert (< 25%)	leicht gebessert (25–49%)	gebessert (50%+)
Alter:	30 oder jünger	2	6	10
		11,1%	33,3%	55,6%
		15,4%	**40,0%**	**32,2%**
	39 oder jünger	4	10	16
		13,3%	33,3%	53,3%
		30,8%	**66,7%**	**51,6%**
	40 oder älter	9	5	15
		31,0%	17,2%	51,7%
		69,2%	**33,3%**	**48,4%**
	49 oder älter	5	3	7
		33,3%	20,0%	46,7%
		38,5%	**20,0%**	**22,6%**
Beck Depressions Inventar	4 oder weniger	3	5	12
		15,0%	25,0%	60,0%
		23,1%	**33,3%**	**40,0%**
	5 oder mehr	10	10	18
		26,3%	26,3%	47,4%
		76,9%	**66,7%**	**60,0%**
MMPI-1	59 oder weniger	6	9	18
		18,2%	27,3%	54,5%
		46,1%	**60,0%**	**60,0%**
	60 oder mehr	7	6	12
		28,0%	24,0%	48,0%
		53,8%	**40,0%**	**40,0%**
	68 oder mehr	3	3	4
		30,0%	30,0%	40,0%
		23,1%	**20,0%**	**13,3%**
MMPI-3	63 oder weniger	7	7	24
		18,4%	18,4%	63,2%
		53,8%	**46,7%**	**80,0%**
	64 oder mehr	6	8	6
		30,0%	40,0%	30,0%
		46,1%	**53,3%**	**20,0%**
MMPI-8	59 oder weniger	10	11	24
		22,2%	24,4%	53,3%
		76,9%	**73,3%**	**80,0%**
	60 oder mehr	3	4	6
		23,1%	30,8%	46,2%
		23,1%	**26,7%**	**20,0%**

Tabelle 9.9: Einzelne Prädiktoren des Therapieergebnisses
Kombinierter Kopfschmerz – Entspannungstraining allein

Prädiktoren		Ergebnis		
		nicht gebessert (< 25%)	leicht gebessert (25–49%)	gebessert (50%+)
Beck Depressions Inventar:	4 oder weniger	7	3	4
		50,0%	21,4%	28,6%
		41,2%	**42,9%**	**57,1%**
	5 oder mehr	10	4	3
		58,8%	23,5%	17,6%
		58,8%	**57,1%**	**42,9%**
Trait Angst:	39 oder weniger	5	3	4
		41,7%	25,0%	33,3%
		29,4%	**42,9%**	**57,1%**
	40 oder mehr	12	4	3
		63,2%	21,1%	15,8%
		70,6%	**57,1%**	**42,9%**
	50 oder mehr	6	1	0
		85,7%	14,3%	0,0%
		35,3%	**14,3%**	**0,0%**
Psychosomatic Symptom Checklist Gesamtwert:	20 oder weniger	4	3	4
		36,4%	27,3%	36,4%
		23,5%	**42,9%**	**57,1%**
	30 oder weniger	9	5	6
		45,0%	25,0%	30,0%
		52,9%	**71,4%**	**85,7%**
	31 oder mehr	8	2	1
		72,7%	18,2%	9,1%
		47,1%	**28,6%**	**14,3%**
Psychosomatic Symptom Checklist Anzahl der Symptome:	5 oder weniger	6	3	5
		42,9%	21,4%	35,7%
		35,3%	**42,9%**	**71,4%**
	6 oder mehr	11	4	2
		64,7%	23,5%	11.8%
		64,7%	**57,1%**	**28,6%**
MMPI-1	65 oder weniger	8	3	7
		44,4%	16,7%	38,9%
		47,1%	**42,9%**	**100,0%**
	66 oder mehr	9	4	0
		69,2%	30,8%	0,0%
		52,9%	**57,1%**	**0,0%**
MMPI-2	59 oder weniger	5	3	5
		38,5%	23,1%	38,5%
		29,4%	**42,9%**	**71,4%**
	60 oder mehr	12	4	2
		66,7%	22,2%	11,1%
		70,6%	**57,1%**	**28,6%**

	62 oder mehr	10 66,7% **58,8%**	4 26,7% **51,1%**	1 6,7% **14,3%**
MMPI-3	59 oder weniger	4 40,0% **23,5%**	1 10,0% **14,3%**	5 50,0% **71,4%**
	60 oder mehr	13 61,9% **76,5%**	6 28,6% **85,7%**	2 9,5% **28,6%**
	64 oder mehr	9 69,2% **52,9%**	4 30,8% **57,1%**	0 0,0% **0,0%**

Tabelle 9.10: Einzelne Prädiktoren des Therapieergebnisses
Kombinierter Kopfschmerz – Entspannungstraining und Temperaturbiofeedback

Prädiktoren		Ergebnis		
		nicht gebessert (< 25%)	leicht gebessert (25–49%)	gebessert (50%+)
Alter:	35 oder jünger	11 40,7% **55,0%**	2 7,4% **18,2%**	14 51,9% **38,9%**
	36 oder älter	9 22,5% **45,0%**	9 22,5% **81,8%**	22 55,0% **61,1%**
	40 oder älter	4 14,3% **20,0%**	6 21,4% **54,5%**	18 64,3% **50,0%**
Trait Angst:	34 oder weniger	2 11,8% **9,5%**	5 29,4% **45,5%**	10 58,8% **27,8%**
	39 oder weniger	7 22,6% **33,3%**	6 19,4% **54,5%**	18 58,1% **50,0%**
	40 oder mehr	14 37,8% **66,7%**	5 13,5% **45,5%**	18 48,6% **50,0%**
Psychosomatic Symptom Checklist Gesamtwert:	24 oder weniger	6 19,4% **28,6%**	6 19,4% **54,5%**	19 61,3% **52,8%**
	25 oder mehr	15 40,5% **71,4%**	5 13,5% **45,5%**	17 45,9% **47,2%**
	30 oder mehr	12 44,4% **57,1%**	4 14,8% **36,4%**	11 40,7% **30,6%**

Tabelle 9.10: Einzelne Prädiktoren des Therapieergebnisses
Kombinierter Kopfschmerz – Entspannungstraining und Temperaturbiofeedback (Fortsetzung)

Prädiktoren		Ergebnis nicht gebessert (< 25%)	leicht gebessert (25–49%)	gebessert (50%+)
Psychosomatic Symptom Checklist Anzahl der Symptome:	5 oder weniger	4	5	14
		17,4%	21,7%	60,9%
		19,0%	**45,5%**	**38,9%**
	7 oder weniger	10	8	22
		25,0%	20,0%	55,0%
		47,6%	**72,7%**	**61,1%**
	8 oder mehr	11	3	14
		39,3%	16,7%	50,0%
		52,4%	**27,3%**	**38,9%**
	9 oder mehr	7	3	5
		46,7%	20,0%	33,3%
		33,3%	**27,3%**	**13,9%**
MMPI-1	54 oder weniger	3	4	13
		15,0%	20,0%	65,0%
		15,0%	**36,4%**	**36,1%**
	65 oder weniger	9	8	25
		21,4%	19,0%	59,5%
		45,0%	**72,7%**	**69,4%**
	66 oder mehr	11	3	11
		44,0%	12,0%	44,0%
		55,0%	**27,3%**	**30,6%**
MMPI-3	54 oder weniger	0	3	8
		0,0%	27,3%	72,7%
		0,0%	**27,3%**	**22,2%**
	59 oder weniger	5	5	16
		19,2%	19,2%	61,5%
		25,0%	**45,5%**	**44,4%**
	60 oder mehr	15	6	20
		36,6%	14,6%	48,8%
		75,0%	**54,5%**	**55,6%**
	70 oder mehr	10	1	8
		52,6%	5,3%	42,1%
		50,0%	**9,1%**	**22,2%**

Der Therapieerfolg ist in drei Kategorien unterteilt worden: *gebessert,* entspricht einer Reduktion des Kopfschmerzindex von 50% und mehr; *etwas gebessert,* entspricht einer Reduktion zwischen 25% und 49%; und *nicht-gebessert,* entspricht einer Reduktion von weniger als 25%.

Die Prädiktorvariable und der Trennwert wurden in jedem Fall so gewählt, daß die Differenz zwischen den beiden Extremgruppen *gebessert* und *nicht-gebessert* maximiert wurde.

In jeder Tabelle sind die tatsächlichen Häufigkeiten und zwei Formen von Prozentangaben angeführt. Das obere Set von Prozentangaben bezieht sich auf die Reihe: D.h., es bezeichnet, welcher Prozentsatz von Patienten bei oder unter einem bestimmten Trennwert sich gebessert, etwas gebessert und nicht gebessert hat. Das untere Set von Prozentangaben (halbfett gesetzt) bezieht sich auf den Prozentsatz von Patienten mit einem spezifischen Ergebnis, z.B. gebessert, der bei oder unter einem bestimmten Trennwert liegt und welcher Prozentsatz mit diesem Ergebnis über diesem Wert liegt.

Es folgt nun ein Beispiel, wie die Tabellen abzulesen sind: Nehmen Sie an, jemand habe einen Spannungskopfschmerzpatienten, für den eine Therapie in Erwägung gezogen wird. Sein BDI-Wert liegt bei 10. Aus Tabelle 9.5 können wir zwei Dinge ablesen: Wenn wir zuerst die obere Reihe der Prozentangaben betrachten, stellen wir fest, daß es eine 53,1% Chance gibt, daß sich der Patient nicht bessert, gegenüber einer 32,7% Chance, daß er sich bessert. Das bedeutet, daß die Chancen einer Besserung vs. Nichtbesserung 1,6 zu 1 betragen. Läge sein BDI-Score jedoch bei 4 oder niedriger, stünden die Chancen, sich zu bessern vs. nicht zu bessern, 2,1 zu 1.

Betrachten wir nun die untere Reihe der Prozentsätze, stellen wir fest, daß 42,1% der Patienten wie er, die sich eventuell bessern, sich in seinem Range befinden, während 57,9% der gebesserten Patienten unter einem Score von 8 im BDI liegen. Ähnlich rangieren 65% der Patienten, die sich eventuell nicht bessern, in seinem Bereich, vs. 35% der nicht gebesserten Patienten, die unter 8 liegen.

Bei der Verwendung dieser Tabellen sollten zwei Dinge im Auge behalten werden:

a) Die Behandlungen entsprechen den in Kapitel 6 und 7 beschriebenen. Variationen in den Therapiemaßnahmen könnten zu besseren oder schlechteren Ergebnissen führen.

b) Die Prädiktionen sind alle univariat. Sie interagieren nicht und können in keiner sinnvollen Art und Weise kombiniert werden. Um eine Vorhersage auf der Basis multipler Variablen zu machen, sollten die Koeffizienten von Blanchard et al. (1982c, 1983b) herangezogen werden.

Wir beenden dieses Kapitel mit der Feststellung von drei Dingen: Erstens, es sind noch eine Reihe von Forschungsarbeiten notwendig, um die Prädiktion des Therapieerfolges zu verbessern. Wir glauben jedoch, daß die hier präsentierte Arbeit einen guten Ausgangspunkt darstellt. Zweitens, trotz ihrer Einschränkungen ist nach unserer Meinung die Arbeit zur Prädiktion des Therapieerfolges bei der Behandlung von Kopfschmerz weiter fortgeschritten als jede andere im Bereich der Verhaltensmedizin. Drittens, wir und andere klinische Forscher müssen untersuchen, wie gut diese Prädiktoren einer Kreuzvalidierung standhalten.

Klinische Vorschläge

Eine der Hauptfragen, die der klinische Praktiker beantworten muß, ist jene, was getan werden soll, falls verschiedene diagnostische Variablen anzeigen, daß der Patient höchstwahrscheinlich nicht von den untersuchten Therapiekonzepten profitieren wird.

Es gibt drei mögliche Antworten auf diese Frage:

1. Sie könnten dem Patienten sagen, daß er von den Therapiemodalitäten, die Ihnen zur Verfügung stehen, höchstwahrscheinlich nicht profitieren wird - und es ablehnen, ihn zu behandeln.

2. Ein realistischerer Zugang wäre, den Patienten voll darüber zu informieren, Forschungsarbeiten hätten gezeigt, daß bei Personen wie ihm nur eine niedrige Wahrscheinlichkeit besteht, von den Ihnen zur Verfügung stehenden Therapiemodalitäten zu profitieren. Sagen Sie dann, es gebe sicherlich Ausnahmen, und ein gewisser Prozentsatz profitiere doch. Nach dieser Einleitung können Sie eine Therapie anbieten.

3. Schließlich könnten Sie den Patienten informieren, Forschungsarbeiten hätten gezeigt, daß Personen wie er nur zu einem geringen Prozentsatz von Entspannung und Biofeedback profitieren. Danach könnte man den Schwerpunkt der Problemgebiete vom Kopfschmerz wegbewegen und als indirekten Zugang Therapie für diese anderen Probleme anbieten.

10. Kapitel

Alternative Formen der Therapiepräsentation

Die therapeutischen Systeme, die in den Kapiteln 7, 8 und 9 beschrieben wurden, sind alle für eine Anwendung auf einer 1 zu 1 Basis gedacht. Dies kann ziemlich teuer werden, da pro Therapie 10–22 Sitzungen nötig sind. Angesichts der Kosten ist es nicht verwunderlich, daß wir zusammen mit einigen anderen Forschungsteams unsere Aufmerksamkeit kostengünstigeren Formen der Therapievorgabe zugewendet haben.

In den siebziger Jahren gab es auf dem Gebiet der Selbsthilfemanuale für eine Vielzahl von Problemen wie Phobien, Rauchen, Übergewicht, Durchsetzungsvermögen und andere einen rapiden Zuwachs. Glasgow und Rosen (1978; 1979) veröffentlichten dazu zwei wichtige Literaturübersichtsarbeiten und brachten zwei wichtige Punkte vor. Erstens führten sie eine Nomenklatur für die einzelnen Variablen auf diesem Gebiet ein:

> ... Der Begriff *Selbstanwendung* wird verwendet, wenn ein geschriebenes Programm die einzige Basis für die Therapie darstellt. *Minimalkontakt* wird sich auf Therapieprogramme beziehen, in denen sich die Klienten primär auf ein geschriebenes Manual stützen, aber ein gewisser Kontakt mit dem Therapeuten in Form wöchentlicher Telephonanrufe, postalischem Verkehr oder seltenen Treffen aufrechterhalten wird. In von *Therapeuten präsentierten* Programmen haben die Klienten regelmäßigen Kontakt mit dem Therapeuten, und die Treffen konzentrieren sich auf Klarstellung und Ausarbeitung der Information, die im Selbsthilfemanual angeführt ist. Unter den *therapeutengeleiteten Bedingungen* ist der Kontakt mit dem Therapeuten die einzige Behandlungsbasis, es wird kein Manual verwendet (1979, S. 3).

Zweitens finden sie «es» wichtig, anzumerken, daß *die Generalisierung der Therapieergebnisse über die einzelnen Präsentationsformen empirisch bewiesen werden muß und nicht bloß angenommen werden kann (1979, S. 3).* In anderen Worten, man muß das Selbsthilfemanual empirisch überprüfen. Wir könnten ergänzen, daß ein anderer Weg zur Reduktion der Kosten in Gruppentherapie an Stelle von Einzeltherapie besteht.

Bei unserer Sichtung der Literatur zur Kopfschmerztherapie haben wir drei Studien gefunden, die einen dieser Zugänge untersucht haben. Sie werden im folgenden zusammengefaßt.

Stegar und Harper (1980) haben 20 Spannungskopfschmerzpatienten entweder einem therapeutengeleiteten frontalen EMG-Biofeedback zugeteilt oder einem selbst anzuwendenden Entspannungsprogramm (in jeder Bedingung 10 Probanden). Unter der therapeutengeleiteten Bedingung nahmen die Patienten an acht 50 Minuten dauernden Sitzungen teil. Die ersten vier Sitzungen (zwei pro Woche) bestanden primär aus frontalem EMG-Biofeedback, während in den letzten vier gleich viel Zeit frontalem EMG-Biofeedback, einer Strategie zur Generalisierung von Entspannung auf die natürliche Umgebung und dem Training kognitiver und physiologischer Bewältigungstechniken gewidmet wurde. Die Selbstanwendungsgruppe erhielt ein auf das Individuum zugeschnittenes Entspannungstraining über Tonbandkassette. Die Patienten hatten während der sechs Wochen keinen Kontakt mit dem Therapeuten, erhielten aber die Anweisung, zweimal täglich Entspannungsübungen mit der Kassette durchzuführen.

Ein Patient aus der therapeutengeleiteten Gruppe und zwei aus der Selbstanwendungsgruppe haben die Therapie nicht beendet. Die Ergebnisse zeigten eine signifikante Reduktion in der Kopfschmerzfrequenz und -intensität bei der therapeutengeleiteten Therapie, nicht aber beim Entspannungstraining unter Selbstanwendung. Beide Gruppen zeigten Reduktionen im frontalen EMG-Niveau. Die therapeutengelenkte Gruppe hatte in der Nachuntersuchung eine signifikant niedrigere Kopfschmerzintensität ($p < .05$, aber einseitige Testung), die Kopfschmerzfrequenz unterschied sich jedoch nicht. Eine Betrachtung der individuellen Ergebnisse zeigte, daß sich 4 der 9 Patienten mit Therapeutenlenkung klinisch besserten (mindestens 50% Reduktion) und 3 der 8 mit Selbstanwendung.

Kohlenberg und Cahn (1981) haben ein Selbstanwendungsprogramm für Migräne durch den Vergleich eines gut ausgearbeiteten Manuals mit dem Titel *Migraine Relief: A Personal Treatment Program,* das eine Temperaturbiofeedbackvorrichtung enthielt (einen temperaturempfindlichen Flüssigkristallstreifen), mit einem Kontrollbuch über Kopfschmerz *More than two Aspirin* von Diamond und Furlong (1976) evaluiert. Alle Patientenkontakte waren brieflich oder telephonisch. Die 117 Patienten, die an der Studie teilnahmen, haben sechs Wochen, bevor sie die beiden Manuale bekamen, Kopfschmerzaufzeichnungen durchgeführt.

Schließlich haben noch 22 der 58 (38%) Experimentalpatienten und 29 der 59 (49%) Kontrollpersonen Daten bei einer Follow-up Untersuchung nach sechs Monaten geliefert. Das Selbstanwendungsprogramm führte zu einer signifikant größeren Verbesserung als die Kontrollbedingung in den Variablen Kopfschmerzhäufigkeit (62% Abnahme), Kopfschmerzdauer, -intensität, und Medikamentenverbrauch.

In der letzten Studie haben Williamson, Monguillot, Jarrell, Cohen und Pratt (1984) (a) ein Entspannungstrainingsprogramm mit Minimalkontakt unter Verwendung von Rosens (1978) *The Relaxation Book* (b) ein therapeutengelenktes Entspannungstraining und (c) eine Kopfschmerzaufzeichnung als Kontrollbedingung verglichen. Beide Entspannungstherapien wurden in Kleingruppen durchgeführt. Die Minimalkontaktbedingung bestand aus vier 45 Minuten dauernden Sitzungen während eines Zeitraumes von sechs Wochen, bei der therapeutengelenkten Bedingung waren es acht 90 Minuten dauernde Sitzungen. (So erhielten die Probanden mit Minimalkontakt nur ein Viertel der Therapeutenkontaktzeit.)

Nur die therapeutengelenkte Bedingung zeigte bei einem Follow-up nach einem Monat eine signifikante Reduktion im Kopfschmerzindex (50,5%). Die beiden Behandlungsgruppen unterschieden sich in keinem Punkt, besserten sich aber mehr als die Kontrollgruppe.

Bei einer Betrachtung der drei Studien ergeben sich einige Probleme:

a) hohe Ausfallsraten unter der Selbstanwendungsbedingung (Kohlenberg & Cahn, 1981);

b) der Vergleich einer Selbstanwendungsbedingung, die sich auf eine Behandlungsmodalität konzentriert, mit einer therapeutengelenkten Bedingung, die multiple Modalitäten enthält (Stegar & Harper, 1980);

c) sehr häufige Kontakte (vier Sitzungen in sechs Wochen) in der Bedingung mit minimalem Kontakt (Williamson et al., 1984), was zu nichtsignifikanten Behandlungseffekten geführt hat.

Ein Großteil unserer Forschungsbemühungen zielte auf die Entwicklung von Selbsthilfematerial für chronische Kopfschmerzpatienten und dessen Evaluation als Teil eines Minimalkontakttherapieprogrammes. Wir haben uns in dieser Arbeit von einigen grundlegenden Ideen leiten lassen:

1. Um die Patienten in das Therapieprogramm involviert zu halten, haben wir einmal in vier Wochen Besuche und dazwischen eine telephonische Konsultation eingeplant.
2. Das Timing der Besuche entspricht ungefähr routinemäßigen Arztbesuchen bei einer medikamentösen Therapie.
3. Die kritischen Teile des Therapiekonzeptes wurden «live» in den einzelnen Sitzungen durchgenommen, um so eine angemessene Präsentation zu garantieren.

Auf der Basis dieser Regelung haben wir kürzlich zwei separate kontrollierte Evaluationen beendet: eine für vaskulären Kopfschmerz (Jurish et al., 1983) und eine weitere für Spannungskopfschmerz (Teders et al., 1984). In beiden haben wir unsere Minimalkontaktbedingung mit einer therapeutengelenkten Bedingung desselben Inhalts verglichen. Wir werden im folgenden Abschnitt zuerst die Ergebnisse der Evaluation und daran anschließend die Details des Verfahrens darstellen.

Minimalkontakttherapie für Spannungskopfschmerz

In der Studie von Teders et al. (1984) haben wir unser standardisiertes therapeutengelenktes Entspannungstrainingsprogramm, wie es in Kapitel 7 beschrieben wurde, mit einem Entspannungstraining unter Minimalkontakt verglichen. Die Ergebnisse dieser Studie zeigten einen Vorteil für die Minimalkontaktbedingung. Ein kurioser Aspekt der Ergebnisse war, daß die therapeutengelenkte Bedingung zu deutlich

Tabelle 10.1: Vergleich eines Minimalkontaktentspannungstrainings mit einem therapeutengelenkten Entspannungstraining für Spannungskopfschmerz

Therapiebedingung	Anzahl der Probanden	nicht gebessert oder verschlechtert (< 25%)	etwas gebessert (25–49%)	gebessert (50% +)
Minimalkontakt (Durchführung zu Hause)	27	11 (41,0%)	6 (22,0%)	10 (37,0%)
Therapeutengelenkt (Durchführung in der Klinik)	26	11 (42,0%)	6 (23,0%)	9 (35,0%)

schlechteren Ergebnissen führte, als wir bei der Anwendung desselben Entspannungstrainings und derselben Therapeuten in Blanchard et al., (1982c) erreicht hatten. Es gibt keine Erklärung dafür. Die Minimalkontaktbedingung führte zu denselben Ergebnissen wie eine therapeutenzentrierte in einer früheren Studie.

In einer späteren erweiterten Version der Studie von Teders et al. (1984) (Blanchard, Andrasik, Applebaum, Evans, Jurish, Teders, Rodichok & Barron, 1984) waren die Vorteile der Minimalkontaktbedingung verschwunden, beide Bedingungen waren gleich effektiv. Die Ergebnisse dieser erweiterten Studie sind in Tabelle 10.1 zusammengefaßt.

Eine Zusammenfassung des Heimtrainings unter Minimalkontakt findet sich in Tabelle 10.2. Das erste Band enthält dasselbe Entspannungsskript wie Abbildung 6.3.

Minimalkontakttherapie für vaskuläre Kopfschmerzen

In der Studie von Jurish et al. (1983) verglichen wir die therapeutenzentrierten Entspannungs- und Biofeedbackverfahren aus Kapitel 7 (siehe Tab. 7.4) mit einer vergleichbaren Minimalkontakttherapie für Migräne und kombinierten Kopfschmerz.

Über die Kopfschmerzgruppen hinweg weisen die Ergebnisse auf ein signifikant besseres Abschneiden (mindestens 50% Reduktion der Kopfschmerzaktivität) der Minimalkontakttherapie (15 von 19) als der therapeutenzentrierten (11 von 21) (χ^2 (1)=7.36, p<.01). Die therapeutenzentrierten Ergebnisse waren mit denen unseres kombinierten Entspannungs- und Biofeedbacktrainings (Blanchard et al., 1982d) vergleichbar. Die Ergebnisse bei Minimalkontakt haben diese übertroffen.

In einer vergleichbaren erweiterten Version der Studie von Jurish et al. (1983, Blanchard et al., 1984) trat wiederum ein Verschwinden des Vorteils der Minimalkontaktbedingung auf, beide Bedingungen wiesen eine vergleichbare Besserung von 52% auf. Die Ergebnisse der erweiterten Version sind in Tabelle 10.3 zusammengefaßt.

Tabelle 10.4 enthält eine Beschreibung des Heimtrainings unter Minimalkontakt.

Tabelle 10.2: Zusammenfassung des auf Minimalkontakt basierenden Entspannungstrainingsprogrammes für Spannungskopfschmerz*

Woche	Sitzung	Ungefähre Länge (in Minuten)	Inhalt
1.	1.	70	Grundprinzipien der Entspannungstherapie (dieselben wie in Kapitel 6, S.77; Grundprinzipien des Minimal-Kontakt-Programmes (siehe Manual # 1; Entspannungstraining an sich) (dasselbe wie in Sitzung 1, Kapitel 6, S.77–82); Diskussion des Stundenplanes. Der Patient erhält die Manuale # 1, # 2, und # 3 (# 2 beschreibt die Heimübungen für die 1. Woche) und die Tonbänder # 1 und # 2.
2.	telefonischer Kontakt	10	Patient wird instruiert, das Manual # 3 und das Tonband # 2 zu verwenden. Einführung des Diskriminationstrainings (Kapitel 6, S.82–83).
3.	kein Kontakt		Patient ist instruiert, das Manual # 4 und das Tonband # 3 zu verwenden. Reduktion der Muskelgruppenanzahl von 16 auf 8.
4.	kein Kontakt		Patient ist instruiert, das Manual # 5 und das Tonband # 4 zu verwenden. Reduktion der Muskelgruppenanzahl von 8 auf 4. Jede zweite Übung wird ohne Hilfe des Bandes durchgeführt.
5.	2.	35	Einführung der Entspannung durch Vergegenwärtigung (Kapitel 6, S.85) und der konditionierten Entspannung Kapitel 6, S.85–87). Die Patienten erhalten die Manuale # 6 und # 7 und das Tonband # 5. (Manual beschreibt die Heimübungen für die 5. Woche.)
6.	telefonischer Kontakt am Ende der 6. Woche		Patient ist instruiert, das Manual # 7 zu verwenden und die Heimübungen alternierend mit den Bändern # 3 und # 5 sowie ohne Bänder durchzuführen.
7.	kein Kontakt		Patient ist instruiert, das Manual # 8 und die Tonbänder # 3 und # 5 bei Heimübung einzusetzen.
8.	3.	35	Patient ist instruiert, das Manual # 9 zu verwenden und das Tonband # 1 einmal pro Woche einzusetzen, nach Bedarf auch andere Bänder. Die Sitzung in der Klinik besteht aus einem Überblick über die Verfahren, Planung der Follow-up Treffen, Erinnerung regelmäßig zu üben ähnlich wie in Sitzung # 10, Kapitel 6, S.87).

* Die hier angesprochenen Tonbänder und Manuale werden in Teders et al., 1984 detailliert beschrieben.

Tabelle 10.3: Vergleich einer Minimalkontakt- und einer therapeutengelenkten Entspannungs- und Biofeedbacktherapie für Migräne und kombinierten Kopfschmerz

Therapiebedingung und Kopfschmerztyp		Anzahl der Probanden	nicht gebessert oder verschlechtert (< 25%)	etwas gebessert (25-49%)	gebessert (50%+)
Durchführung in der Klinik	Migräne	21	4 (19%)	8 (38%)	9 (43%)
	kombiniert	22	7 (32%)	3 (13%)	12 (55%)
Durchführung zu Hause	Migräne	18	5 (28%)	3 (17%)	10 (55%)
	kombiniert	26	5 (19%)	7 (27%)	14 (54%)

Die Bänder sind dieselben, die in Tabelle 10.2 für Spannungskopfschmerz beschrieben werden.

Klinische Anmerkungen

Aus den Tagebuchaufzeichnungen haben wir entnommen, daß die Patienten in der Bedingung mit Schwerpunkt auf dem Heimtraining mit ungefähr derselben Häufigkeit Entspannungstraining und/oder Handerwärmung üben und dieselben Ergebnisse bei der durchschnittlichen Zunahme der Handtemperatur erreichen.

Es ist unserer Meinung nach wichtig, die Regelmäßigkeit der Übung zu betonen.

Wir können die anfänglich besseren Ergebnisse der Minimalkontaktbedingung nicht erklären. Vielleicht integrieren die Patienten unter dieser Bedingung die Selbstregulationsmaßnahmen besser in ihre tägliche Routine.

Die Studien von Teders et al. (1984) und Jurish et al. (1983) dokumentieren deutlich, daß die Minimalkontakttherapie effektiver ist als eine vergleichbare therapeutenzentrierte.

Tabelle 10.4: Zusammenfassung des auf Minimalkontakt basierenden Entspannungs- und Biofeedbacktrainingsprogrammes für vaskuläre Kopfschmerzen*

Woche	Sitzung	Ungefähre Länge (in Minuten)	Inhalt
1.	1.	70	Grundprinzipien der Entspannungs- und Biofeedbacktherapie (ähnlich dem Material in Manual # 1); Entspannungstraining an sich (dasselbe wie in Sitzung 1, Kapitel 6, S. 77–82); Diskussion des Stundenplanes. Patient erhält die Manuale # 1, # 2 und # 3. (# 2 beschreibt die Heimübungen für die 1. Woche) sowie die Tonbänder # 2 (sind dieselben wie in Tabelle 10.2).
2.	telefonischer Kontakt am Ende der 2. Woche	10	Patient ist instruiert, Manual # 3 und Tonband # 3 einzusetzen.
3.	kein Kontakt	—	Patient ist instruiert, Manual # 4 und Tonband # 3 einzusetzen.
4.	2.	60	Patient ist instruiert, Manual # 5 und Tonband # 4 einzusetzen. Patient kommt am Ende der Woche zur Klinik. Er wird in Entspannung durch Vergegenwärtigung (Kapitel 6, S. 85) und konditionierter Entspannung (Kapitel 6, S. 86–87) unterwiesen. Einführung des Temperaturbiofeedbacktrainings mit autogenen Sätzen (wie in Kapitel 7). Patient erhält Thermometer für das Heimtraining in Handerwärmung. Patient verwendet Manual # 6 für das Heimtraining. Ein großer Teil des Heimtrainings wird der Handerwärmung, dem Biofeedback, Vorstellungsübungen, autogenen Sätzen (viermal pro Tag) und Entspannung durch Vergegenwärtigung (zweimal pro Tag für fünf Minuten) gewidmet.
5.	kein Kontakt		Patient fährt fort, Handerwärmung durch Biofeedback, Entspannung durch Vergegenwärtigung und konditionierte Entspannung zu üben. Er verwendet Manual # 6 und Tonband # 5.
6.	telefonischer Kontakt am Ende der 6. Woche	15	Patient verwendet Manual # 7 und setzt Übungen fort. Tonband # 1 wird periodisch zur Vergegenwärtigung eines tiefen Entspannungszustandes eingesetzt.
7.	kein Kontakt		Patient verwendet Manual # 8 und setzt die Übungen zur Handerwärmung und konditionierten Entspannung fort. Je einmal während dieser Woche Einsatz von Tonband # 1 und # 5.
8.	3.	35	Patient verwendet Manual # 9, sonst sind Instruktionen identisch mit denen von Woche 7. Sitzung in der Klinik besteht aus Überblick über die Verfahren, Planung der Follow-up Untersuchungen, Erinnerung regelmäßig zu üben (ähnlich wie Sitzung # 10, Kapitel 6, S. 87).

* Die hier besprochenen Tonbänder und Manuale werden detailliert in Teders et al., 1984 beschrieben.

11. Kapitel

Follow-up und Aufrechterhaltung des Therapieerfolges

Ein zentrales Anliegen jeder Forschung ist die Frage, inwieweit die durch eine Therapie erzielte Besserung über die Zeit aufrechterhalten bleibt. Einige wenige Forschungsteams haben nach Beendigung der Therapie während 12 Monaten oder länger Follow-up-Daten gesammelt. Diese Untersuchungen sind retrospektiv und prospektiv. In einem retrospektiven Design werden die Probanden nach der Therapie kontaktiert und gebeten, sich die Schwere des Problems vor der Therapie in Erinnerung zu rufen und sie mit dem gegenwärtigen Schweregrad zu vergleichen. Prospektive Untersuchungen hingegen basieren auf wiederholten Messungen vor und nach der Therapie, so daß direkte Vergleiche auf identischen Meßdimensionen möglich sind. Die Ergebnisse einer kürzlich publizierten Studie werden illustrieren, warum diese Unterscheidung so wichtig ist.

Aufzeichnungen in Form von Kopfschmerztagebüchern sind zum «goldenen Standard» bei der Evaluation des Therapieerfolges geworden, und nahezu alle Forscher ziehen dieses Verfahren zur Untersuchung von Kurzzeiteffekten ihrer Therapie heran. Bei längerfristigen Nachuntersuchungen war es nicht immer möglich, dieselbe Art von Informationen zu sammeln, daher haben einige Forschungsteams die Patienten gebeten, retrospektive Einschätzungen des Symptomniveaus und der Symptomveränderung über die Zeit abzugeben. Cahn und Cram (1980) haben direkt die Werte aus typischen Maßen retrospektiver Erhebungen (Fragebogendaten) verglichen mit Maßen prospektiver Studien (Tagebuchaufzeichnungen). Jede Meßmethode wurde vor der Therapie und acht Monate danach vorgegeben. Die Hälfte einer Gruppe von 26 Patienten gab Schätzungen der Kopfschmerzschwere in Form von Telephoninterviews und Tagebuchaufzeichnungen ab. Die übrigen Probanden gaben vor der Therapie dieselben Interviews und Tagebuchaufzeichnungen ab, beim Nachuntersuchungstermin nach acht Monaten wurde das Interview jedoch persönlich und nicht über Telephon durchgeführt. Dies ermöglichte es den Forschern festzustellen, ob ein Interview von Angesicht zu Angesicht zu größeren Verzerrungen führt. Cahn und Cram stellten bei den Ergebnissen ein interessantes Muster fest. So erbrachten die Interviewdaten im Vergleich zu den Tagebuchaufzeichnungen höhere Niveaus der Kopfschmerzaktivität vor der Therapie, aber niedrigere bei der Nachuntersuchung. Zudem führten die persönlich durchgeführten Interviews bei der Nachuntersuchung zu den niedrigsten Einschätzungen der Kopfschmerzschwere (oder der höchsten Einschätzung der Verbesserung). Die Unterschiede zwischen den beiden Erfassungsmethoden bei der Nachuntersuchung sind besonders interessant, weil sie andeuten, daß die Interviewdaten zu einer Überschätzung der Besserung führen . Ein persönliches Interview dürfte die stärksten Verzerrungen bewirken. Man sollte also bei der Beurteilung von Ergebnissen aus Nachuntersuchungen vorsichtig sein. Wir werden auf diese Untersuchungen nun etwas näher eingehen.

Retrospektive Langzeit-Follow-up-Untersuchungen

Eine Serie großangelegter retrospektiver Nachuntersuchungen ist von der Menninger-Stiftung, den Begründern der Biofeedbacktherapie bei vaskulären Kopfschmerzen, der Diamond Headache Clinic und den Adlers durchgeführt worden. Der Bericht von Solbach und Sargent (1977) basiert auf 110 Kopfschmerzpatienten, die an der Menninger-Stiftung von 1969–1974 behandelt wurden. Ihre Stichprobe unterteilte sich in 74 Patienten (67%), die das gesamte Therapieprogramm durchliefen und Follow-up-Daten lieferten, sogenannte «Fortgeschrittene», und 36 Patienten (33%), die die Therapie vorzeitig abbrachen, sogenannte «Abbrecher». Die Erhebung der Follow-up-Daten erfolgte mittels Fragebögen und Telephoninterviews: Es war den Autoren möglich, von 56 der 76 Fortgeschrittenen und 12 der 36 Abbrecher, also von insgesamt 62% der Zielstichprobe Daten zu erheben. Die Ergebnisse des Langzeit-Follow-up entsprachen jenen am Ende der Therapie: Die Fortgeschrittenen als Gruppe zeigten eine fortgesetzte Verbesserung bei allen Kopfschmerzparametern inklusive Medikamentenkonsum. Die Abbrecher unterschieden sich nicht von den Fortgeschrittenen in der Kopfschmerzfrequenz, aber in allen übrigen Parametern. Der Übungsstil der Fortgeschrittenen und Abbrecher differierte, die Autoren haben aber nichts darüber berichtet, ob die Heimübungen in irgendeiner Beziehung zum Ergebnis und der Aufrechterhaltung des Therapieerfolges standen.

Die zweite retrospektive Follow-up-Untersuchung der Menninger-Stiftung (Sargent, Solbach & Coyne, 1980) berichtet über die Effektivität ihres «fünftägigen gestrafften autogenen Biofeedbacktrainingsprogrammes», das für Personen, die weit entfernt von der Klinik wohnten, aber zu kurzen und intensiven therapeutischen Kursen kommen konnten, entworfen wurde. Das Programm wurde 1972 gestartet, und der Follow-up-Bericht diskutiert Ergebnisse über eine viereinhalbjährige Zeitperiode an 166 Patienten, die nahezu alle als vaskuläre Kopfschmerzpatienten diagnostiziert worden waren. Am Ende des fünftägigen Programms wurde jeder Patient eingeschätzt und als erfolgreich bezeichnet, wenn er oder sie (a) die Fingertemperatur unter entspannten Bedingungen innerhalb einer Minute konsistent um 0,8 °C erhöhen konnte und (b) zuverlässig eine Veränderung der Fingertemperatur um 0,8 °C feststellen konnte. Achtundsiebzig der 166 therapierten Patienten (oder 47%) füllten die Langzeit-Follow-up-Fragebögen aus und sandten sie zurück. Insgesamt berichteten 67% dieser Patienten eine fortgesetzte Verbesserung ihrer Kopfschmerzen, 17% berichteten von keiner Veränderung ihres Zustandes und 13% gaben eine Verschlechterung an. Die Fortsetzung der Übungen zur Handerwärmung, zur Körperwahrnehmung und den autogenen Sätzen stand in signifikanter

Beziehung zur Aufrechterhaltung des Therapieerfolges im Follow-up. So haben z.B. 85% der Patienten, die eine fortgesetzte Besserung in der Kopfschmerzfrequenz angaben, regelmäßig weitergeübt, während nur die Hälfte jener Patienten, deren Kopfschmerzhäufigkeit unverändert blieb oder sich verschlechterte, angab regelmäßig zu üben. Zwei weitere Variablen wirkten sich auf das Ergebnis aus. Die fortgesetzt Erfolgreichen waren eher Personen, die vorher weniger Zeit mit Therapien verbracht hatten und ihre Kopfschmerzen vor der Therapie als weniger störend einstuften.

Die zweite große Gruppe von retrospektiven Follow-up-Untersuchungen betrifft an der Diamond Headache Clinic durchgeführte Selbstregulationstherapien. Eine Studie von Diamond, Medina, Diamond-Falk und DeVeno (1977) analysierte die Fragebogenantworten von 407 Probanden einer Stichprobe von 556 (oder annähernd 72% der Stichprobe), die vor bis zu fünf Jahren einen umfassenden Kurs aus thermalem Training, EMG-Biofeedback und Muskelentspannungsübungen durchlaufen hatten. Das Therapieprogramm wurde in zwei Varianten präsentiert. Probanden, die in der Umgebung von Chicago wohnten, hatten über einen Zeitraum von vier Wochen zweimal wöchentlich eine Sitzung. Probanden, die außerhalb des Gebietes von Chicago wohnten, nahmen an einem intensiven zweiwöchigen Trainingsprogramm mit täglichen Sitzungen teil. Insgesamt waren es 22 Sitzungen. Die Hauptergebnisse, wie sie in Kapitel 9 zusammengefaßt wurden, waren:

a) Das Selbstregulationsprogramm war bei jüngeren Patienten effektiver (30 oder jünger);

b) Frauen schnitten besser ab als Männer;

c) Medikamentengewöhnung bedeutete eine schlechte Prognose; und

d) Biofeedback stellte sich über die Zeit als signifikant weniger effektiv heraus (nur 63% der Probanden, die vor drei oder mehr Jahren eine Therapie erhalten hatten, berichteten, daß Biofeedback weiterhin von Nutzen sei, während 81% der Probanden, die Biofeedback innerhalb der vergangenen eineinhalb Jahre erhalten hatten, fortgesetzten Erfolg berichteten).

Diamond und Montrose (1984) berichteten eine zweite Langzeit-Follow-up-Studie über 693 Patienten, die zwischen Januar 1977 und Dezember 1980 therapiert worden waren. 395 der 693 Patienten (annähernd 57%) haben die postalisch versandten Langzeit-Follow-up-Fragebogen ausgefüllt. Größtenteils waren es die Probanden mit rein vaskulärem Kopfschmerz (71%); der Rest litt an reinem Muskelkontraktionskopfschmerz (6%) oder kombiniertem Kopfschmerz (19%). Das Therapieprogramm bestand aus den zwei zuvor beschriebenen sowie einem weiteren Intensivprogramm. Im Intensivprogramm kamen die Probanden eine Woche lang dreimal täglich zu einer Sitzung. Insgesamt waren es 16 Sitzungen. Den Patienten wurde auch beigebracht, dem Kopfschmerz vorausgehende Umweltstressoren oder emotionale Stressoren zu analysieren und sie entweder zu vermeiden (Essen, Alkohol usw.) oder Strategien zur besseren Bewältigung und Anpassung einzusetzen. Ungefähr zwei Drittel der Antwortenden gaben ein hohes Ausmaß der Aufrechterhaltung der Therapieeffekte an. Jüngere Patienten und Frauen reagierten wiederum besser. Frauen berichteten regelmäßigeres Üben, was ihr besseres Abschneiden vielleicht mitbestimmt hat. Einer Subgruppe der Patienten wurde auch der MMPI vorgegeben, aber keine Skala stand in signifikanter Beziehung zum Follow-up-Ergebnis.

Der dritte umfangreiche retrospektive Bericht von Adler und Adler (1976) bezieht sich auf 58 Kopfschmerzpatienten, die alle vor dreieinhalb bis fünf Jahren eine klinische Therapie beendet hatten. Achtunddreißig Prozent waren reine Migränepatienten, 33% litten an Muskelkontraktionskopfschmerz, 21% an kombiniertem Kopfschmerz und 9% an Clusterkopfschmerz. Alle Patienten erhielten Biofeedback und ungefähr drei Viertel auch eine interpretative Psychotherapie. Beim Follow-up wiesen 86% eine anhaltende Besserung hohen Ausmaßes auf (eine Kopfschmerzreduktion von 75% und mehr). Es ist schwierig zu bestimmen, welche Aspekte maßgeblich für den Therapieerfolg verantwortlich sind; die Autoren scheinen der Ansicht zu sein, daß der Psychotherapie eine entscheidende Rolle zukommt.

Es sind noch zwei weitere kleinere retrospektive Follow-up-Untersuchungen durchgeführt worden. Kondo und Canter (1977) kontaktierten fünf der zehn Personen, die vor 12 Monaten erfolgreich einer Biofeedbacktherapie abgeschlossen hatten und fanden, daß vier der fünf eine anhaltende Kopfschmerzreduktion angaben. Aus der Arbeit geht jedoch nicht hervor, wie die Follow-up-Daten erhoben wurden. Libo und Arnold (1983a) konnten an 7 Migränepatienten, 5 Spannungskopfschmerzpatienten und 15 mit kombiniertem Kopfschmerz ein bis fünf Jahre nach Beendigung eines umfassenden Biofeedbacktherapieprogrammes eine Fragebogenuntersuchung durchführen. Hundert Prozent der Migränepatienten, 80% der Spannungskopfschmerzpatienten und 93% der Patienten mit kombiniertem Kopfschmerz bezeichneten sich als mäßig bis stärker gebessert.

Prospektive Langzeit-Follow-up-Untersuchungen

Die prospektiven Untersuchungen sind von zweierlei Art. Alle bis auf eine können als reine Follow-ups bezeichnet werden; d.h. es wurde während der Follow-up-Phase keine zusätzliche aktive Therapie geboten. Nur eine von den Autoren durchgeführte Studie (Andrasik, Blanchard, Neff & Rodichok, 1984a) umfaßte auch eine experimentelle Manipulation während der Frühphase des Follow-up, mit der festgestellt werden sollte, ob das den Status der Probanden beim langzeitlichen Follow-up beeinflussen könnte. Wir werden auf diese Studie später zurückkommen.

Wir entdeckten bei unserer Literatursuche sechs rein prospektive Langzeitstudien. Da der Großteil der Untersuchungen, auf denen diese Follow-ups beruhen, vorher diskutiert worden ist, werden wir sie hier nur kurz zusammenfassen. Nach Durchsicht dieser Studien drängen sich vor allem zwei Schlußfolgerungen auf: Erstens war der Probandenschwund beim Langzeit-Follow-up in allen bis auf eine Untersuchung (Knapp, 1982 berichtet von keinem Schwund) beträchtlich und reichte von 40% (Reinking & Hutchins, 1981) bis 20% (Holroyd & Andrasik, 1982b). Zweitens variieren die Besserungsraten (berechnet als prozentuelle Reduktion der Kopfschmerzsymptome von der prätherapeutischen Phase zum Follow-up) stark. Spannungskopfschmerzpatienten, die mit Biofeedback, Entspannungstherapie oder multimodalen Selbstregulationstechniken behandelt wurden, zeigen Besserungsraten von 39% nach 1 Jahr (Reinking & Hutchins, 1981), 18–39% nach 2 Jahren (Ford, Stroebel, Strong & Szarek, 1983; Holroyd & Andrasik, 1982) und 68% nach 3 Jahren (Andrasik & Holroyd, 1983). Bei reiner Migräne liegen die diesbezüglichen Besserungsraten bei 45–83% nach einem Jahr (Silver, Blanchard, Williamson, Theobald & Brown, 1979; Knapp, 1982) und 62–69% nach 2 Jahren (Ford et al., 1983). Probanden mit kombiniertem Kopfschmerz, die mit einem multimodalen Selbstregulationsprogramm behandelt wurden, zeigen nach 2 Jahren 60% Besserung (Ford et al., 1983). Holroyd und Andrasik (1982b) berichten für Spannungskopfschmerzpatienten, die nur kognitive Therapie erhalten hatten, bei einem Follow-up nach 2 Jahren ein Besserungsniveau von 75%. Schließlich führen zwei Untersuchungen nach einjährigem Follow-up eine Besserung im Medikamentenkonsum von 52–85% an (Knapp, 1982; Silver et al., 1979). Geht man davon aus, daß ein Großteil der Probanden, der beim Follow-up nicht erfaßt werden kann, Therapieversager sind, müßten die hier beschriebenen Aufrechterhaltungsniveaus nach unten angepaßt werden. Wahrscheinlich stellen die berichteten Zahlen das beste Ergebnis aus strukturierten, standardisierten Forschungsprotokollen dar.

Eine Frage von großer Bedeutung bei Langzeitergebnissen ist jene der Identifikation von Variablen, die die Aufrechterhaltung beeinflussen. Kliniker sind sich darin einig, daß fortgesetztes Üben der während der Therapie erworbenen Strategien für längerfristigen Erfolg entscheidend ist. Während nahezu alle Kliniker diese Meinung akzeptieren, sind empirische Belege dafür selten. Zwei der oben genannten Studien haben die Regelmäßigkeit des Übens der Selbstregulationstechniken diskutiert. Reinking und Hutchings (1981) stellten fest, daß 86% der Probanden, die nach einem Jahr noch erfolgreich waren, fortgesetztes Üben der Entspannungstechniken angaben. Da sie jedoch keine Übungsmuster für nicht erfolgreiche Probanden anführen, ist es schwierig, die Bedeutung dieses Ergebnisses einzustufen. Zudem weiß man nicht, wieviel die einzelnen Probanden geübt haben. Silver et al. (1979), die bei Entspannungstraining gegenüber Biofeedback eine erhöhte Aufrechterhaltung des Therapieeffektes feststellten, berichten, daß ein großer Prozentsatz der ersten Gruppe regelmäßig die Selbstregulationsübungen fortsetzte.

Libo und Arnold (1983a) haben auf der Basis von Daten einer gemischten Patientengruppe (Patienten mit chronischen Schmerzen, Angst, Bluthochdruck und Kopfschmerzen) eine systematischere Analyse der Bedeutung posttherapeutischen Übens durchgeführt. Die von ihnen festgestellte Beziehung kann man am besten als Alles-oder-nichts-Phänomen bezeichnen. Probanden, die weiterhin übten, haben in höherem Ausmaß die Besserung aufrechterhalten als jene, die damit aufhörten. Gelegentliches Üben war ebenso effektiv wie häufiges. Es wurde keine separate Analyse des Übungsmusters bei den einzelnen Störungen vorgenommen, aber es wäre interessant, ob diese Beziehung für alle Gruppen gilt. Insgesamt betrachtet sprechen diese Daten für den Wert fortgesetzten Übens der therapeutischen Techniken. Es sei jedoch daran erinnert, daß diese Ergebnisse korrelativer Natur sind und keine Kausalinterpretationen erlauben. Der beste Test für die Bedeutung fortgesetzten regelmäßigen Übens bestünde in einer prospektiven Studie, in der direkt das Ausmaß des Übens manipuliert wird.

Die sehr variablen Aufrechterhaltungsniveaus bei langfristigem Follow-up ließen uns Verfahren untersuchen, die möglicherweise zu längeranhaltenden Therapieeffekten führen könnten. Diese Forschungsarbeit wird im folgenden Abschnitt genauer beschrieben.

Die Evaluation eines Verfahrens zur Aufrechterhaltung des Therapieerfolgs

Es sind eine Vielzahl von Verfahren zur Verlängerung der Therapieeffekte vorgeschlagen worden, aber unglücklicherweise ist keines davon systematisch an Patienten mit streßbezogenen Störungen evaluiert worden. Gewisse Verfahren wurden in Analogform getestet (an gesunden Probanden); auf die Nützlichkeit anderer deuten zahlreiche Einzelfallstudien. Lynn und Freedman (1979) haben kürzlich die verfügbare Analogliteratur und anekdotische unkontrollierte Einzelfallstudien durchgesehen und den Schluß gezogen, daß die folgenden Verfahren den größten Beitrag zur Aufrechterhaltung positiver Therapieergebnisse über lange Zeitstrecken leisten dürften: Auffrischungsbehandlungen, Ausschleichen oder Verlängerung der Intervalle zwischen den einzelnen Sitzungen, Einbeziehung von Stimuluskontrolltechniken, Durchführung von Therapiesitzungen unter stressenden oder stimulierenden Bedingungen (Angleichung an die häusliche Umgebung des Patienten), Variation der mit dem Training verbundenen Stimuli (mehrere Therapeuten, Abwechslung bei den Behandlungsräumen). Man kann dem Patienten auch zusätzliche Fertigkeiten vermitteln (kognitive Streßbewältigung zusätzlich zum Biofeedback) und so seine Chancen erhöhen, all die stressenden Stimuli, denen er oder sie begegnen könnte, zu bewältigen.

Der Therapieplan, an den wir uns in allen Forschungsarbeiten gehalten haben, beinhaltet zum Teil den zweiten Vorschlag von Lynn und Freedman. Das heißt die Patienten kommen in der Frühphase der Therapie zweimal pro Woche, später wird der Zeitraum zwischen den Sitzungen vergrößert und gegen Ende der Therapie beträgt die Zeitspanne zwischen zwei Sitzungen ungefähr 2 Wochen.

Vor zwei Jahren haben wir eine Studie zur systematischen Evaluation des Nutzens von Auffrischungsbehandlungen begonnen, da uns diese Vorgehensweise aus klinischer Sicht am geeignetsten erschien - man benötigt keine speziellen Ressourcen oder zusätzliche Trainingsverfahren, und es ist wahrscheinlich dasjenige Verfahren, das die meisten Kliniker routinemäßig einsetzen. Die Patienten dieser Studie umfaßten alle Personen der Studie von Blanchard et al. (1982c), die in den Kapitel 6 und 7 diskutiert worden ist. Zur Erinnerung: Den Patienten aller Kopfschmerztypen wurde zuerst unsere Entspannungstherapie angeboten. Diejenigen, die auf dieses Verfahren nicht ansprachen, erhielten zusätzlich eine Biofeedbacktherapie. Patien-

Tabelle 11.1: Patientenfluß in der Follow-up-Untersuchung

Kopfschmerztyp Therapieergebnis	Follow-up-Bedingung	Ausfälle vor Zuweisung	Anzahl der dem Follow-up zugewiesenen Probanden	Anzahl der das Follow-up vollendenden Probanden			
				3 Monate	6 Monate	12 Monate	3, 6 und 12 Monate
Vaskulärer Kopfschmerz: Erfolge (n = 33)	Regelmäßiger Kontakt	5	17	17	13	14	13
	Auffrischungsbehandlung		11	11	10	10	10
Vaskulärer Kopfschmerz: Mißerfolge (n = 30)	Regelmäßiger Kontakt	8	12	12	5	7	3
	Auffrischungsbehandlung		10	10	6	6	5
Spannungskopfschmerz: Erfolge (n = 22)	Regelmäßiger Kontakt	2	11	11	6	5	4
	Auffrischungsbehandlung		9	9	8	9	8
Spannungskopfschmerz: Mißerfolge (n = 18)	Regelmäßiger Kontakt	2	9	9	4	5	4
	Auffrischungsbehandlung		7	7	4	3	3

ten, die eine Reduktion der Kopfschmerzsymptomatik um 50% oder mehr durch Entspannungstraining allein oder mit zusätzlicher Biofeedbacktherapie erreichten, wurden als erfolgreich eingestuft und nach dem Zufall einer von zwei Follow-up-Bedingungen zugeordnet. Wir versuchten dann 3, 6 und 12 Monate nach Beendigung der Therapie, den Kopfschmerzstatus jeder Gruppe zu erfassen. Die Patienten haben zu diesen Terminen Tagebuchaufzeichnungen durchgeführt, Fragebogen beantwortet und sich einem Interview mit jemand anderem als ihrem Therapeuten unterzogen. Wie schon erwähnt wurde, haben auch mit dem Patienten zusammenlebende Personen eine Einstufung vorgenommen. In Tabelle 11.1 ist der Patientenfluß durch diese Follow-up-Untersuchung angeführt. Obwohl es unsere Absicht war, auch «Abbrecher» weiterzuverfolgen, haben wir, da nach 12 Monaten zuwenige Patienten verfügbar waren, die Analyse dieser Personen aufgegeben.

Die Erfolgreichen, die der Auffrischungsbedingung zugeordnet worden waren, kamen einmal pro Monat über sechs Monate hinweg zu einer einstündigen Therapiesitzung. Die Behandlung bestand aus einem Überblick und einer Übung der therapeutischen Techniken, die sich als besonders hilfreich herausgestellt hatten, sowie einer Diskussion von Problemen bei der Anwendung der therapeutischen Techniken auf Alltagsprobleme. Die Personen, die der Bedingung mit regelmäßigem Kontakt zugeordnet worden waren, kamen ebenfalls einmal pro Monat über sechs Monate hinweg; diese Treffen wurden jedoch bewußt kurz gehalten (nicht länger als 15 Minuten) und dienten primär einer Durchsicht der Aufzeichnungen und Diskussion des Fortschritts. Unter beiden Bedingungen wurden die Patienten gebeten, weiterhin ihre Tagebuchaufzeichnungen vorzunehmen und die Biofeedback und Entspannungsübungen durchzuführen. Während der Monate 7–12 kamen die Patienten nicht, sie wurden aber am Ende dieser Periode zum Zwecke der Reevaluation kontaktiert. Dies erlaubte uns einen direkten Vergleich zwischen der sechsmonatigen Zeitspanne mit aktiven Interventionen und den folgenden 6 Monaten, in denen der Therapeutenkontakt nicht aufrechterhalten wurde. Die statistischen Analysen wurden nur über diejenigen Probanden durchgeführt, die Follow-up-Daten zu allen Schlüsselphasen lieferten (3, 6 und 12 Monate).

Tabelle 11.2: Follow-up-Untersuchung nach einem Jahr bei Patienten, die einer Auffrischungsbehandlung oder einer Bedingung mit regelmäßigem Kontakt zugeteilt worden waren

Kopfschmerztyp	Follow-up-Bedingung	Prozentuelle Symptomreduktion		
		Kopfschmerzindex	Höchste Kopfschmerzintensität	Kopfschmerz-Tage
Vaskulärer Kopfschmerz	Auffrischungsbehandlung	86	70	48
	Regelmäßiger Kontakt	60	47	47
Spannungskopfschmerz	Auffrischungsbehandlung	88	75	71
	Regelmäßiger Kontakt	93	59	265

Die Ergebnisse dieser Untersuchung sind in Tabelle 11.2 zusammengefaßt. Zu keinem Zeitpunkt ergaben sich Unterschiede zwischen der Auffrischungsbedingung und der Bedingung mit regelmäßigem Kontakt. Tabelle 11.2 zeigt auf, daß die prozentuelle Kopfschmerzreduktion im 12. Monat zwischen 60% und 93% schwankt. Diese Werte entsprechen denen früherer Untersuchungen. Weitere Einzelheiten zu dieser Studie finden sich in Andrasik et al. (1984a).

An den Follow-up-Daten nach 12 Monaten wurde auch der Effekt regelmäßigen Übens untersucht. Es konnten jedoch im Gegensatz zu den Analysen, die wir während und kurz nach der Therapie durchgeführt hatten (Blanchard et al., 1983d), keine bedeutsamen Beziehungen zwischen dieser Variablen und dem Erfolg festgestellt werden. Wir vermuten, daß für den Patienten, sobald er einmal eine beträchtliche Kopfschmerzreduktion erreicht hat und diese auch aufrechtzuerhalten beginnt, regelmäßiges Üben nicht mehr so wichtig ist. Berichte von Patienten, die feststellen, daß sie nach Beendigung der Therapie nur Heimübungen durchführen, «wenn es notwendig ist», stimmen mit dieser Ansicht und den Ergebnissen von Libo und Arnold (1983a) überein.

Wir konnten bei einem Großteil dieser Patienten auch nach einem Intervall von 2 Jahren Follow-up-Daten sammeln. Diese sind in Tabelle 11.3 zusammengefaßt. Eine Durchsicht der Gruppenmittelwerte nach 12 Monaten deutete bei vaskulären Kopfschmerzpatienten, die der Bedingung mit regelmäßigem Kontakt zugeordnet worden waren, eine leichte Verschlechterung an. Die Daten der Tabelle 11.3 indizieren jedoch, daß diese Verschlechterung mehr Schein als Sein war, da sich der Trend durch die zweijährige Follow-up-Periode nicht fortsetzte. Die Analysen zeigten wiederum, daß beide Methoden in effektiver Weise zur Aufrechterhaltung des Therapiegewinnes beitrugen.

Unsere Ergebnisse deuten an, daß kurze Kontakte in den ersten Monaten nach der Therapie eine wirksame und billige Maßnahme zur Aufrechterhaltung des Erfolgs darstellen. Da unsere Bedingung mit regelmäßigem Kontakt aus multiplen Komponenten bestand (Instruktion zum regelmäßigen Üben, Instruktionen, Symptomniveau und Übungsparameter selbst zu beobachten, und eine kurze Diskussion mit dem behandelnden Therapeuten), ist es nicht möglich festzustellen, ob alle Komponenten notwendig sind und, falls nicht, welche hauptsächlich für die Aufrechterhaltung des Erfolgs bedeutsam sind. Wir führen gerade eine zweite retrospektive Follow-up-Untersuchung durch, um diese Komponenten herauszufiltern. Die Datenbasis ist zur Zeit noch zu klein, um vorläufige Ergebnisse zu berichten. Es wäre auch wichtig herauszufinden, ob diese kurzen Kontakte genauso effektiv sind, wenn sie per Telephon durchgeführt werden - was leichter zu realisieren wäre. Der einzige nachweisbare Unterschied in all unseren Vergleichen zwischen Auffrischungsbehandlung und regelmäßigem Kontakt war derjenige, daß unter Auffrischung der Probandenschwund geringer ausfiel. Während kurze Besuche zur Aufrechterhaltung des Therapiegewinnes ausreichen dürften, könnten ausgedehntere posttherapeutische Treffen die Datensammlung in experimentellen Untersuchungen erleichtern.

Tabelle 11.3: Follow-up-Untersuchung nach zwei Jahren bei Patienten, die einer Auffrischungsbehandlung oder einer Bedingung mit regelmäßigem Kontakt zugeteilt worden waren

			Prozentuelle Symptomreduktion		
Kopfschmerztyp	Follow-up-Bedingung	Anzahl der Personen	Kopfschmerzindex	Höchste Kopfschmerzintensität	Kopfschmerz-Tage
Vaskulärer Kopfschmerz	Auffrischungsbehandlung	9	59	41	25
	Regelmäßiger Kontakt	9	67	48	49
Spannungskopfschmerz	Auffrischungsbehandlung	8	69	25	57
	Regelmäßiger Kontakt	3	76	3	233

Unsere Follow-up-Daten deuten an, daß irgendein posttherapeutischer Kontakt besser ist als gar keiner. Die Entscheidung, den Kontakt über weitere 6 Monate aufrechtzuerhalten, fiel etwas zufällig. Es kann sein, daß kürzere Zeitspannen genauso effektiv sind. Der Kliniker möchte vielleicht kurze monatliche Follow-up-Treffen veranstalten, so lange diese notwendig erscheinen. Jedenfalls glauben wir, daß irgendeine Form des Follow-up-Kontaktes sehr ratsam ist.

12. Kapitel

Behandlung von Kopfschmerzen bei Kindern

Natürlicher Verlauf der Kopfschmerzen bei Kindern

Die ausgedehntesten Studien zum Verlauf kindlicher Kopfschmerzen wurden von Bo Bille von der Universitätsklinik Uppsala in Schweden durchgeführt. Er initiierte 1955 zwei ambitionierte Studien: eine großangelegte Prävalenzstudie und eine Longitudinalstudie (Bille, 1962). Zuerst wurden an die Eltern aller Schulkinder zwischen 7 und 15 Jahren (insgesamt 9059 Kinder) Kopfschmerzfragebögen verschickt. Alle bis auf wenige Ausnahmen (weniger als 1%) wurden ausgefüllt zurückgesandt. Die Fragebogenantworten wurden zunächst in vier Kategorien unterteilt: niemals Kopfschmerzen gehabt (3720 Kinder), seltene nicht migräneartige Kopfschmerzen (4316 Kinder), häufige nicht migräneartige Kopfschmerzen (610 Kinder), und Migräne

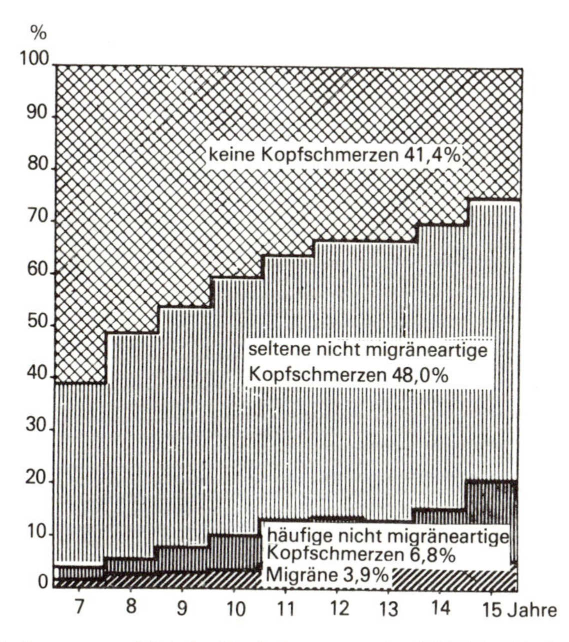

Abbildung 12.1: Vorkommen und Art der Kopfschmerzen unter 8993 Schulkindern in Uppsala sowie deren prozentuelle Verteilung im Alter von 7 bis 15 Jahren. (Aus «Migraine in Childhood and Its Prognosis von Bo Bille, 1981, Cephalalgia, 1, S. 72. Mit Erlaubnis des Universitetsforlaget, Oslo.)

(347 Kinder). Bille kontaktierte auch noch persönlich Subgruppen von Eltern, deren Kinder einer der beiden letzten Gruppen zugeordnet worden waren, um die Richtigkeit der Angaben zu überprüfen. Die erforderlichen Änderungen waren minimal.

Die Kopfschmerzprävalenz der gesamten Stichprobe ist in Abbildung 12.1 angeführt. Alle Kopfschmerzkategorien weisen einen kontinuierlichen Anstieg bis zum 15. Lebensjahr auf. So erleben z.B. 1,5% der Siebenjährigen Migräne, während es mit 15 Jahren schon 5% sind. Im Alter zwischen 7 und 10 Jahren sind die Prävalenzraten für Migräne bei Jungen und Mädchen vergleichbar. Nach dem Alter von 10 Jahren übertreffen die Prävalenzraten der Mädchen diejenigen der Jungen. Mit 15 Jahren leiden 2% der männlichen gegenüber 8% der weiblichen Probanden an Migräne. Ungefähr 3% der Kinder im Alter von 7 Jahren erlebten häufige Kopfschmerzen nicht migräneartiger Natur. Mit 15 Jahren waren es annähernd 16%. Schließlich berichteten weniger als 30% der Kinder mit 15 Jahren, daß sie niemals Kopfschmerzen gehabt hätten. Nachfolgende Prävalenzstudien anderer Forscher fanden ähnliche Ergebnisse (z.B. Deubner, 1977; Sillanpaa, 1983b).

Billes Longitudinalstudie konzentrierte sich auf 73 Kinder, die an Migräne litten und aus einer Gruppe von Kindern mit ausgeprägteren Migränesymptomen ausgewählt worden waren, und eine ebenso große Anzahl vergleichbarer Kontrollkinder, die vollkommen kopfschmerzfrei waren. Die als ausgeprägtere Migränefälle bezeichneten Kinder hatten zumindest einen Migräneanfall pro Monat, der in Bettruhe oder einer vollkommenen Störung der normalen Aktivitäten resultierte. Vergleiche zwischen den beiden Gruppen enthüllten, daß die Kinder mit Kopfschmerz zu wiederkehrenden Magenschmerzen, Übelkeit beim Autofahren und Schlafstörungen neigten und vom psychologischen Standpunkt aus ein höheres Angstniveau, Anspannung, Nervosität sowie perfektionistische Züge aufwiesen.

Die Kontrollkinder wurden 16 Jahre lang verfolgt und am Ende dieser Phase litten 8 (11%) an Migräne. Die Kinder mit Migräne wurden 23 Jahre lang verfolgt und zeigten einen sehr interessanten Kopfschmerzverlauf (siehe Abb. 12.2): Während der Pubertät und frühen Jugend sanken die Migränesymptome bei 60% der Kinder. Beim Follow-up nach 23 Jahren litt jedoch ein Drittel der Kinder, die vorübergehend fast schmerzfrei waren, doch wieder an Kopfschmerzen. An diesem Punkt litten noch 60% der gesamten Stichprobe an Migräne. Die langfristigen Prognosen waren für Frauen besonders schlecht; 70% litten fortgesetzt an Migräne gegenüber 50% bei den Männern. Jedenfalls ist das langzeitliche Bild bei Kindern, deren Symptome im frühen Alter beginnen, ziemlich trostlos. Sillanpaas (1983a) Langzeitstudie über 7 Jahre erbrachte ähnliche Ergebnisse.

Epidemiologische Untersuchungen haben sich nicht mit Spannungskopfschmerz bei Kindern befaßt. Bille (1962) fand, daß eine beträchtliche Zahl von Kindern unter nicht migräneartigen Kopfschmerzen litt. Es ist wahrscheinlich, daß diese Kinder Spannungskopfschmerz hatten; präzisere Aussagen können jedoch auf Basis der verfügbaren Daten nicht gemacht werden. Studien zur Prävalenz und zum Verlauf von Spannungskopfschmerz bei Kindern (in ähnlicher Form wie jene von Bille und Sillanpaa) wären von großem Wert.

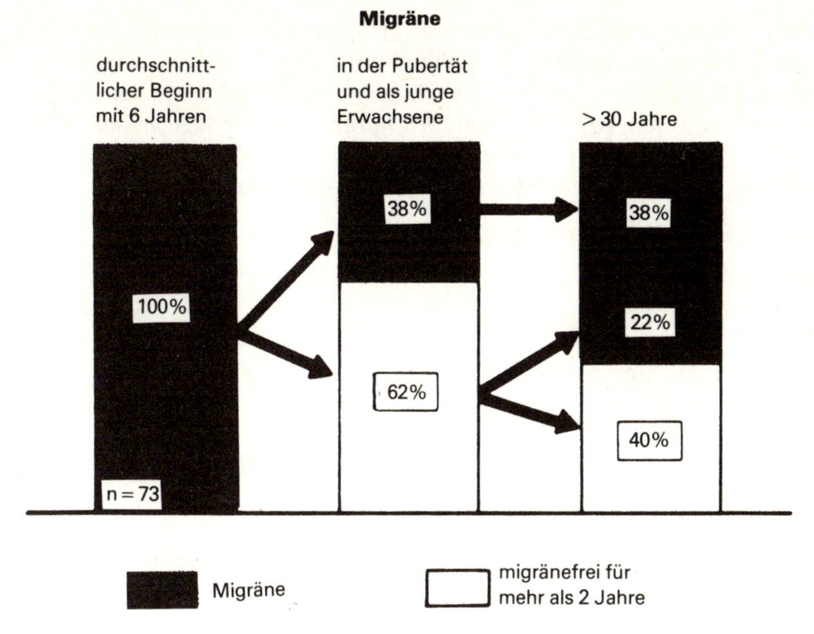

Abbildung 12.2: Dreiundsiebzig Schulkinder mit «ausgeprägter» Migräne in einem Follow-up von 23 Jahren. (Aus «Migraine in Childhood and Its Prognosis» von Bo Bille, 1981, Cephalalgia, 1, S.74. Mit Erlaubnis des Universitetsforlaget, Oslo.)

Vergleich mit Erwachsenen

Obwohl es einige Unterschiede zwischen der Migräne von Kindern und jener von Erwachsenen gibt, scheinen diese nicht groß zu sein (Bille, 1962). Im Erwachsenenalter ist die Prävalenz bei Frauen höher als bei Männern, vor der Pubertät jedoch ist Migräne bei beiden Geschlechtern gleich wahrscheinlich (Bille, 1962). Sillanpaa (1983a) fand sogar, daß sie unter 8 Jahren bei Knaben häufiger auftritt. Kinder haben größere Probleme als Erwachsene festzustellen, ob ihr Kopfschmerz einseitig auftritt, weshalb dies ein weniger brauchbares diagnostisches Merkmal ist. Migräneattacken treten bei Kindern häufiger auf, sie dauern jedoch nicht so lange. In Billes Untersuchung dauerten die Anfälle selten länger als 12 Stunden. Kinder erleben mehr Symptome gastrointestinalen Stresses und ihre Kopfschmerzen dürften mit wiederholten Unterleibschmerzen einhergehen, entweder gleichzeitig mit oder zwischen den Attacken. Verfügbares Material deutet an, daß es bei Spannungskopfschmerz keine größeren symptomatischen Unterschiede zwischen Kindern und Erwachsenen gibt.

Es wird davon ausgegangen, daß die Ätiologie des kindlichen Kopfschmerzes der von Erwachsenen entspricht; diese Annahme ist jedoch nicht überprüft worden. Rothner (1979) berichtet, daß in 5–13% der Fälle organische Faktoren für wiederkehrende kindliche Kopfschmerzen verantwortlich sein dürften; demnach sollte vor der Einleitung einer psychologischen Behandlung eine sorgfältige medizinische Untersuchung durchgeführt werden. Die diagnostischen Kriterien für kindlichen Kopfschmerz sind nicht so gut etabliert. Wir fanden die folgenden am nützlichsten.

Zwischen den Migräneattacken gibt es symptomfreie Intervalle. Verknüpft mit den Attacken sind mindestens drei der folgenden sechs Symptome:

a) Übelkeit, Erbrechen oder Magenschmerzen;

b) einseitige Zentrierung;

c) Hämmern oder Pulsieren;

d) Komplette Erleichterung nach einer kurzen Ruhe- oder Schlafphase;

e) eine visuelle, sensorische oder motorische Aura;

f) ein oder mehrere nahe Familienmitglieder leiden an Migräne (Prensky & Sommer, 1979).

Spannungskopfschmerz ist von fortgesetzter, verlängerter Dauer ohne neurologische Anzeichen und hat gewöhnlich die folgenden Begleitsymptome:

a) beidseitige Verbreitung;

b) generalisierte oder «bandähnliche» Qualität;

c) Abwesenheit von Übelkeit und Erbrechen;

d) Erhöhung der Dauer in Verbindung mit schulischen Ereignissen, sozialem oder familiärem Streß (Jay & Tomasi, 1981).

Biofeedback und Entspannungstherapie

Der erste Bericht einer Selbstregulationstherapie wurde unseres Wissens von Diamond und Franklin 1975 veröffentlicht. Er stützte sich auf 32 Kinder mit Migräne, wovon keines auf eine medikamentöse Therapie angesprochen hatte. Jedes Kind erhielt eine umfassende Therapie bestehend aus Biofeedback, autogenem Training und Entspannungstraining. Therapie und Follow-up wurden über ein Intervall von 30 Monaten durchgeführt. Einundachzig Prozent der Probanden (26 von 32) wurden als gut auf die Behandlung ansprechend klassifiziert (definiert als Abnahme in Frequenz und Schweregrad der Migräne, genauere Angaben fehlen). Zwei Kinder sprachen überhaupt nicht an und beide wurden als depressiv diagnostiziert. Diamond (1979) berichtete später einen Zusammenhang zwischen Alter und Ergebnis, wobei Kinder unter 12 Jahren am besten ansprechen. (Werder & Sargent, 1984 fanden jedoch keinen signifikanten Alterseffekt.)

Trotz dieser sehr ermutigenden Ergebnisse sind bis in die achtziger Jahre keine weiteren Berichte erschienen. Die Ergebnisse dieser neueren Untersuchungen stimmen mit jenen von Diamond und Franklin überein und deuten an, daß Kinder besser ansprechen als Erwachsene. Ein Großteil der verfügbaren Daten hat jedoch wegen der fehlenden Kontrollgruppen und der kleinen Stichprobengröße nur andeutenden Charakter (Andrasik, Blanchard, Edlund & Attanasio, 1983; Andrasik, Blanchard, Edlund & Rosenblum, 1982c; Houts, 1982; Labbè & Williamson, 1984; Olness & MacDonald, 1981; Sallade, 1980; Werder & Sargent, 1984). Die ermutigendsten Ergebnisse sind jene von Labbè und Williamson (1984), die eine kontrollierte Untersuchung durchführten, indem sie Temperaturbiofeedback kombiniert mit autogenem Training einer therapiefreien Kontrollbedingung gegenüberstellten. Bei einem Follow-up nach einem Monat zeigten die therapierten Probanden zu 87% Besserung, diese nahm jedoch nach 6 Monaten auf 62% ab. Die Follow-up-Untersuchung nach 6 Monaten basierte jedoch nur auf der Hälfte aller Probanden (8 der 14, die sofort therapiert wurden, und 5 der 10 Probanden aus der Wartekontrollbedingung). Der Zustand der übrigen Probanden ist Spekulationen überlassen. Diese ermutigenden Ergebnisse veranlaßten uns, sorgfältiger die Nützlichkeit von Entspannung und Biofeedback bei kindlichen Kopfschmerzen zu untersuchen.

Das SUNYA-Kinderkopfschmerzprojekt: Zwischenergebnisse

Wir befinden uns nun in den letzten Phasen einer Untersuchung, in der an Kindern mit Migräne progressive Entspannung und autogenes Biofeedback mit einer Wartekontrollbedingung verglichen werden. Jedes Kind durchläuft zuerst eine intensive multimodale Diagnosephase und eine vierwöchige Erhebung des Kopfschmerz-Ausgangsniveaus. Für das Projekt geeignete Kinder (die zumindest zwei Kopfschmerzanfälle innerhalb von vier Wochen berichten) werden dann nach dem Zufall den drei experimentellen Bedingungen zugeordnet. Das Training besteht aus 10 Sitzungen innerhalb von 8 Wochen in Kombination mit regelmäßigen Heimübungen, die durch Tonbänder (Entspannung) oder tragbare Trainingsgeräte (Biofeedback) unterstützt werden, und konzentriert sich auf die Anwendung der erworbenen Fertigkeiten als Bewältigungsstrategien. Die Wartekontrollpersonen werden nach einer 12 Wochen dauernden Phase der alleinigen Aufzeichnung von Kopfschmerzsymptomen nach dem Zufall den Behandlungsbedingungen zugeordnet.

Die diagnostischen und therapeutischen Maßnahmen ähneln jenen, die bei Erwachsenen verwendet und beschrieben wurden, es wurde jedoch die Wortwahl bei den einzelnen Erklärungen und Instruktionen verändert, um dem kindlichen Sprachverständnis zu entsprechen. Zur Erhöhung des Verständnisses und einer Verringerung von Bedenken steht eine Videoaufzeichnung zur Verfügung, in der an einem kindlichen Schauspieler alle diagnostischen und therapeutischen Maßnahmen demonstriert werden. Die Sitzungen finden zu Beginn zweimal wöchentlich statt, dann wird der Zeitraum zwischen den Terminen vergrößert, um so einen besseren Transfer des Trainings zu ermöglichen. Wir lassen zur Verkürzung der Sitzung eine der Selbstkontrollphasen aus und streuen während der 20 Minuten dauernden Feedbackphase Pausen ein, die sich nach den motivationalen Bedürfnissen und der

Aufmerksamkeitsspanne des jeweiligen Kindes richten. Während diese Pausen bei Kindern hilfreich zu sein scheinen, haben unsere früheren Forschungsarbeiten bei Erwachsenen gezeigt, daß sie bei Temperaturbiofeedback weniger effektiv sind (Andrasik et al., 1984c). Wir bitten einen Elternteil an der ersten und letzten Sitzung teilzunehmen, um sicherzugehen, daß die Eltern die therapeutischen Verfahren vollkommen verstehen; die Eltern können aber auf Wunsch an so vielen Sitzungen teilnehmen, wie sie wollen. Zur Erhöhung des Interesses wird das Feedback über einen Videomonitor vorgegeben. Die hauptsächliche Änderung bei der Vorgabe des Biofeedback besteht im Einsatz eines Diskriminationstrainings (Gainer, 1978). Dazu wird in gewissen Sitzungen das Feedbacksignal abgeschaltet; die Kinder versuchen zu erraten, ob sich ihre Temperatur innerhalb einer vorgegebenen Zeitspanne bedeutsam verändert hat und in welche Richtung. Der Therapeut gibt Feedback über die Richtigkeit. Diese Prozedur stellt einen weiteren Weg dar, den Transfer auf die natürliche Umgebung zu erleichtern.

Zur Zeit sind 48 Kinder im Alter von 8–16 Jahren in das Projekt involviert: 16 sind der Entspannungsbedingung, 14 dem autogenen Biofeedback und 18 der Bedingung ohne Therapie zugeteilt. Die derzeitigen Besserungsraten unter den drei experimentellen Bedingungen sind in den Abbildungen 12.3 und 12.4 angeführt. In

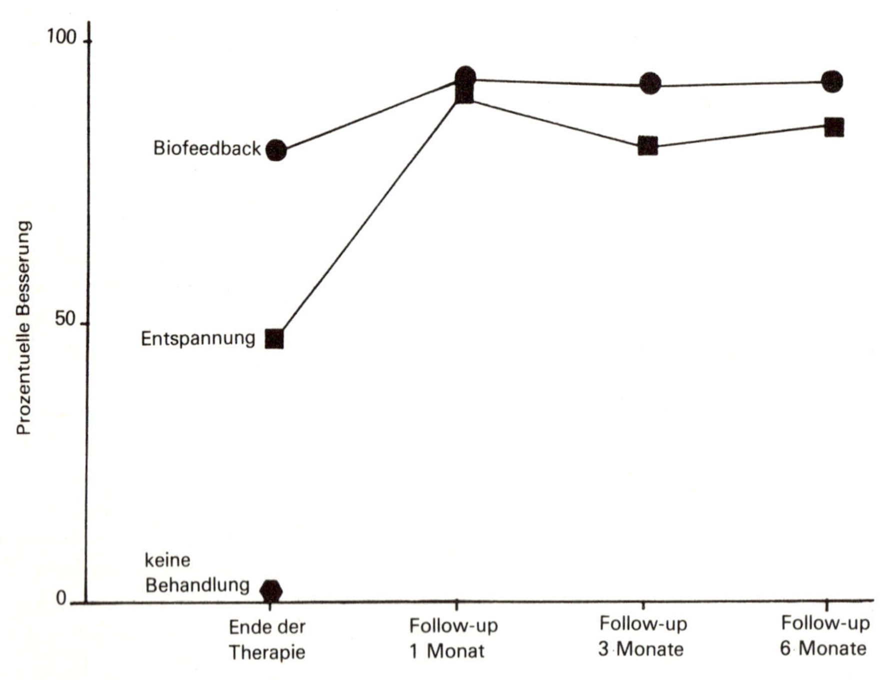

Abbildung 12.3: Prozentuelle Besserung der kindlichen Migränepatienten, die Biofeedback, Entspannungstraining und keiner Behandlung zugeteilt wurden. (Nur Erstzuweisung, Oktober 1984.)

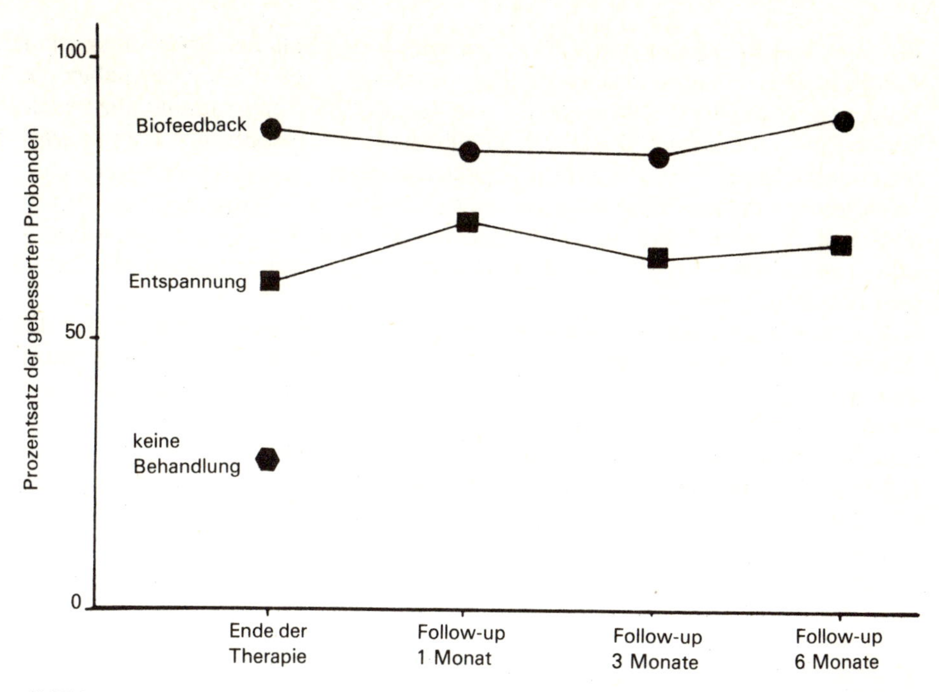

Abbildung 12.4: Prozentsatz der klinisch gebesserten Probanden bei den kindlichen Migränepatienten, die Biofeedbacktraining, Entspannungstraining oder keine Behandlung bekamen. (Nur Erstzuweisung, Oktober 1984.)

diesen Abbildungen haben wir die Besserung auf zweierlei Art berechnet. Erstens haben wir die Besserung von einem rein statistischen Standpunkt aus analysiert, indem wir die prozentuelle Kopfschmerzreduktion von der prätherapeutischen Tagebuchaufzeichnung zu den einzelnen Follow-up-Phasen verglichen haben (siehe Abb. 12.3). Zweitens haben wir das Ergebnis in einer Form analysiert, die die klinische Bedeutung oder das Ausmaß der Veränderung besser zum Ausdruck bringt. Dazu wurden die Probanden in zwei Kategorien unterteilt. Personen, die nach der Therapie eine zumindest fünfzigprozentige Verbesserung angaben, wurden als erfolgreich bezeichnet; diejenigen, die dieses Kriterium nicht erfüllten, als nicht erfolgreich. In Abbildung 12.4 ist der Prozentsatz jener Kinder angeführt, die unser Erfolgskriterium in jeder Meßphase erreicht haben. Eine genauere Durchsicht dieser Daten enthüllt bei allen Kindern, von denen diese Daten zur Verfügung stehen, eine positive Reaktion auf die Biofeedbacktherapie vom Ende der Therapie durch die sechs posttherapeutischen Monate (die Follow-up-Daten nach 6 Monaten basieren zur Zeit auf 60% der Stichprobe). Dies ist unabhängig vom verwendeten Effektivitätsmaß. Entspannung auf der anderen Seite zeigt in einer der Analysen eine schlechte Anfangsreaktion (am Ende der Therapie), die aber im Laufe der Zeit überwunden wird. Die Erhebung am Ende der Therapie bezieht sich nur auf eine Stichprobe von zwei Wochen, während allen übrigen eine Stichprobe von vier einwöchigen Erhebungen zugrundeliegt. Das schlechtere Ergebnis bei Entspannung am Ende der Therapie könnte einen Stichprobenfehler spiegeln; vielleicht haben die Kinder zu Beginn auch Schwierigkeiten mit dem Entspannungstraining, die sie mit fortgesetzter Übung überwinden. Die Kinder aus der Wartekontrollbedingung zeigten ähnliche Ergebnisse. Die anfänglichen Unterschiede zwischen den beiden Therapieformen scheinen nicht auf eine unterschiedliche Bewertung des Nutzens der einzelnen Therapien zurückzuführen zu sein. Anonym von Eltern und Kindern erhobene Glaubwürdigkeitseinstufungen der beiden Therapien zeigten, daß beide positiv bewertet wurden.

Jene Kinder, die der Wartekontrollbedingung zugeteilt wurden, haben über die 12wöchige Aufzeichnungsperiode keine nennenswerten Veränderungen gezeigt; dies zeigt, daß die reine Inanspruchnahme einer Therapie und die intensiven Analysen und Aufzeichnungen der Kopfschmerzaktivität allein zu keiner Besserung führen. Diese Daten entsprechen jenen von Bille, Sillanpaa und anderen, die gezeigt haben, daß kindliche Kopfschmerzprobleme sehr gravierend sein können und ohne Therapie chronisch bleiben. Zusammenfassend deuten diese Ergebnisse an, daß

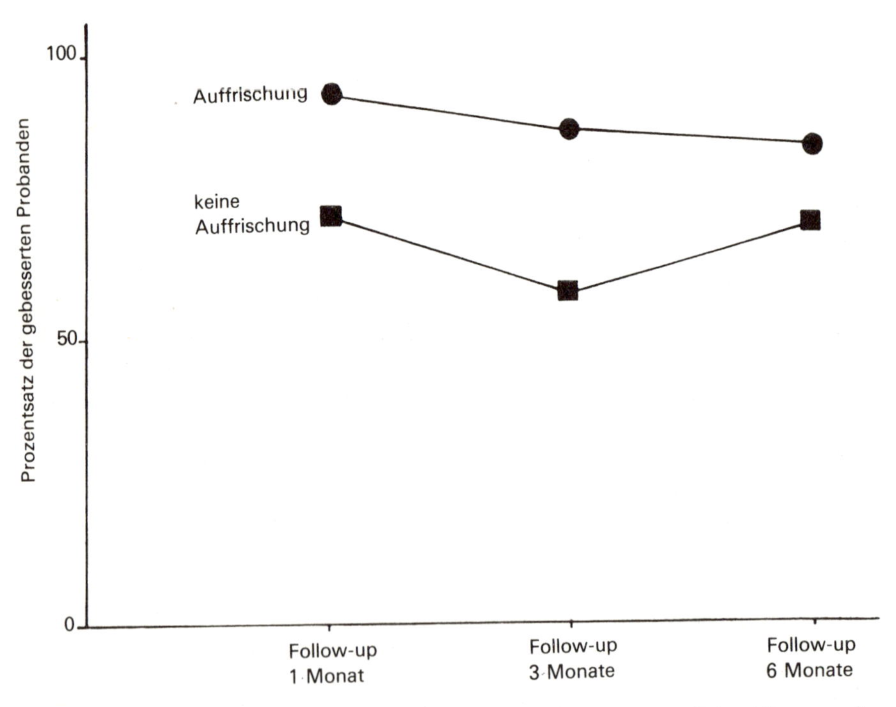

Abbildung 12.5: Prozentsatz der klinisch gebesserten Probanden bei den kindlichen Migränepatienten mit und ohne Auffrischungsbehandlung im Follow-up. (Erstzuweisung und Wartekontrollbedingung, Oktober 1984.)

Entspannungstraining und Biofeedback zur Behandlung von Migräne bei Kindern sehr geeignet sind. Außerdem übertreffen unsere derzeitigen Ergebnisse jene, die wir kürzlich bei chronischen erwachsenen Kopfschmerzpatienten erzielt haben.

Nach einer erfolgreichen Therapie werden die Probanden einer prospektiven Follow-up-Studie zugeteilt. In dieser wird in den ersten sechs posttherapeutischen Monaten eine Auffrischungsbedingung mit einer Bedingung ohne Auffrischung verglichen, um zu sehen, ob dies die Aufrechterhaltung des Therapieeffektes erhöht. Unsere vorläufigen Ergebnisse zum Vergleich dieser zwei Bedingungen über die sechs Monate Follow-up sind in Abbildung 12.5 angeführt. Es läßt sich ein mäßiger Vorteil für Kinder, die eine Auffrischungsbehandlung erhalten haben, ablesen. Eine genauere Durchsicht der Follow-up-Daten zeigt, daß einige Kinder ohne Auffrischungsbehandlung einen beträchtlichen Rückfall erlitten haben; dieser Rückfall war so stark, daß er den Mittelwert der ganzen Gruppe gedrückt hat. Kein Kind mit Auffrischungsbehandlung zeigte einen ähnlich starken Rückfall. Wir vermuten, daß die Auffrischungsbehandlung mithilft, das Ausmaß des Rückfalls bei Kindern, die Schwierigkeiten mit der Aufrechterhaltung des Therapieeffektes haben, zu minimieren. Unsere beschränkten Daten deuten ferner an, daß die Zeitspanne vom Ende der Therapie bis drei Monate danach die kritischste für Rückfall bzw. Aufrechterhaltung sein dürfte. Dies deutet auf die Wichtigkeit fortgesetzten Kontakts während der Frühphase des Follow-up in der Arbeit mit Kindern. Einige Eltern von Kindern, die der Bedingung ohne Auffrischung zugeteilt worden waren, haben eine leichte Unzufriedenheit mit dem plötzlichen Ende der Therapie ausgedrückt, was ebenfalls nahelegt, den Kontakt über eine gewisse Zeit fortzusetzen.

Zusätzliche klinische Überlegungen zur Anwendung von Selbstregulationstechniken bei Kindern

Wir versuchen bei unseren Forschungsarbeiten, die Verfahren zu standardisieren, um eine Replikation durch andere Forscher zu erleichtern. Es haben sich bei der exakten Anwendung unseres experimentellen Protokolls einige Probleme ergeben,

Tabelle 12.1: Bei der Anwendung von Selbstregulationstherapien auf Kinder auftretende Schwierigkeiten

Kürzere Aufmerksamkeitsspanne
Nicht zur Aufgabe gehörende Verhaltensweisen während der Sitzung
Angst/Besorgnis wegen der Geräte
Können kleinere Unannehmlichkeiten bei der Entfernung der Sensoren schwer ertragen
Emotionale/psychische Probleme
Verminderte Fähigkeit, die Grundprinzipien/Verfahren zu verstehen
Probleme mit dem Stundenplan
Mangel an standardisierten Elektroden-Plazierungen

und wir erwähnen diese hier, um Klinikern zu helfen, sie vorherzusehen und, so hoffen wir, zu überwinden. In Tabelle 12.1 sind typische Probleme aufgelistet. Einige sollen hier ausführlicher diskutiert werden (vgl. auch Attanasio, Andrasik, Burke, Blake, Kabela & McCarran, 1984b).

Einige unserer Erhebungsverfahren beinhalten Aufzeichnungen mit einem Polygraphen. Dies kann für Kinder ziemlich angstauslösend sein, besonders für die jüngeren. Die Videodemonstration und eine Besichtigung der Vorrichtungen helfen, Angst und Spannungen zu verringern. (Diese Prozedur hilft auch den Eltern, unsere experimentellen Verfahren ganz zu verstehen; sie geben dann ihre Zustimmung aufgrund vollständiger Informiertheit.) Es werden häufig Beruhigungen ausgesprochen, «humorvolle» Vergleiche mit elektrischem Stuhl oder Elektroschock werden abgewehrt, und der Therapeut bezeichnet die Elektroden als «Sensoren» oder «Aufnehmer».

Experimentelle Kontrolle und Standardisierung verhindern, daß wir aktiv bei größeren Verhaltensproblemen, komplizierten familiären Fehlfunktionen, die durch ineffektive Erziehungsmaßnahmen vergrößert werden, schulischen Problemen und anderen emotionalen und psychischen Problemen eingreifen. Ein Kliniker wird sich wahrscheinlich damit befassen wollen und möglicherweise die Selbstregulationstherapie unterbrechen oder verschieben, bis die Probleme erfolgreich gelöst sind. Das Ausmaß unserer Intervention beschränkt sich auf Kontingenzmanagement (so wird z.B. kontingent das Fehlverhalten des Probanden während der Therapiesitzung ignoriert, oder es wird ihm erlaubt, am Ende der Sitzung eine Botschaft in den Computer zu tippen), um die Aufgabenmotivation des Kindes aufrechtzuerhalten. Ramsden, Friedman und Williamson (1983) berichten einen beträchtlichen Erfolg bei der alleinigen Verwendung von Kontingenzmanagementverfahren an einer sechsjährigen Migränepatientin.

Ein Großteil unserer Untersuchungen hat sich mit Kindern von acht Jahren und älter befaßt. Gelegentlich sind uns Siebenjährige oder jüngere zur Therapie überwiesen worden. Diese wurden außerhalb unseres Untersuchungsrahmens behandelt. Wir hatten regelmäßig Schwierigkeiten, wenn wir versuchten, unseren strukturierten Therapieplan auf diese jüngeren Kinder anzuwenden. Keines dieser Kinder im Alter von sieben Jahren und darunter war imstande, unsere Forschungsprozeduren genau einzuhalten. Unsere beschränkten klinischen Erfahrungen mit diesen sehr jungen Kindern deuten an, daß Selbstmanagementbehandlungen wertvoll sind. Wir nehmen jedoch so viele Modifikationen an unseren Protokollen vor, daß es schwierig wird festzustellen, welche Verfahren am hilfreichsten sind. Green (1983) gibt einen Überblick über eine Reihe zusätzlicher Techniken, die wir beim Lehren von Selbstregulationstechniken an sehr jungen Kindern nützlich gefunden haben.

Schlußfolgerungen

Die Forschung, die sich mit der psychologischen Behandlung von Kopfschmerz bei Kindern befaßt, befindet sich an einem aufregenden Punkt. Die kürzlich veröffentlichten Arbeiten zeigen sehr vielversprechende Therapieeffekte, die Kinder vor lebenslangen Kopfschmerzen bewahren könnten. Unseres Wissens befassen sich zur Zeit zwei andere Forschungsteams sehr intensiv mit der psychologischen Behandlung kindlicher Kopfschmerzen, nämlich Bruce Masek und Dennis Russo am Children's Medical Center in Harvard sowie Patrick McGrath und Kollegen am Children's Hospital von Eastern Ontario. Wir glauben, daß sich unser Kenntnisstand durch diese gemeinsamen Forschungsbemühungen in naher Zukunft sehr verbessern wird.

13. Kapitel

Clusterkopfschmerz

Merkmale von Clusterkopfschmerzen

Wie im ersten Kapitel festgestellt wurde, hat das Ad-Hoc-Komitee zur Klassifikation von Kopfschmerzen (1962) Clusterkopfschmerzen als Subkategorie vaskulärer Kopfschmerzen des Migränetyps eingeordnet. Diese Klassifikation ist kürzlich von führenden Fachleuten auf diesem Gebiet in Frage gestellt worden. Die dominierende Ansicht von Klinikern und Wissenschaftlern auf dem Gebiet des Kopfschmerzes wurde von Lee Kudrow (1980) überzeugend zum Ausdruck gebracht: Er anerkennt, daß Clusterkopfschmerz ein vaskulärer Kopfschmerz ist, präsentiert aber Daten, die zeigen, daß «Clusterkopfschmerzen eine primäre Kopfschmerzform» darstellen, die sich von Migräne unterscheidet. Kudrow (1980) geht noch weiter und unterscheidet zwischen episodischen Clusterkopfschmerzen, bei denen «die Attacken in Serie auftreten, unterbrochen von ausgedehnten kopfschmerzfreien Phasen», und chronischen Clusterkopfschmerzen, bei denen zumindest für ein Jahr keine Remission auftritt.

Kudrow stellte eine Reihe von sozialen und demographischen Unterschieden zwischen Clusterkopfschmerz und Migräne fest: Clusterkopfschmerzen setzen durchschnittlich im Alter von 30 Jahren ein, Migräne mit 20 Jahren; das Geschlechterverhältnis (männlich/weiblich) beträgt bei Clusterkopfschmerz 5 : 1, bei Migräne 1 : 3; Clusterkopfschmerz hat eine generelle Auftretenshäufigkeit von 1%, während 10% der Männer und 22% der Frauen an Migräne leiden; die familiäre Häufung liegt beim Clusterkopfschmerz unter 5% und bei Migräne über 50% (eigentlich liegt bei ungefähr 35% der Clusterkopfschmerzpatienten eine familiäre Neigung zu Migräne vor).

Die zeitlichen Charakteristika sind natürlich der deutlichste Indikator: peinigende Kopfschmerzen von 30–90 Minuten Dauer, die ungefähr einmal pro Tag über einen Zeitraum von Wochen bis Monaten auftreten (das Cluster), unterbrochen von monatelangen kopfschmerzfreien Phasen. Ein wesentliches Kennzeichen ist das Verhalten des Patienten während der Kopfschmerzen: Während der Migränepatient auf niedrigem Effektivitätsniveau weiterfunktionieren mag oder sich in einem stillen abgedunkelten Raum hinlegt, läuft der Clusterkopfschmerzpatient eher herum, weil er nicht ruhig liegen kann.

Die Reaktion auf medikamentöse Behandlung unterscheidet sich ebenfalls bei den beiden Kopfschmerztypen. Während Propanolol in vielen Migränefällen ein wirksames Prophylaktikum darstellt, ist es bei Clusterkopfschmerz eher wirkungslos. Andererseits reagiert ein Großteil der Clusterkopfschmerzpatienten positiv auf

Sauerstoffinhalationen und Lithiumsalze, die aber bei Migräne keine Wirkung haben.

In unserer Arbeit zur testpsychologischen Sichtweise des Kopfschmerzes (Kap. 3) führen wir auch die Daten einer kleinen Stichprobe von Clusterkopfschmerzpatienten an. Die Ergebnisse zeigen, daß sich Patienten mit Clusterkopfschmerz auf keiner der untersuchten persönlichkeitspsychologischen Dimensionen von den gesunden Kontrollpersonen unterscheiden. In psychophysiologischer Hinsicht (Kap. 4) konnten wir ebenfalls keinen Unterschied feststellen.

Der einzige konsistente psychologische Unterschied zwischen Clusterkopfschmerzpatienten und normalen Kontrollpersonen lag in der Bedeutung, die sie Wörtern zur Beschreibung von Schmerz und Leid beimaßen. Wir (Blanchard, Andrasik, Arena & Teders, 1982b) ließen Patienten unserer drei Kopfschmerztypen (Migräne, Spannungskopfschmerz und kombinierter Kopfschmerz) zusammen mit Clusterkopfschmerzpatienten und normalen Kontrollpersonen die Bedeutung einer Reihe von schmerzbeschreibenden Adjektive angeben. Die Adjektive und das Skalierungsverfahren stammen von Tursky (1976) und dienen der Erfassung von Intensitäts- und Reaktionsdimensionen von Schmerzen. Der psychophysische Skalierungsvorgang besteht aus dem Ziehen von Linien und dem Angeben von Zahlen zur Indikation der persönlichen Bedeutung der Adjektive.

Nach unseren Ergebnissen unterscheiden sich die fünf Gruppen nicht in den Skalenwerten für die Intensitätsadjektive. Bei den Reaktivitätsadjektiven, die wahrscheinlich die Leidensaspekte chronischer Schmerzen erfassen, traten klare Unterschiede auf, besonders bei Worten wie «schrecklich», «unerträglich», «untolerierbar». Bei diesen Adjektiven waren die Skalenwerte der Clusterpatienten höher als jene aller anderen Kopfschmerzgruppen und deutlich höher als die Werte der kopfschmerzfreien Kontrollpersonen. Dies bedeutet, daß ein Clusterkopfschmerzpatient, der die Begriffe «schrecklich» oder «unerträglich» verwendet, damit ein höheres Leid meint als Spannungskopfschmerzpatienten oder kopfschmerzfreie Kontrollpersonen.

Psychologische Behandlung von Clusterkopfschmerz

Führende medizinische Autoritäten haben behauptet, daß psychologische Therapien bei Clusterkopfschmerzpatienten nur von geringem Nutzen seien: Kudrow (1980) stellt fest: «Biofeedbacktraining, psychiatrische Behandlung, Hypnose, Physikotherapie und Manipulationstechniken scheinen bei der akuten oder prophylaktischen Behandlung von Clusterkopfschmerzpatienten kaum etwas zu bringen» (S. 148). Diamond (persönliche Mitteilung, August, 1980) behauptet, daß nach seiner Erfahrung Temperaturbiofeedback und EMG-Biofeedback zu keiner Kopfschmerzerleichterung bei Clusterkopfschmerzpatienten führen.

Es gibt einige wenige Berichte zur Behandlung von Clusterkopfschmerz mit Biofeedback und Entspannungstraining. Adler und Adler (1976) berichten in ihrer retrospektiven Durchsicht von 58 Kopfschmerzpatienten über fünf Clusterkopfschmerzfälle, die vor dreieinhalb bis fünf Jahren ihre Therapie beendet hatten. Diese bestand aus einer Kombination von Psychotherapie, frontalem EMG-Biofeedback gefolgt von Temperaturbiofeedback. Die Autoren berichten eine Erfolgsrate von 60% (definiert als Kopfschmerzreduktion im Bereich von 75–100%).

Sargent et al. (1973) berichteten als Teil ihrer Serie auch über eine Behandlung von zwei Clusterkopfschmerzpatienten mit autogenem Training und Temperaturbiofeedback. Es wurden keine Angaben zum Therapieergebnis gemacht.

Benson, Klemchuk und Graham (1974) behandelten vier Clusterkopfschmerzpatienten (drei episodische und einen mit chronischen Clustern) mit Entspannungstraining in einer passiv meditativen Vorgehensweise, die als «relaxation response» (Benson, 1975) bekannt ist. Der Patient mit chronischen Clustern blieb über ein Jahr lang kopfschmerzfrei. Die zwei Patienten mit episodischen Clustern verbesserten sich zwischenzeitlich, die Kopfschmerzen kehrten jedoch zurück und die Patienten blieben schließlich unverändert.

In einer neueren Arbeit berichten Fritz und Fehmi (1983) über die erfolgreiche Behandlung von vier Patienten mit Clusterkopfschmerz (zwei chronische und zwei episodische) unter Verwendung eines Verfahrens, das als Open Focus bekannt ist. Dies ist eine spezifische meditative Technik, die gewöhnlich mit EMG-Biofeedback kombiniert wird. Obwohl genaue Angaben fehlen, wird behauptet, daß «zu verschiedenen Zeitpunkten des Follow-up bei jedem dieser Patienten ein erfolgreicher Rückgang der Schmerzepisoden festgestellt wurde» (S. 82).

Die Ergebnisse der therapeutischen Maßnahmen bei Clusterkopfschmerz im SUNYA-Kopfschmerzprojekt

Wir haben an unserer Klinik 11 Clusterpatienten mit einem genau festgelegten Therapieprogramm behandelt (Blanchard, Andrasik, Jurish & Teders, 1982b). Die Stichprobe bestand aus sieben Männern und vier Frauen im Alter von 31–62 Jahren mit einem Durchschnittsalter von 44 Jahren. Sie hatten im Durchschnitt 13 Jahre lang an Clusterkopfschmerzen gelitten.

Therapiemaßnahmen. Die Patienten durchliefen unser standardisiertes Entspannungstrainingsprogramm (10 Sitzungen über einen Zeitraum von 8 Wochen, siehe Kap. 7) gefolgt von unserem standardisierten Temperatur-Biofeedback-Programm (12 Sitzungen über 6 Wochen, siehe Kap. 8.). Sie wurden zu Beginn der Therapie gewarnt, daß dies eine Erprobung sei. Sie wurden auch nachdrücklich gebeten, regelmäßig zu Hause die Entspannungs- und Handwärmungsübungen durchzuführen.

Wir haben sie regelmäßig kontaktiert, um ihren Kopfschmerzstatus zu erheben. Unsere Ergebnisse an dieser Stichprobe sind in Tabelle 13.1 zusammengefaßt. (Wir konnten an fünf Patienten weitere in der Arbeit von Blanchard et al., 1982b, nicht angeführte Follow-up-Untersuchungen durchführen.)

Tabelle 13.1: Ergebnis der Entspannungs- und Biofeedbacktherapie bei Patienten mit Clusterkopfschmerz

Änderungen in Quantität oder Qualität der Kopfschmerzen								
Patienten-nummer	Erwarteter Kopfschmerz-anfall eliminiert	Erwarteter Kopfschmerz-anfall verzögert	Dauer des Clusters	Dauer der Kopfschmerzen	Häufigkeit der Kopf-schmerzen	Intensität der der Kopf-schmerzen	Dauer des Kontakts	Anderes
1	ja	ja	nur 1–3 Tage	Kürzer, kann Kopfschmerz beseitigen.	viel seltener	geringer (3) statt (5)	22 Monate	
2	nein	nein, kam früher	kürzer	Kopfschmerz zum Teil beseitigt.	keine Änderung	etwas geringer: (4) statt (5)	21 Monate	
3	nein	ja	kürzer	Kürzer, kann Kopfschmerz teilweise beseitgen	weniger oft	etwas geringer: (4) statt (5)	21 Monate	Glaubt mehr Kontrolle zu haben.
4	nein	nein, kam früher	länger siebeneinhalb Wochen	dasselbe	weniger oft 1/Tage	gleich	15 Monate	
5	nein	ja	viel länger	dasselbe	häufiger	gleich	22 Monate	Wurde sekundär chroni-scher Cluster-patient.
6	Keine Information über Therapieeffekte verfügbar, weil der Zeitpunkt für den nächsten planmäßigen Cluster noch nicht gekommen ist.						20 Monate	
7	Keine Information über Therapieeffekte verfügbar, weil der Zeitpunkt für den nächsten planmäßigen Cluster noch nicht gekommen ist.						29 Monate	
8	Vor der Therapie ausgefallen.						1 Monat	
9	Während der anfänglichen Untersuchungsphase ausgefallen.						1 Woche	
10	Vor der Therapie ausgefallen.						2 Wochen	
11	Während der anfänglichen Untersuchungsphase ausgefallen.						1 Woche	

Wie die Ergebnisse zeigen, sind 4 der 11 Patienten sehr früh ausgestiegen. Von den sieben, die die Therapie beendet haben, zeigten nur drei bei einem Follow-up nach zwei Jahren eine Besserung, während einer sich verschlechterte. (Er wurde ein sekundärer chronischer Clusterpatient.) Die Besserung äußerte sich in kürzeren Clustern, kürzeren Kopfschmerzanfällen, von denen einige zum Verschwinden gebracht werden konnten, und weniger intensiven Kopfschmerzen. Keiner wurde geheilt oder kopfschmerzfrei.

Weitere Follow-up-Erhebungen wurden ungefähr zweieinhalb Jahre nach dem Ende der Therapie an den Patienten 1–6 durchgeführt. Die Patienten 1, 3 und 4 blieben gebessert, und der Patient 6 glaubte, einen Cluster eliminiert zu haben. Patient 2 war kopfschmerzfrei, hatte aber eine Bypaßoperation hinter sich, die für die Besserung verantwortlich sein könnte. Schließlich hatte sich Patient 5, der sich nach der Therapie sehr verschlechtert hatte, infolge einer Östrogeneinnahme gebessert.

Klinische Anmerkungen

Beim derzeitigen Stand lehnen wir es routinemäßig ab, Clusterpatienten in unser Projekt aufzunehmen. Unserer Ansicht nach könnte eine optimale Behandlung folgendermaßen aussehen:

a) den Patienten während eines Clusters genaue Aufzeichnungen machen lassen;

b) ihn ungefähr 8 Wochen, bevor der nächste Cluster auftreten soll, zu einer intensiven Entspannungs- und Biofeedbacktherapie zurückkommen lassen und die 16 Sitzungen kombinierter Therapie anwenden;

c) ihn mit einem Heimübungsgerät für Temperaturbiofeedback versorgen, das während des Clusters eingesetzt werden kann, und den Patienten drängen, zu üben und zu versuchen, die Kopfschmerzen zu vertreiben.

Es könnte bei dieser Population auch helfen, das Selbstregulationstraining mit kognitiven Bewältigungsmaßnahmen, wie sie in Kapitel 8 beschrieben wurden, zu kombinieren, so daß der Patient etwas besser mit dem Clusterkopfschmerz umgehen kann und etwas weniger leidet. Dieser Zugang hat nach Andrasik bei zwei Patienten geholfen. Es sind weitere Forschungsarbeiten zu diesem peinigenden Problem notwendig.

14. Kapitel

Die Behandlung des ganzen Patienten

Biofeedback und Entspannungstraining waren die ersten psychologischen Therapiemethoden, die bei Kopfschmerz angewendet wurden, und sie folgten einem geradlinigen einfaktoriellen Kopfschmerzmodell. Dieses Modell verführt dazu, andere Faktoren, die direkt oder indirekt zum Kopfschmerz beitragen, zu ignorieren. Kognitive Therapien entstammen einer breiteren Sichtweise des Kopfschmerzes und gehen einen Schritt weiter in Richtung auf einen umfassenden therapeutischen Zugang. Eigentlich sind die meisten kognitiven Therapien für Kopfschmerz breitangelegte Streßbewältigungsprogramme mit einer Vielzahl kognitiver und verhaltensmäßiger Komponenten. An sich werden alle möglichen Wurzeln von Streß zu geeigneten Behandlungszielen. Holroyd und Andrasik (1982) schlagen zum Beispiel vor, den Partner der Patienten oder andere Familienmitglieder miteinzubeziehen, wenn die Beziehung und der familiäre Streß zu den Hauptursachen des Kopfschmerzes zählen. Die Sitzungen können dann eine von zwei Richtungen einschlagen. Der Therapeut bringt den Familienmitgliedern bei, wie sie den Patienten zu besserer Streßbewältigung ermutigen oder ihn dafür verstärken können, und wie sie die Beachtung, die er für Klagen über Kopfschmerzen erhält, minimieren können. Oder er bringt ihnen bei, ihre Kommunikation und ihre Konfliktbewältigungsstrategien zu verbessern. Zeitmanagement und Selbstsicherheitstraining sind weitere, bei kognitiv orientierten Programmen häufig eingesetzte Verfahren.

Als praktizierender Kliniker (weniger als klinischer Forscher) sollte man sich stärker auf den gesamten Problemkomplex, den der Klient zur Therapie mitbringt, einstellen. Wir schlagen daher dringend eine umfassende psychosoziale Diagnose des künftigen Patienten vor. Beim Eingangsinterview ist es besonders wichtig, das Ausmaß der Depression des Patienten und ihre Beziehung zum Kopfschmerz festzustellen. Geht die Depression dem Kopfschmerz voraus oder trägt sie zu dessen Verstärkung bei, will der Kliniker vielleicht die Selbstregulationstechniken etwas verschieben, bis die Depression in zufriedenstellender Weise behandelt ist (Psychotherapie, Medikation usw.). Ist die Depression eher eine Folge des andauernden Leidens, kann diese durch den Schmerz verursachte Dysphorie vielleicht schon erleichtert werden, wenn der Therapeut unterstützende Worte spricht und dem Patienten neue Fertigkeiten zur Bewältigung des Kopfschmerzes beibringt. Auch andere psychische Probleme sollten erfaßt und, falls notwendig, therapiert werden. Die Beachtung aller mit dem Kopfschmerz in Beziehung stehenden Faktoren ist das, was wir unter «Behandlung des ganzen Patienten» verstehen.

Psychotherapie zur Behandlung von Kopfschmerzen

Nur wenige Studien haben sich mit der Frage des generellen Nutzens traditioneller Psychotherapie bei der Behandlung von Kopfschmerzen befaßt. In der ersten, einer unkontrollierten Studie, beschrieb Barnat (1981) den Fortschritt von 79 hartnäckigen Kopfschmerzpatienten, von denen ungefähr drei Viertel Frauen waren. Die Gründe für die Überweisung zu einer psychologischen Behandlung waren: Wunsch des Patienten, Nichtansprechen auf Medikamente, emotionale Traumatisierung, durch eheliche oder familiäre Probleme ausgelöster Kopfschmerz. Jeder Patient durchlief eine kurze individuelle Psychotherapie (1–14 Sitzungen; der Durchschnitt lag bei 5) auf interpersonell-dynamischer Grundlage mit dem Schwerpunkt auf Erforschung und Durchleuchtung von Gefühlen. In Fragebögen, die am Ende der Therapie vorgegeben wurden, stufte sich die Mehrzahl der Patienten als gebessert ein (76%), drückte Zufriedenheit mit der Behandlung (73%) und der Kosten-Nutzenrelation aus (62%), sah die Überweisung zur Psychotherapie als gerechtfertigt an (77%) und stellte fest, mit Zuversicht eine derartige Behandlung weiterempfehlen zu können (89%). Eine substantielle Anzahl von Patienten äußerte das Bedürfnis nach zusätzlichen Therapiesitzungen.

Eine rigorosere Evaluationsstudie (Bell, Abramowitz, Folkins, Spensley & Hutchinson, 1983) verglich an 24 Patienten mit Spannungskopfschmerz eine eklektische Psychotherapie (kognitiv behaviorale Verfahren in Kombination mit psychodynamischen Techniken) breitangelegtes Biofeedback (EMG-Biofeedback plus unterstützende Techniken), Psychotherapie in Kombination mit Biofeedback sowie keine Behandlung. Die Psychotherapie wurde in sechs wöchentlichen einstündigen Sitzungen dargeboten, das Biofeedback in 12 halbstündigen Sitzungen verteilt über sechs Wochen. Zwei Wochen vor und zwei Wochen nach der Therapie wurden verschiedene Maße erhoben, um Aspekte des Therapieprozesses und Therapieeffektes zu untersuchen. Jede Therapie war keiner Therapie überlegen, aber es ergab sich kein Unterschied zwischen den einzelnen therapeutischen Bedingungen. Mit Ausnahme der Kopfschmerzfrequenz führten alle erhobenen Maße zu vergleichbaren Ergebnissen. Die Reduktion der Kopfschmerzfrequenz war bei den Probanden, die keine Therapie erhielten, überraschenderweise genauso groß wie bei jenen mit Therapie. Die Autoren geben dazu keine Erklärung. In bezug auf den therapeutischen Prozeß führten alle Verfahren zu ähnlichen Veränderungen in der EMG-Reaktion, und alle wurden von den Patienten als sehr glaubwürdig eingestuft. Interessanterweise zeigten Patienten, die Biofeedback erhielten, größere Besserungen im psychischen Befinden als jene mit Psychotherapie (oder keiner Therapie). Bei gewissen Maßen – besonders Depressivität, Ängstlichkeit, Zwanghaftigkeit und Repression-Sensitization – waren die Veränderungen substantiell. Bell et al. (1983) liefern verschiedene mögliche Erklärungen für dieses unerwartete Ergebnis: «... Inkongruenz zwischen den Anforderungen der Psychotherapie und der Persönlichkeitsstuktur der Kopfschmerzpatienten, Kürze der angebotenen Psychotherapie und differentielle therapeutische Einflüsse unspezifischer Placeboeffekte» (S.171).

Die Bedeutung nichtpsychologischer Faktoren

Auf den vorangegangenen Seiten haben wir versucht dem Leser eine umfassende forschungsorientierte Sicht der psychologischen Faktoren, die für den Umgang mit chronischen Kopfschmerzen von Bedeutung sind, zu vermitteln. Wir anerkennen jedoch gleichzeitig, daß Kopfschmerz eine komplexe multifaktoriell bestimmte Störung ist. Raskin und Appenzeller (1980) führen eine Reihe von Faktoren an, von denen bekannt ist, daß sie bei einigen Personen vaskuläre Kopfschmerzen auslösen (siehe Tab. 14.1). Die behandelnden Psychologen sollten sich dieser Faktoren als möglicher Verursacher bewußt sein und der Sachlage entsprechend andere Fachleute konsultieren, um sicherzugehen, daß ihre Patienten die richtige Behandlung erhalten.

Es ist an Kopfschmerzkliniken üblich, die Patienten vor dem Genuß von Nahrungsmitteln mit vasoaktiven Effekten zu warnen. Diamond und Dalessio (1982) schlagen ihren Patienten die Eliminationsdiät in Tabelle 14.2 vor.

Viele Ihrer Patienten werden eine Reihe von Medikamenten einnehmen. Dazu sollten kurz zwei Punkte erwähnt werden. Jay, Renelli und Mead (1984) fanden heraus, daß die regelmäßige Einnahme von Propanolol den Fortschritt beim Temperaturbiofeedback behindert, während Amitriptylin dies beim EMG-Biofeedback tut. Die Patienten beider Bedingungen erreichten zwar das Trainingskriterium, aber mit größeren Schwierigkeiten und erhöhter Frustration. Eine Information der Patienten über diese Möglichkeit hilft vielleicht, die Frustration und Einbrüche in der Motivation zu verringern.

Zweitens beginnen Wissenschafter zu vermuten, daß die chronische Einnahme gewisser Medikamente paradoxe Effekte haben kann und mithilft, die Kopfschmer-

Tabelle 14.1: Faktoren, die Migräneattacken auslösen

Häufige Auslöser	Weniger häufige Auslöser
Streß und Sorgen	Hohe Feuchtigkeit
Menstruation	Exzessiver Schlaf
Orale Empfängnisverhütungsmittel	Große Höhen
Blendendes Licht	Exzessiver Vitamin A Genuß
Körperliche Anstrengung, Erschöpfung	Medikamente: Nitroglyzerin, Histamine, Reserpin, Hydralazin, Östrogen, Kortikosteroidabzug
Schlafmangel	Kaltes Essen
Hunger	Lesen, Brechungsfehler
Hirntrauma	Scharfe Gerüche: Parfum, organische Lösungsmittel, Rauch
Nahrungsmittel und Getränke die Nitrite, Glutamine, Salze, Tyramine und andere noch nicht idenfizierte Chemikalien enthalten	Fluoreszierende Beleuchtung
Wetter oder Veränderungen der Umgebungstemperatur	Allergische Reaktionen

Tabelle 14.2: Diät für den Kopfschmerzpatienten*

Vermeide:

Gereiften Käse (Cheddar, Emmentaler, Gruyere, Stilton, Brie und Camembert)
(Erlaubte Käsesorten: Amerikanischer, Hüttenkäse, Schmelzkäse und Velveeta)

Heringe

Schokolade

Essig (ausgenommen weißer Essig)

Alles Fermentierte, Eingelegte oder Marinierte

Sauerrahm, Joghurt

Nüsse, Erdnußbutter

Heißes frisches Brot, Hefekuchen und Doughnuts

Hülsenfrüchte

Essen, das große Mengen von Monosodium Glutamin enthält (Chinesisches Essen)

Zwiebel

Feigen in Dosen

Zitrusfrüchte (nicht mehr als eine Orange pro Tag)

Bananen (nicht mehr als eine halbe Banane pro Tag)

Pizza

Schweinefleisch (nicht öfter als zwei- oder dreimal pro Woche)

Exzessiver Tee-, Kaffee- und Colakonsum (nicht mehr als vier Tassen pro Tag)

Avocados

Fermentierte Wurst (Bologneser, Salami, Hot Dogs)

Hühnerleber

Vermeiden Sie nach Möglichkeit jeglichen Alkohol. Sollten Sie trinken müssen, dann nicht mehr als zwei Drinks normaler Größe. Wenn Sie wählen können, bevorzugen Sie: Haute Sauterne, Riesling, Seagram's VO, Cutty Sark oder Wodka.

---

* Von der Diamond Headache Clinic entwickelte Diät

zen zu verstärken. Kudrow (1982) spekulierte, daß der regelmäßige Konsum großer Mengen schmerzstillender Mittel die Regulation dumpfer Schmerzen unterdrücken könnte. Vorläufige Daten aus Kudrows Klinik und ähnlichen Forschungsarbeiten von Rapoport, Sheftell, Baskin und Weeks (1984) deuten an, daß ein beträchtlicher Teil von Kopfschmerzpatienten eine deutliche Besserung erlebt, wenn bloß die schmerzstillenden Medikamente abgesetzt werden. Ähnliche Gewöhnungs- und Absetzungseffekte sind über Migränepatienten berichtet worden, die täglich kleine Dosen von Ergotamin Tartrat nehmen (Ala-Hurala, Myllyla & Hokkanen, 1982). Falls bei einem Patienten Verdacht auf durch Medikamente verursachte Kopfschmerzen besteht, sollte ein Arzt konsultiert werden.

Schließlich sollte noch ein weiterer Punkt nichtpsychologischer Natur erwähnt werden. Eine Anzahl von Frauen berichtet, daß ihre Migräne um den Zeitpunkt der

Menstruation auftritt. Solbach, Sargent und Coyne (1984) berichteten kürzlich die Ergebnisse einer Studie zum Nutzen von Selbstregulationsverfahren bei diesem Kopfschmerztyp. In dieser Untersuchung wurden Migräneanfälle, die während oder drei Tage vor bzw. nach dem Blutfluß auftraten, als menstruelle Migräne bezeichnet. Dreiundachtzig Patientinnen, die diesem Kriterium entsprachen, durchliefen eine der vier folgenden Behandlungen: Temperaturbiofeedback, autogene Sätze, EMG-Biofeedback oder keine Behandlung. Mit Enttäuschung muß festgestellt werden, daß keines dieser Selbstregulationsverfahren besser abgeschnitten hat als keine Behandlung. Dies weist wieder auf die Notwendigkeit einer ärztlichen Konsultation bei Patienten mit einer deutlichen menstruellen Kopfschmerzkomponente.

Fallbeispiele

Zwei Fallbeispiele mögen helfen, unsere Ansicht von der «Behandlung des ganzen Patienten» zu illustrieren. Eine unverheiratete Frau Anfang der 30 wurde zur Migränebehandlung an Blanchard überwiesen. Die anfängliche Therapie bestand aus Entspannungstraining und Temperaturbiofeedback. Die Patientin erlernte die Techniken gut und zeigte auch ein gewisses Ausmaß an Kopfschmerzreduktion. Aufgrund ihres Kopfschmerztagebuches entdeckte sie auch, daß einige ihrer Kopfschmerzen in deutlicher Beziehung zu Interaktionen mit ihrem sehr dominierenden Vater (ihre Mutter war gestorben) und einem männlichen Vorgesetzten standen.

Darauf wurde der Schwerpunkt der Therapie auf die Erforschung dieser Probleme und ihrer Ähnlichkeiten verlegt. Es wurde ein spezielles auf den Umgang mit ihrem Vorgesetzten abgestimmtes Selbstsicherheitstraining begonnen. Dieses Problem besserte sich mit ihrer zunehmenden Durchsetzungsfähigkeit. Es trat auch eine sichtbare Besserung in der Beziehung zu ihrem Vater auf, als die Patientin forderte, mehr wie eine Erwachsene behandelt zu werden. Mit der teilweisen Lösung dieser Probleme und fortgesetzter Übung reduzierten sich auch ihre Kopfschmerzen weiter.

Der zweite Fall, der von Andrasik behandelt wurde, betraf eine zehnjährige Patientin, die bereits seit fünf Jahren an Migräne litt. Trotz der Konsultation mehrerer medizinischer Spezialisten und der Einnahme verschiedenster Medikamente verschlechterten sich die Kopfschmerzen des Kindes immer mehr (fünf bis sieben schwere Anfälle pro Monat, die meist von Übelkeit und Erbrechen begleitet waren). Die Eingangsuntersuchung enthüllte zwei zuverlässig mit den Kopfschmerzen in Beziehung stehende Ereignisse: Anspannung und schulischer Druck. Vorerst wurde ein Temperaturbiofeedbacktraining, unterstützt von verschiedenen Entspannungsverfahren, eingesetzt. Die Patientin erwarb schnell die Fähigkeit, ihre Handtemperatur zu erhöhen. Dies allein hatte jedoch keinen deutlichen Einfluß auf die Kopfschmerzen, da das Kind große Schwierigkeiten hatte, die Selbstregulationstechniken in kritischen Situationen einzusetzen. So gingen den Kopfschmerzen z.B. regelmäßig Phasen ausgedehnten wilden Spiels mit Freunden und Verwandten voraus.

Das Mädchen erkannte zwar die Beziehung, hatte aber große Schwierigkeiten, ihr Spiel zu zügeln, da sie es unmittelbar sehr vergnüglich fand. Der schulische Streß rührte von ihren hohen Ansprüchen und ihrer Form der Prüfungsvorbereitung. Die Patientin und ihre beste Freundin lernten zusammen und fragten sich gegenseitig ab. Diese Sitzungen endeten oft damit, daß die Patientin sich sehr aufregte und in negativen Selbstbezichtigungen verlor.

Es wurde mit der Mutter ein Kontingenzvertrag vereinbart wonach die Patientin mit Geld belohnt wurde, vorerst für regelmäßige Heimübungen, danach für periodische Unterbrechungen ihres Spiels (um eine kurze Biofeedbackübung zur Verhinderung von Anspannungen einzuschieben) und schließlich für das Verharren beim Biofeedback, wenn Kopfschmerzen auftraten (als ein Versuch, diese zu beenden). Der schulbezogene Streß wurde auf zweierlei Art behandelt. Ihre Freundin wurde mit in die Therapie einbezogen und erlernte alternative, weniger stressende Formen der Diskussion von Prüfungsangelegenheiten und wie sie, falls notwendig, ihre Freundin bei der Anwendung der Handerwärmung unterstützen konnte. Zweitens wurde die Patientin bei der Analyse ihrer selbstkritischen und unrealistischen Leistungsanforderungen durch ein Training in kognitiver Neubewertung und Selbstinstruktion (Verwendung positiver, die Bewältigung fördernder Selbstinstruktionen) unterstützt. Beim letzten Kontakt hatte die Patientin bessere Kontrolle über ihre Kopfschmerzen, war weniger reaktiv und besser imstande, ihre emotionalen Ausbrüche in den Griff zu bekommen; sie wurde von der Familie nicht länger als krank betrachtet. Obwohl sie nicht vollkommen kopfschmerzfrei war, traten nach den Angaben des Kopfschmerztagebuches, das von der Patientin und ihren Eltern geführt wurde, die Kopfschmerzen seltener auf und waren von kürzerer Dauer und Intensität. Übelkeit und Erbrechen, häufige Begleiter des Kopfschmerzes in der Vergangenheit, traten nicht mehr auf. Ihre Medikation war vollkommen abgesetzt worden. Eine Durchsicht der Fehlstunden in der Schule zeigt keine durch Kopfschmerz bedingte Abwesenheit.

Interessierte Leser seien auf Andrasik (1986) verwiesen, wo ein weiteres Fallbeispiel zur umfassenden Behandlung eines jungen Erwachsenen mit täglichem Muskelkontraktionskopfschmerz beschrieben wird.

Abschließende Bemerkungen

Wie die vorher beschriebenen Fälle zeigen, tritt Kopfschmerz nicht in einem psychologischen Vakuum auf. Klinische Forscher anerkennen dies natürlich, aber die Konvention der Wissenschaft – die Anzahl der während der Behandlung manipulierten Variablen sollte möglichst gering sein – erlaubt es nicht immer, daß diese anderen psychologischen Probleme mitberücksichtigt werden. Der Klinische Psychologe in der Praxis, der weniger vom Diktat der Wissenschaft eingeschränkt wird, sei ermutigt, mit dem Patienten einen umfassenden Therapieplan zu verfolgen. Es geht über die Zielsetzung dieses Buches hinaus, die Vielzahl der psychotherapeutischen und behavioralen Techniken zu besprechen, die der Kliniker einsetzen könnte. Kliniker, die meinen, daß solche Verfahren angebracht seien, denen es aber an der entsprechenden Ausbildung mangelt, mögen den Patienten an einen erfahreneren Kollegen verweisen. Wie Friedman (1979) richtig feststellt: «Wir müssen uns eher mit dem Patienten befassen, der über Kopfschmerzen klagt, als mit dem Symptom.» Wir hoffen, daß ein sorgfältiges Durchlesen der besprochenen Verfahren den praktizierenden Kliniker befähigen wird, genau das, was Friedman und wir empfehlen, zu tun - und dies mit Erfolg.

Literatur

Ad Hoc Commitee on the Classification of Headache. (1962). Classification of Headache. *Journal of American Medical Association, 179,* 717–718.

Adler, C.S. & Adler, S.M. (1975). Biofeedback-psychotherapy for the treatment of headaches: A 5-year follow-up. *Headache, 16,* 189–191.

Adler, C.S. & Adler, S.M. (1976). *The pragmatic application of biofeedback to headaches: A five-year clinical follow-up.* Presented at the 7th annual meeting Biofeedback Research Society, Colorado Springs.

Ala-Hurula, V., Myllyla, V. & Hokkanen, E. (1982). Ergotamine abuse: Results of ergotamine discontinuation, with special reference to the plasma concentration. *Cephalalgia, 2,* 189–195.

Alexander, A.B. (1975). An experimental test of assumptions related to the use of electromyogram biofeedback as a general relaxation training technique. *Psychophysiology, 12,* 656–662.

Alexander, F. (1950). *Psychosomatic medicine.* New York: Norton.

American Psychiatric Association. (1978). *Diagnostic and statistical manual of mental disorders* (3rd ed.). Washington, DC, American Psychiatric Association.

Andrasik, F. (1986). Tension headache. In M. Hersen & C.G. Last (Eds.), *Behavior therapy casebook.* New York: Springer.

Andrasik, F., Blanchard, E.B., Arena, J.G., Saunders, N.L. & Barron, K.D. (1982a). Psychophysiology of recurrent headache: Methodological issues and new empirical findings. *Behavior Therapy, 13,* 407–429.

Andrasik, F., Blanchard, E.B., Arena, J.G., Teders, S.J., Teevan, R.C. & Rodichok, L.D. (1982b). Psychological functioning in headache sufferers. *Psychosomatic Medicine, 44,* 171–182.

Andrasik, F., Blanchard, E.B., Edlund, S.R. & Attanasio, V. (1983). EMG biofeedback treatment of a child with muscle contraction headache. *American Journal of Clinical Biofeedback, 6,* 96–102.

Andrasik, F., Blanchard, E.B., Edlund, S.R. & Rosenblum, E.L. (1982c). Autogenic feedback in the treatment of two children with migraine headache. *Child & Family Behavior Therapy, 4,* 13–23.

Andrasik, F., Blanchard, E.B., Neff, D.F. & Rodichok, L.D. (1984a). Biofeedback and relaxation training for chronic headache: A controlled comparison of booster treatments and regular contacts for long-term maintenance. *Journal of Consulting and Clinical Psychology, 52,* 609–615.

Andrasik, F. & Holroyd, K.A. (1980). A test of specific and nonspecific effects in the biofeedback treatment of tension headache. *Journal of Consulting and Clinical Psychology, 48,* 575–586.

Andrasik, F. & Holroyd, K.A. (1983). Specific and nonspecific effects in the biofeedback treatment of tension headache: 3-year follow-up. *Journal of Consulting and Clinical Psychology, 51,* 634–636.

Andrasik, F., Holroyd, K.A. & Abell, T. (1979). Prevalence of headache within a college student population: A preliminary analysis. *Headache, 20,* 384–387.

Andrasik, F., Kabela, E., Quinn, S., Blanchard, E.B. & Rosenblum, E.L. (1984b). *Psychological comparisons between children with and without headache.* Manuscript submitted for publication.

Andrasik, F., Pallmeyer, T.P., Blanchard, E.B. & Attanasio, V. (1984c). Continuous versus interrupted schedules of thermal biofeedback: An exploratory analysis with clinical subjects. *Biofeedback and Self-Regulation, 9,* 291–298.

Arena, J.G., Blanchard, E.B., Andrasik, F., Cotch, P.A. & Meyers, P.E. (1983a). Reliability of psychophysiological assessment. *Behaviour Research and Therapy, 21,* 447–460.

Arena, J.G., Blanchard, E.B., Andrasik, F. & Dudek, B.C. (1982). The headache symptom questionnaire: Discriminant classifactory ability and headache syndromes suggested by a factor analysis. *Journal of Behavioral Assessment, 4,* 55–69.

Arena, J.G., Blanchard, E.B., Andrasik, F. & Myers, P.E. (1983b). Psychophysiological responding as a function of age: The importance of matching. *Journal of Behavioral Assessment, 5,* 131–141.

Ashby, W.A. & Wilson, G.T. (1977). Behavior therapy for obesity: Booster sessions and long-term maintenance of weight loss. *Behavior Research and Therapy, 15,* 451–463.
Attanasio, V., Andrasik, F., Blanchard, E.B. & Arena, J.G. (1984a). Psychometric properties of the SUNYA revision of the psychosomatic symptom checklist. *Journal of Behavioral Medicine, 7,* 245–259.
Attansio, V., Andrasik, F., Burke, E., Blake, D., Kabela, E. & McCarran, M.S. (1984b). *Clinical issues in utilizing biofeedback with children.* Manuscript submittred for publication.
Bakal, D.A. (1975). Headache: A biopsychological perspective. *Psychological Bulletin, 82,* 369–382.
Bakal, D.A. (1982). *The psychobiology of chronic headache.* New York: Springer.
Bakal, D.A., Demjen, S. & Kaganov, J.A. (1981). Cognitive behavioral treatment of chronic headache. *Headache, 21,* 81–86.
Bakal, D.A. & Kaganov, J.A. (1977). Muscle contraction and migraine headache: Psychophysiologic comparison. *Headache, 17,* 208–214.
Bakal, D.A. & Kaganov, J.A. (1979). Symptom characteristics of chronic and non-chronic headache sufferers. *Headache, 19,* 285–289.
Barnat, M.R. (1981). Short-term psychotherapy and refractory headache. *Headache, 21,* 257–260.
Beck, A.T. (1976). *Cognitive therapy and the emotional disorders.* New York: International Universities Press.
Beck, A.T. & Emery, G. (1979). *Cognitive therapy of anxiety and phobic disorders.* Philadelphia: Center for Cognitive Therapy.
Belar, C.D. (1979). A comment on Silver and Blanchard's (1978) review of the treatment of tension headaches by EMG feedback and relaxation training. *Journal of Behavioral Medicine, 2,* 215–220.
Bell, N.W., Abramowitz, S.I., Folkins, C.H., Spensley, J. & Hutchinson, G.L. (1983). Biofeedback, brief psychotherapy and tension headache. *Headache, 23,* 162–173.
Benson, H. (1975). *The relaxation response.* New York: William Morrow.
Benson, H., Klemchuk, H.P. & Graham, J.R. (1974). The usefulness of the relaxation response in the therapy of headache. *Headache, 14,* 49–52.
Bernstein, D.A. & Borkovec, T.D. (1973). *Progressive relaxation training.* Champaign, IL: Research Press.
Bild, R. & Adams, H.E. (1980). Modification of migraine headaches by cephalic blood volume pulse and EMG biofeedback. *Journal of Consulting and Clinical Psychology, 48,* 51–57.
Bille, B. (1962). Migraine in school children. *Acta Paediatrica, 51,* (supplement 136), 1–151.
Bille, B. (1981). Migraine in childhood and its prognosis. *Cephalalgia, 1,* 71–75.
Blanchard, E.B. (1982a). The role of biofeedback in behavioral medicine. *American Journal of Clinical Biofeedback, 5,* 126–130.
Blanchard, E.B. (1982b). Behavioral medicine: Past, present and future. *Journal of Consulting and Clinical Psychology, 50,* 795–796.
Blanchard, E.B., Ahles, T.A. & Shaw, E.R. (1979). Behavioral treatment of headaches. In M. Hersen, R.M. Eisler & P.M. Miller (Eds.), *Progress in Behavior Modification* (Vol. 8, pp. 207–247). New York: Academic press.
Blanchard, E.B. & Andrasik, F. (1982). Psychological assessment and treatment of headache: Recent developments and emerging issues. *Journal of Consulting and Clinical Psychology, 50,* 859–879.
Blanchard, E.B., Andrasik, F., Ahles, T.A., Teders, S.J. & O'Keefe, D.M. (1980). Migraine and tension headache: A meta-analytic review. *Behavior Therapy, 11,* 613–631.
Blanchard, E.B., Andrasik, F. & Arena, J.G. (1983a). Personality and chronic headache. In B.A. Maher (Ed.), *Progress in experimental personality research* (Vol. 13). New York: Academic Press.
Blanchard, E.B., Andrasik, F., Arena, J.G., Neff, D.F., Jurish, S.E., Teders, S.J., Barron, K.D. & Rodichok, L.D. (1983b). Prediction of outcome from the non-pharmacological treatment of chronic headache. *Neurology, 33,* 1596–1603.
Blanchard, E.B., Andrasik, F., Arena, J.G., Neff, D.F., Jurish, S.E., Teders, S.J., Saunders, N.L., Pallmeyer, T.P., Dudek, B.C. & Rodichok, L.D. (1984). A bio-psycho-social investigation of headache activity in a chronic headache population. *Headache, 24,* 79–87.

Blanchard, E.B., Andrasik, F., Arena, J.G., Saunders, N.L., Jurish, S.E., Teders, S.J. & Rodichok, L.D. (1983c). Psychophysiological responses as predictors of response to behavioral treatment of chronic headache. *Behavior Therapy, 14,* 357-374.

Blanchard, E.B., Andrasik, F., Arena, J.G. & Teders, S.J. (1982a). Variations in the meaning of pain descriptors for different headache types as revealed by psychophysical scaling. *Headache, 22,* 137-139.

Blanchard, E.B., Andrasik, F., Jurish, S.E. & Teders, S.J. (1982b). The treatment of cluster headache with relaxation and thermal biofeedback. *Biofeedback and Self-Regulation, 7,* 185-191.

Blanchard, E.B., Andrasik, F., Neff, D.F., Arena, J.G., Ahles, T.A., Jurish, S.E., Pallmeyer, T.P., Saunders, N.L., Teders, S.J., Barron, K.D. & Rodichok, L.D. (1982c). Biofeedback and relaxation training with three kinds of headache: Treatment effect and their prediction. *Journal of Consulting and Clinical Psychology, 50,* 562-575.

Blanchard, E.B., Andrasik, F., Neff, D.F., Jurish, S.E. & O'Keefe, D.M. (1981a). Social validation of the headache diary. *Behavior Therapy, 12,* 711-715.

Blanchard, E.B., Andrasik, F., Neff, D.F., Saunders, N.L., Arena, J.G., Pallmeyer, T.P., Teders, S.J., Jurish, S.E. & Rodichok, L.D. (1983d). Four process studies in the behavioral treatment of chronic headache. *Behaviour Research and Therapy, 21,* 209-220.

Blanchard, E.B., Andrasik, F., Neff, D.F., Teders, S.J., Pallmeyer, T.P., Arena, J.G., Jurish, S.E., Saunders, N.L. & Rodichok, L.D. (1982d). Sequential comparisons of relaxation training and biofeedback in the treatment of three kinds of chronic headache or, the machines may be necessary some of the time. *Behaviour Research and Therapy, 20,* 469-481.

Blanchard, E.B., Jurish, S.E., Andrasik, F. & Epstein, L.H. (1981b). The relationship between muscle discrimination ability and response to relaxation training in three kinds of headaches. *Biofeedback and Self-Regulation, 6,* 537-545.

Blanchard, E.B., O'Keefe, D.M., Neff, D., Jurish, S. & Andrasik, F. (1981c). Interdisciplinary agreement in the diagnosis of headache types. *Journal of Behavioral Assessment, 3,* 5-9.

Blanchard, E.B., Theobald, D.E., Williamson, D.A., Silver, B.V. & Brown, D.A. (1978). Temperature biofeedback in the treatment of migraine headaches. *Archives of General Psychiatry, 35,* 581-588.

Borgeat, F., Hade, B., Larouche, L.N. & Bedwani, C.N. (1980). Effects of therapist active presence on EMG biofeedback training of headache patients. *Biofeedback and Self-Regulation, 5,* 275-282.

Bradley, L.A., Prokop, C.K., Margolis, R. & Gentry, W.D. (1978). Multi varied analyses of the MMPI profiles of low back pain patients. *Journal of Behavioral Medicine, 1,* 253-272.

Budzynski, T.H. (1978). Biofeedback in the treatment of muscle-contraction (tension) headache. *Biofeedback and Self-Regulation, 3,* 409-434.

Budzynski, T.H. (1981). Psychophysiological stress profiles in the clinic. Paper presented at the 12th annual meeting of the Biofeedback Society of America, Louisville, Kentucky, March 17, 1981.

Budzynski, T.H., Stoyva, J. & Adler, C.S. (1970). Feedback-induced muscle relaxation: Application to tension headache. *Journal of Behavior Therapy and Experimental Psychiatry, 1,* 205-211.

Budzynski, T.H., Stoyva, J.M., Adler, C.S. & Mullaney, D.J. (1973). EMG biofeedback and tension headache: A controlled outcome study. *Psychosomatic Medicine, 6,* 509-514.

Cahn, T. & Cram, J.R. (1980). Changing measurement instrument at follow-up: A potential source of error. *Biofeedback and Self-Regulation, 5,* 265-273.

Cohen, J. (1960). A coefficient of agreement for nominal scales. *Educational and Psychological Measurement, 20,* 37-46.

Collins, F.L. & Thompson, J.K. (1979). Reliability and standardization in the assessment of self-reported headache pain. *Journal of Behavioral Assessment, 1,* 73-86.

Cox, D.J., Freundlich, A. & Meyer, R.G. (1975). Differential effectiveness of electromyographic feedback, verbal relaxation instructions, and medication placebo with tension headaches. *Journal of Consulting and Clinical Psychology, 43,* 892-898.

Coyne, L., Sargent, J., Segerson, J. & Obourn, R. (1976). Relative potency scale for analgesic drugs: Use of psychophysical procedures with clinical judgments. *Headache, 16,* 70-71.

Credidio, S.G., Engemann, K.J. & Pope, A.T. (1983). Multiple-EMG responses as part of a psychophysiological assessment: Test and retest comparisons. In *Proceedings of the 14th Annual Meeting of the Biofeedback Society of America* (pp.57-60). Wheat Ridge, CO: Biofeedback Society of America.

Credidio, S.G. & Pope, A.T. (1979). A psychophysiological assessment with stressor task as part of a clinical biofeedback intake evaluation. In Proceedings of the 10th Annual Meeting of the Biofeedback Society of America (p.49). Wheat Ridge, CO: Biofeedback Society of America.

Dalessio, D.J. (1972). *Wolff's headache and other head pain* (3rd ed.). New York: Oxford University Press.

Daly, E.J., Donn, P.A., Galliher, M.J., & Zimmerman, J.S. (1983). Biofeedback applications to migraine and tension headache: A double-blinded outcome study. *Biofeedback and Self-Regulation, 8,* 135–152.

Deubner, D.C. (1977). An epidemiologic study of migraine and headache in 10–20 year olds. *Headache, 17,* 173–180.

Diamond, S. (1979). Biofeedback and headache. *Headache, 19,* 180–184.

Diamond, S. & Dalessio, D.J. (1978). *The practicing physician's approach to headache* (2nd ed.). Baltimore: Williams & Wilkins.

Diamond, S. & Dalessio, D.J. (1982). *The practicing physician's approach to headache* (3rd ed.). Baltimore: Williams & Wilkins.

Diamond, S., Diamond-Falk, J.R. & DeVeno, T. (1978). Biofeedback in the treatment of vascular headache. *Biofeedback and Self-Regulation, 3,* 385–408.

Diamond, S. & Franklin, M. (1975). Biofeedback: Choice of treatment in childhood migraine. In W.Luthe & F.Antonelli (Eds.), *Therapy in psychosomatic medicine* (Vol.4). Rome: Autogenic Therapy.

Diamond, S. & Furlong, W.B. (1976). *More than two aspirin.* New York: Adon Books.

Diamond, S., Medina, J., Diamond-Falk, J. & DeVeno, T. (1979). The value of biofeedback in the treatment of chronic headache: A five-year retrospective study. *Headache, 19,* 90–96.

Diamond, S. & Montrose, D. (1984). The value of biofeedback in the treatment of chronic headache: A four-year retrospective study. *Headache, 24,* 5–18.

Dupuy, H.J., Engel, A., Devine, B.K., Scanlon, J., Querec, L. *Selected Symptoms of Psychological Stress,* US Public Health Service Publication # 1000, Series 11, # 37. National Center for Health Statistics.

Ellis, A. (1971). *Growth through reason: Verbatim cases in rational-emotive psychotherapy.* Palo Alto: Science & Behavior Books.

Elmore, A.M. & Tursky, B. (1981). A comparison of two psychophysiological approaches to the treatment of migraine. *Headache, 21,* 93–101.

Engel, B.T. (1972). Response specificity. In N.S.Greenfield & R.A.Sternback (Eds.), *Handbook of psychophysiology.* New York: Holt, Rinehart & Winston.

Epstein, L.H. & Abel, G.G. (1977). An analysis of biofeedback training effects for tension headache patients. *Behavior Therapy, 8,* 37–47.

Fahrion, S.L. (1977). Autogenic biofeedback treatment for migraine. *Mayo Clinic Proceedings, 52,* 776–784.

Feighner, J.P., Rogins, E., Guze, S.B., Woodruff, R.A., Winokur, G., Munoz, R. (1972). Diagnostic criteria for use in psychiatric research. *Archives of General Psychiatry, 26,* 57–63.

Figueroa, J.L. (1982). Group treatment of chronic tension headaches: A comparative treatment study. *Behavior Modification, 6,* 229–239.

Ford, M.R., Stroebel, C.F., Strong, P. & Szarek, B.L. (1982). Predictors of long-term successful outcome with quieting response training. Paper presented at 13th Annual Meeting of the Biofeedback Society of America, Chicago, IL, March 7, 1982.

Ford, M.R., Stroebel, C.F., Strong, P. & Szarek, B.L. (1983). Quieting response training: Long-term evaluation of a clinical biofeedback practice. *Biofeedback and Self-Regulation, 8,* 265–278.

Fordyce, W.E. (1976). *Behavioral methods for chronic pain and illness.* St.Louis, MO: Mosby.

Freedman, R. (1976). Generalization of frontalice EMG biofeedback training of the muscles. In *Proceedings of the 14th Annual Meeting of the Biofeedback Research Society* (p.22). Wheat Ridge, CO: Biofeedback Society of America.

Friar, L.R. & Beatty, J. (1976). Migraine: Management by trained control of vasoconstriction. *Journal of Consulting and Clinical Psychology, 44,* 46–53.

Friedman, A. (1979). Nature of headache. *Headache, 19,* 163–167.

Fritz, G. & Fehmi, L. (1983). Cluster headaches: A cerebrovascular disorder treated with biofeedback-assisted attention training. In *Proceedings of the 14th Annual Meeting of the Biofeedback Society of America* (pp.82–83). Wheat Ridge, CO: Biofeedback Society of America.

Fromm-Reichman, F. (1937). Contributions to the psychogenesis of migraine. *Psychoanalytic Review, 24,* 26–35.

Gainer, J.C. (1978). Temperature discrimination training in the biofeedback treatment of migraine headache. *Journal of Behavior Therapy and Experimental Psychiatry, 9,* 185–188.

Gentry, W.D., Shows, W.D. & Thomas, M. (1974). Chronic low back pain: A psychological profile. *Psychosomatics, 15,* 174–177.

Gerardi, R.J., Andrasik, F., Blanchard, E.B., McCoy, G.C., Appelbaum, K.A., Myers, P.E. & Brown, L. (1983). A comparison of stress profiles of patients with chronic headache and essential hypertension. In *Proceedings of the 14th Annual Meeting of the Biofeedback Society of America* (pp.91–93). Wheat Ridge, CO: Biofeedback Society of America.

Glasgow, R.E. & Rosen, G.M. (1978). Behavioral bibliography: A review of self-help behavior therapy manuals. *Psychological Bulletin, 85,* 1–23.

Glasgow, R.E. & Rosen, G.M. (1979). Self-help behavioral therapy manuals: Recent developments and clinical usage. *Clinical Behavior Therapy Review, 11,* 1–20.

Goldfried, M.R., Decenteceo, E.T. & Weinberg, L. (1974). Systematic rational restructuring as a self-control technique. *Behavior Therapy, 5,* 247–254.

Green, J.A. (1983). Biofeedback therapy with children. In W.H.Rickles, J.H.Sandweiss, D.Jacobs & R.N.Grove (Eds.), *Biofeedback and family practice medicine.* New York: Plenum Press.

Hart, J.D. & Cichanski, K.A. (1975). Biofeedback as a treatment for headaches: Conceptual and methodological issues. Paper presented at Association for Advancement of Behavior Therapy, San Francisco.

Hart, J.D. & Cichanski, K.A. (1981). A comparison of frontal EMG biofeedback and neck EMG biofeedback in the treatment of muscle-contraction headache. *Biofeedback and Self-Regulation, 6,* 63–74.

Haynes, S.N., Cuevas, J. & Gannon, L.R. (1982). The psychophysiological etiology of muscle-contraction headache. *Headache, 22,* 122–132.

Haynes, S.N., Griffin, P., Mooney, D. & Parise, M. (1975). Electromyographic biofeedback and relaxation instructions in the treatment of muscle contraction headaches. *Behavior Therapy, 6,* 672–678.

Heide, F.J. & Borkovec, P.D. (1983). Relaxation-induced anxiety: Paradoxical anxiety enhancement due to relaxation training. *Journal of Consulting and Clinical Psychology, 51,* 171–182.

Henryk-Gutt, R. & Rees, W.L. (1973). Psychological aspects of migraine. *Journal of Psychosomatic Research, 17,* 141–153.

Holroyd, K.A. & Andrasik, F. (1978). Coping and the self-control of chronic tension headache. *Journal of Consulting and Clinical Psychology, 5,* 1036–1045.

Holroyd, K.A. & Andrasik, F. (1982a). A cognitive-behavioral approach to recurrent tension and migraine headache. In P.E.Kendall (Ed.), *Advances in cognitive-behavioral research and therapy* (Vol.1). New York: Academic Press.

Holroyd, K.A. & Andrasik, F. (1982b). Do the effects of cognitive therapy endure? A two-year follow-up of tension headache sufferers treated with cognitive therapy or biofeedback. *Cognitive Therapy and Research, 6,* 325–334.

Holroyd, K.A., Andrasik, F. & Noble, J. (1980). Comparison of EMG biofeedback and a credible pseudotherapy in treating tension headache. *Journal of Behavioral Medicine, 3,* 29–39.

Holroyd, K.A., Andrasik, F. & Westbrook, T. (1977). Cognitive control of tension headache. *Cognitive Therapy and Research, 1,* 121–133.

Holroyd, K.A., Penzien, D.B., Hursey, K.G., Tobin, D.L., Rogers, L., Holm, J.E., Marcille, P.J., Hall, J.R. & Chila, A.G. (1986). Change mechanisms in EMG biofeedback training: Cognitive changes underlying improvements in tension headache. *Journal of Consulting and Clinical Psychology.*

Houts, A.C. (1982). Relaxation and thermal feedback treatment of child migraine headache: A case study. *American Journal of Clinical Biofeedback, 5,* 154–157.
Hudzinski, L.G. (1983). Neck musculature and EMG biofeedback in treatment of muscle contraction headache. *Headache, 23,* 86–90.
Jacob, R.G., Turner, S.N., Szekely, B.C. & Eidelman, B.H. (1983). Predicting outcome of relaxation therapy in headaches: The role of «depression». *Behavior Therapy, 14,* 457–465.
Jacobson, E. (1938). *Progressive relaxation.* Chicago: University of Chicago Press.
Jay, G.W., Renelli, D. & Mead, T. (1984). The effects of propranolol and amitriptyline on vascular and EMG biofeedback training. *Headache, 24,* 59–69.
Jay, G.W. & Tomasi, L.G. (1981). Pediatric headaches: A one year retrospective analysis. *Headache, 21,* 5–9.
Jenkins, C.D., Zyzanski, S.J. & Rosenman, R.H. (1965). *Jenkins activity survey.* New York: The Psychological Corp.
Jurish, S.E., Blanchard, E.B., Andrasik, F., Teders, S.J., Neff, D.F. & Arena, J.G. (1983). Home versus clinic-based treatment of vascular headache. *Journal of Consulting and Clinical Psychology, 51,* 743–751.
Kaganov, J.A., Bakal, D.A. & Dunn, B.E. (1981). The differential contribution of muscle contraction and migraine symptoms to problem headache in the general population. *Headache, 21,* 157–163.
Kazdin, A.E. (1977). Assessing the clinical or applied importance of behavior change through social validation. *Behavior Modification, 1,* 427–452.
Keefe, F.J. (1982). Behavioral assessment and treatment of chronic pain: Current status in future directions. *Journal of Consulting and Clinical Psychology, 50,* 896–911.
Kewman, D. & Roberts, A.H. (1980). Skin temperature biofeedback and migraine headache: A double-blind study. *Biofeedback and Self-Regulation, 5,* 327–345.
Knapp, T.W. (1982). Treating migraine by training in temporal artery vasoconstriction and/or cognitive behavioral coping: A one-year follow-up. *Journal of Psychosomatic Research, 26,* 551–557.
Knapp, T.W. & Florin, I. (1981). The treatment of migraine headache by training in vasoconstriction of the temporal artery and a cognitive stress-coping training. *Behaviour Analysis and Modifications, 4,* 267–274.
Kohlenberg, R.J. & Cahn, T. (1981). Self-help treatment for migraine headaches: A controlled outcome study. *Headache, 21,* 196–200.
Kolb, L.C. (1963). Psychiatric aspects of the treatment of headache. *Neurology, 13,* 34–37.
Kondo, C. & Canter, A. (1977). True and false electromyographic feedback: Effect on tension headache. *Journal of Abnormal Psychology, 86,* 93–95.
Kremsdorf, R.B., Kochanowicz, N.A. & Costell, S. (1981). Cognitive skills training versus EMG biofeedback in the treatment of tension headaches. *Biofeedback and Self-Regulation, 6,* 93–102.
Kudrow, L. (1980). *Cluster headache: Mechanisms and management.* New York: Oxford University Press.
Kudrow, L. (1982). Paradoxical effects of frequent analgesic use. In M.Critchley, A.P.Friedman, S.Gorini & F.Sicuteri (Eds.), *Advances in neurology: Headache: Physiopathological and clinical concepts* (Vol.33). New York: Raven Press.
Kudrow, L. & Sutkus, B.J. (1979). MMPI pattern specificity in primary headache disorders. *Headache, 19,* 18–24.
Labbe, E.E. & Williamson, D.A. (1983). Temperature biofeedback in the treatment of children with migraine headaches. *Journal of Pediatric Psychology, 8,* 317–326.
Labbe, E.L. & Williamson, D.A. (1986). Treatment of childhood migraine using autogenic feedback training. *Journal of Consulting and Clinical Psychology.*
Lake, A., Rainey, J. & Papsdorf, J.D. (1979). Biofeedback and rational-emotive therapy in the management of migraine headache. *Journal of Applied Behavior Analysis, 12,* 127–140.
Lance, J.W. (1978). *Mechanism and management of headache* (3rd ed.). Boston: Butterworth.
Leviton, A. (1978). Epidemiology of Headache. In B.S.Schoenberg (Ed.), *Advances in neurology* (Vol.19, pp.341–352). New York: Raven Press.

Libo, L.M. & Arnold, G.E. (1983a). Does training to criterion influence improvement? A follow-up study of EMG and thermal biofeedback. *Journal of Behavioral Medicine, 6,* 397–404.

Libo, L.M. & Arnold, G.E. (1983b). Relaxation practice after biofeedback therapy: A longterm follow-up study of utilization effectiveness. *Biofeedback and Self-Regulation, 8,* 217–227.

Lichstein, K.L., Sallis, J.F., Hill, D. & Young, M.C. (1981). Psychophysiological adaptation: An investigation of multiple parameters, *Journal of Behavioral Assessment, 3,* 111–121.

Lippold, D.C.J. (1967). Electromyography. In P.H. Venables & I. Martin (Eds.), *Manual of Psychophysiological Methods* (pp.245–299). New York: Wiley.

Lynn, S.J. & Freedman, R.R. (1979). Transfer and evaluation of biofeedback treatment. In A. Goldstein & F. Kanfer (Eds.), *Maximizing treatment gains: Transfer enhancement in psychotherapy.* New York: Academic Press.

Markush, R.E., Karp, H.R., Heyman, A. & O'Fallon, W.M. (1975). Epidemiologic study of migraine symptoms in young women. *Neurology, 25,* 430–435.

Martin, P.R. & Mathews, A.M. (1978). Tension headaches: Psychophysiological investigation and treatment, *Journal of Psychosomatic Research, 22,* 389–399.

Mathew, N.T. (1981). Prophylaxis of migraine and mixed headache. A randomized controlled study. *Headache, 21,* 105–109.

Meichenbaum, D. (1976). Cognitive factors in biofeedback therapy. *Biofeedback and Self-Regulation, 1,* 201–216.

Mitchell, K.R. & White, R.G. (1976). Self-management of tension headaches: A case study. *Journal of Behavior Therapy and Experimental Psychiatry, 7,* 387–389.

Mitchell, K.R. & White, R.G. (1977). Behavioral self-management: An application to the problem of migraine headaches. *Behavior Therapy, 8,* 213–221.

Neff, D.F., Blanchard, E.B. & Andrasik, F. (1983). The relationship between capacity for absorption in chronic headache patients' response to relaxation and biofeedback treatment. *Biofeedback and Self-Regulation, 8,* 177–183.

Nie, N., Hull, C.H., Jenkins, J.G., Steinbrenner, K. & Bent, B.H. (1975). *Statistical package for the social sciences* (2nd ed.). New York: McGraw-Hill.

Olness, K. & MacDonald, J. (1981). Self-hypnosis and biofeedback in the management of juvenile migraine. *Developmental and Behavioral Pediatrics, 2,* 168–170.

Paul, G.L. & Trimble, R.W. (1970). Recorded versus «live» relaxation training and hypnotic suggestion: Comparative effectiveness for reducing physiological arousal and inhibiting stress response. *Behavior Therapy, 1,* 285–302.

Philips, C. (1977a). Headache in general practice. *Headache, 16,* 322–329.

Philips, C. (1977b). The modification of tension headache pain using EMG biofeedback. *Behaviour Research and Therapy, 15,* 119–129.

Philips, C. (1977c). A psychological analysis of tension headache. In S. Rachman (Ed.), *Contributions to medical psychology* (Vol. I.). New York: Pergamon.

Philips, C. (1978). Tension headache: Theoretical problems. *Behaviour Research and Therapy, 16,* 249–261.

Philips, C. & Hunter, M. (1981a). The treatment of tension headache – I. Muscular abnormality in biofeedback. *Behaviour Research and Therapy, 19,* 485–498.

Philips, C. & Hunter, M. (1981b). Pain behavior in headache sufferers. *Behavioral Analysis and Modification.* 257–266.

Prensky, A.L. & Sommer, D. (1979). Diagnosis and treatment of migraine in children. *Neurology, 29,* 506–510.

Ramsden, R., Friedman, B. & Williamson, D. (1983). Treatment of childhood headache reports with contingency management procedures. *Journal of Clinical Child Psychology, 12,* 202–206.

Rapoport, A.M., Sheftell, F.D., Baskin, S.M. & Weeks, R.E. (1984). Analgesic rebound headache. Unpublished manuscript, The New England Center for Headache, Cos Cob, CT.

Raskin, N.H. & Appenzeller, O. (1980). *Headache.* Philadelphia: Saunders.

Reeves, J.L. (1976). EMG-biofeedback reduction of tension headache: A cognitive skills-training approach. *Biofeedback and Self-Regulation, 1,* 217–225.

Reinking, R.H. & Hutchings, D. (1981). Follow-up to: «Tension headaches: What form of therapy is most effective?» *Biofeedback and Self-Regulation 6,* 57–62.

Rosen, G.N. (1978). *The relaxation book: An illustrated self-help program.* Center City, MN: Hazelden.

Sallade, J.B. (1980). Group counseling with children who have migraine headaches. *Elementary School Guidance and Counseling,* 87–89.

Sanders, S.H. (1979). Behavioral assessment and treatment of clinical pain: Appraisal of current status. In M.Hersen, R.M.Eisler & P.M.Miller (Eds.), *Progress in behavior modification, 8.* New York: Academic Press.

Sargent, J.D., Green, E.E. & Walters, E.D. (1972). The use of autogenic feedback training in a pilot study of migraine and tension headaches. *Headache, 12,* 120–124.

Sargent, J.D., Green, E.E. & Walters, E.D. (1973). Preliminary report on the use of autogenic feedback training in the treatment of migraine and tension headaches. *Psychosomatic Medicine, 35,* 129–135.

Sargent, J.D., Solbach, P. & Coyne, L. (1980). Evaluation of a 5-day non-drug training program for headache at the Menninger Foundation. *Headache, 20,* 32–41.

Schilling, D.J. & Poppen, R. (1981). Behavioral and EMG feedback in relaxation. In proceedings of the Biofeedback Society of America Twelfth Annual Meeting, (pp.71–73). Wheat Ridge, CO: Biofeedback Society of America.

Schultz, J.H. & Luthe, U. (1969). *Autogenic training* (Vol.I). New York: Grune and Stratton.

Shaw, E.R. & Blanchard, E.B. (1983). The effects of instructional set on the outcome of a stress management program. *Biofeedback and Self-Regulation, 8,* 555–565.

Shedivy, D.I. & Kleinman, K.M. (1977). Lack of correlation between frontalis EMG and on the neck EMG verbal ratings of tension. *Psychophysiology, 14,* 182–186.

Sillanpaa, M. (1983a). Changes in the prevalence of migraine and other headaches during the first seven school years. *Headache, 23,* 15–19.

Sillanpaa, M. (1983b). Prevalence of headache in prepuberty. *Headache, 23,* 10–14.

Silver, B.V. & Blanchard, E.B. (1978). Biofeedback or relaxation training in the treatment of psychophysiologic disorders: Or, are the machines really necessary? *Journal of Behavioral Medicine,* 217–239.

Silver, B.V., Blanchard, E.B., Williamson, D.A., Theobald, D.E. & Brown, D.A. (1979). Temperature biofeedback and relaxation training in the treatment of migraine headaches: One-year follow-up. *Biofeedback and Self-Regulation, 4,* 359–366.

Solbach, P. & Sargent, J.D. (1977). A follow-up evaluation of the Menninger pilot migraine study using thermal training. *Headache, 17,* 198–202.

Solbach, P., Sargent, J. & Coyne, L. (1984). Menstrual migraine headache: Results of a controlled, experimental outcome study of non-drug treatments. *Headache, 24,* 75–78.

Sovak, N., Kunzel, M., Sternback, R.A. & Dalessio, D.J. (1981). Mechanism of the biofeedback therapy of migraine: Volitional manipulation of the psychophysiological background. *Headache, 21,* 89–92.

Spitzer, R.L., Endicott, J. & Robins, E. (1978). Research diagnostic criteria: Rational and reliability. *Archives of General Psychiatry, 35,* 773–832.

Steger, J.C. & Harper, R.G. (1980). Comprehensive biofeedback versus self-monitored relaxation in the treatment of tension headache. *Headache, 20,* 137–142.

Steiner, S.S. & Dince, W.N. (1981). Biofeedback efficacy studies: A critique of critiques. *Biofeedback and Self-Regulation, 6,* 275–288.

Steinmark, S. & Borkovec, T. (1974). Active and placebo treatment effects on moderate insomnia under counterdemand and positive demand instruction. *Journal of Abnormal psychology, 83,* 157–163.

Stephenson, N.L., Cole, M.A. & Spann, R. (1979). Response of tension headache sufferers to relaxation and biofeedback training as a function of personality characteristics. *In Proceedings of the Biofeedback Society of America 10th Annual Meeting* (pp.39–40). Denver, CO: Biofeedback Society of America.

Sternbach, R.A. (1974). *Pain patients: Traits and treatment.* New York: Academic Press.

Sternbach, R.A., Dalessio, D.J., Kunzel, M. & Bowman, G.E. (1980). MMPI patterns in common headache disorders. *Headache, 20,* 311–315.

Stoyva, J. & Budzynski, T. (1974). Cultivated low arousal: An anti-stress response? In L. DiCara (Ed.), *Advances in Autonomic Nervous Systems Research* (pp. 370–394). New York: Plenum Press.

Strassberg, D.S., Reimherr, F., Ward, M., Russell, S. & Cole, A. (1981). The MMPI and chronic pain. *Journal of Consulting and Clinical Psychology, 49,* 220–226.

Strobel, C.F., Ford, N.R., Strong, P. & Szarek, B.L. (1981). Quieting response training: Five-year evaluation of a clinical biofeedback practice. *In Proceedings of the Biofeedback Society of America 12th Annual Meeting,* March, 1981, Louisville, KY.

Sturgis, E.T., Tollison, C.D. & Adams, H.G. (1978). Modification of combined migrainemuscle contraction headaches using BVP and EMG biofeedback. *Journal of Applied Behavior Analysis, 11,* 215–223.

Taub, E. (1981). Presidential Address. Biofeedback Society of America, 12th Annual Meeting, March 17, 1981, Louisville, KY.

Taub, E. & School, P.J. (1978). Some methodological considerations in thermal biofeedback training. *Behavioral Research Methods & Instrumentation, 10,* 617–622.

Teders, S.J., Blanchard, E.B., Andrasik, F., Jurish, S.E., Neff, D.F. & Arena, J.G. (1984). Relaxation training for tension headache: Comparative efficacy and cost-effectiveness of a minimal therapist contact versus a therapist delivered procedure. *Behavior Therapy, 15,* 59–70.

Tellegen, A. & Atkinson, G. (1974). Openness to absorbing and self-altering experiences («absorption»), a trait related to hypnotic susceptibility. *Journal of Abnormal Psychology, 83,* 268–277.

Turin, A. & Johnson, W.G. (1976). Biofeedback therapy for migraine headaches. *Archives of General Psychiatry, 33,* 517–519.

Tursky, B. (1976). The development of a pain perception profile: A psychophysical approach. In M. Weisenberg & B. Tursky (Eds.), *Pain: New perspectives in therapy and research.* New York: Plenum Press.

Waters, W.E. (1970). Community studies of the prevalence of headache. *Headache, 9,* 178–186.

Waters, W.E. (1974). *Epidemiology of migraine.* Boehringer Ingelheim, Bracknell, Berkshire, United Kingdom.

Werder, D.S. & Sargent, J.D. (1984). A study of childhood headache using biofeedback as a treatment alternative. *Headache, 24,* 122–126.

Werder, D.S., Sargent, J.D. & Coyne, L. (1981). MMPI profiles of headache patients using self-regulation to control headache activity. Presented at the 1981 meeting of the American Association of Biofeedback Clinicians, October, 31, 1981, Kansas City.

Wilson, E. & Schneider, C. (1980). Presentation at 6th annual BSA advanced topics workshop. October 11, 1980, Oconomowoc, Wisconsin. (Materials available in workshop handbook from Biofeedback Society of America, 4301 Owens Street, Wheat Ridge, CO.)

Wolf, M.M. (1978). Social validity: The case for subjective measurement or how applied behavior analysis is finding its heart. *Journal of Applied Behavior Analysis, 11,* 203–214.

Ziegler, D.K., Hassanein, R. & Hassanein, K. (1972). Headache syndromes suggested by factor analysis of symptom variables in a headache prone population. *Journal of Chronic Diseases, 25,* 353–363.

Autorenregister

Sachregister